# TRAITÉ



THÉORIQUE ET PRATIQUE

# D'ANESTHÉSIE CHIRURGICALE

PRINCIPAUX TRAVAUX

# DU D<sup>r</sup> J.-B. ROTTENSTEIN

---

*Recherches sur la carie dentaire*, par Leber, professeur à l'Université de Gœttingue, et J.-B. Rottenstein. — In-8° de 125 pages. Paris, 1878. — A. Delahaye. (Cet ouvrage a été traduit en anglais et en allemand.)

*Considérations sur le développement et les maladies des dents.* — In-8°. Paris, 1861.

*De l'anesthésie locale par les courants électriques.* — Brochure in-8°, 1857.

*Du traitement de la fissure congénitale du palais pour obtenir la prononciation normale.* — In-8° avec figures. Paris, 1865. Germer Baillière.

*Note sur les différents procédés d'uranoplastie* (*British Journal of dental Science*, 1867).

*Note pour servir à l'histoire de l'anesthésie chirurgicale.* (Lue au Congrès périodique international des sciences médicales.)

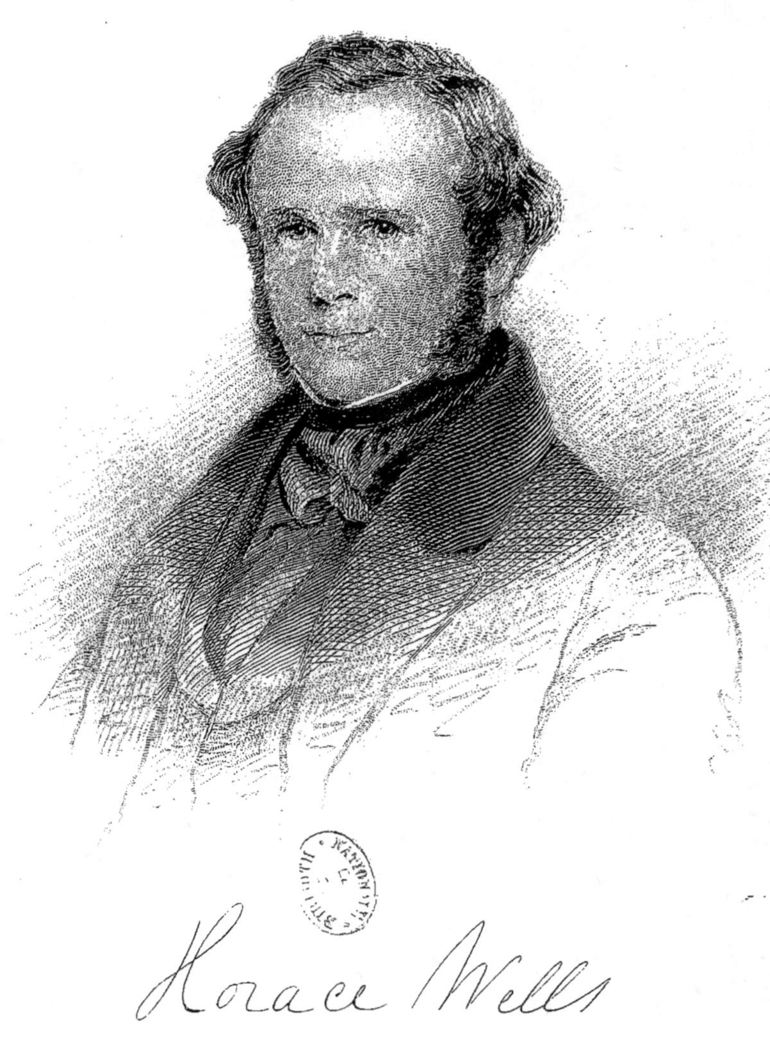

Horace Wells

Discoverer of anaesthesia demonstrated on his own person
by the use of Nitrous Oxide Gas at Hartford, Conn. December 11th 1844

# TRAITÉ
# D'ANESTHÉSIE CHIRURGICALE

CONTENANT LA DESCRIPTION ET LES APPLICATIONS

DE LA

## MÉTHODE ANESTHÉSIQUE DE M. PAUL BERT

PAR LE DOCTEUR

## J.-B. ROTTENSTEIN

Membre de l'Académie Leopoldina Carolina,
de la Société odontologique de New-York, etc.

AVEC 41 FIGURES INTERCALÉES DANS LE TEXTE

PARIS

LIBRAIRIE GERMER BAILLIÈRE ET Cⁱᵉ

108, BOULEVARD SAINT-GERMAIN, 108

au coin de la rue Hautefeuille.

1880

A MONSIEUR

# PAUL BERT

Professeur à la Faculté des sciences,
Membre de la Chambre des Députés.

Ce livre est respectueusement dédié comme un hommage au savant et à l'inventeur d'une nouvelle méthode anesthésique qui permet d'appliquer le protoxyde d'azote à la grande chirurgie.

# PRÉFACE

Depuis le jour où la grande découverte de l'anesthésie s'est propagée dans le monde chirurgical, cette question a eu le privilège d'occuper et même de passionner les meilleurs esprits. A commencer par les grandes controverses qui ont eu lieu entre Morton et Jackson, qui se disputaient l'honneur d'une invention que ni l'un ni l'autre n'avait faite, jusqu'aux discussions actuelles sur le choix du meilleur agent anesthésique, combien de paroles vives n'ont pas été prononcées, combien de pages passionnées n'ont pas été écrites pour ou contre l'éther, le chloroforme ou le protoxyde d'azote !

Tout le monde est d'accord sur un seul point : l'utilité de l'anesthésie ; mais beaucoup diffèrent sur le choix de l'agent anesthésique qu'il convient d'employer. Et cette question a cela de particulier, c'est qu'elle passionne au plus haut point les chirurgiens qui la discutent. On parlera froidement du procédé opératoire qu'il convient d'employer pour amputer un membre, mais on s'animera dès qu'il s'agira de discuter l'innocuité relative de l'éther ou du chloroforme. « Le chloroforme pur et bien employé ne tue jamais », dit un chirurgien. « Le chloroforme est le plus

dangereux des anesthésiques », dit un autre. « Le protoxyde
d'azote asphyxie et n'anesthésie pas », dit un troisième.

Comment s'y reconnaître au milieu d'opinions si diver-
gentes ?

L'intérêt qui s'attache à la question des anesthésiques
s'explique suffisamment par le fait qu'il s'agit d'agents
toxiques au plus haut degré et qui font tous les jours, malgré
les précautions employées, de nombreuses victimes. Mais
pourquoi cet absolutisme ? Pourquoi dire que le chloroforme
ne tue jamais, lorsque nous voyons à chaque instant des
accidents mortels relatés dans nos journaux ? Pourquoi refuser d'entendre ceux qui veulent démontrer l'innocuité
relative de l'éther ? Pourquoi refuser sa place, dans la
science, à un agent anesthésique, le protoxyde d'azote,
qui a des indications si spéciales et a été employé dans des
milliers de cas sans déterminer d'accidents graves ?

Nous n'avons certes pas la prétention d'avoir tranché
toutes les questions en litige et d'avoir fermé à jamais l'ère
des discussions. Nous avons eu simplement pour but de
faire une étude comparative des différentes méthodes anesthésiques, et sans exclure, comme on l'avait fait jusqu'à ce
jour, un agent qui a rendu et rendra encore les plus grands
services, le protoxyde d'azote.

Nous sommes d'autant plus heureux d'être entré dans
cette voie, que nous nous y sommes rencontré avec un des
savants les plus éminents de notre époque, M. Paul Bert,
qui a étudié avec le plus grand soin l'anesthésie proto-
azotée, à laquelle M. Perrin n'avait pas daigné consacrer un
seul chapitre de son grand ouvrage. Nous pensons, en effet,

que les recherches de notre grand physiologiste, qui démontrent que le protoxyde d'azote est un véritable anesthésique et non pas un simple gaz asphyxiant, contribueront à généraliser l'emploi d'un agent injustement condamné par la plupart des chirurgiens français, et dont nous nous efforçons depuis tant d'années à démontrer l'innocuité relative.

Pendant que nous cherchions, par des travaux successifs, à faire connaître à nos confrères les avantages que peut présenter l'anesthésie proto-azotée, deux savants éminents faisaient, en Allemagne, des expériences remarquables et contribuaient à élucider un grand nombre de points physiologiques. Nous voulons parler de M. le professeur Zuntz et de M. le docteur Goltstein, dont les remarquables travaux ont été publiés en 1878, et auxquels nous avons fait de nombreux emprunts.

Nous avons donné dans cet ouvrage un certain développement à la question historique. Nous croyons avoir fait connaître un grand nombre de détails inédits qui démontrent que le véritable inventeur de l'anesthésie est Horace Wells, et non pas Jackson, comme on le croit généralement en France. Tous les documents que nous avons reproduits ont été puisés aux meilleures sources, et nous avons tenu à les contrôler nous-même avec le plus grand soin. Il s'agissait non seulement de faire l'histoire d'une des plus grandes découvertes scientifiques du siècle, mais encore de réhabiliter la mémoire d'un homme injustement dépouillé et outragé.

Nous avons cru devoir consacrer des chapitres spéciaux à

chacune des branches les plus importantes de l'art chirurgical. C'est ainsi que nous avons successivement étudié les
applications de l'anesthésie à l'ophthalmologie, à l'art dentaire, etc. Nous avons dû, pour les questions relatives à
l'obstétrique, et qui sortaient de notre compétence, accepter
l'obligeante collaboration d'un confrère distingué, M. le
docteur Lutaud.

Nous avons cru devoir donner un certain développement
à quelques questions qui n'avaient pas encore été abordées
jusqu'à ce jour dans les traités classiques. C'est ainsi que
nous avons étudié avec soin les applications de l'anesthésie
à la médecine légale, à la recherche des maladies simulées.
Nous avons dû utiliser pour cette étude les importants ma-
tériaux présentés au congrès de médecine légale en 1878, et
reproduire une partie de la discussion si intéressante qui
eut lieu dans ce congrès entre MM. Gallard, Devilliers,
Chaudé, Cromby, Lutaud, et à laquelle nous avons pris nous-
même une modeste part.

Enfin nous avons cru devoir consacrer un chapitre à
l'anesthésie locale, qui avait fait autrefois l'objet de nos
études de prédilection, et dont les applications sont aujour-
d'hui devenues plus restreintes depuis que les méthodes
d'anesthésie générale ont été perfectionnées.

Nous ne pouvons terminer sans adresser nos sincères remerciements à tous ceux qui nous ont prêté leur assistance
dans les nombreuses recherches physiologiques et cliniques
que nous avons dû entreprendre pour la rédaction de cet
ouvrage. Parmi ceux-ci, nous devons citer l'éminent gynécologiste Marion Sims, qui nous a si souvent et si longtemps

donné des marques de son amitié ; le docteur Colton, si habile dans la pratique de l'anesthésie ; le savant physiologiste de Cyon, et nos distingués amis et confrères Landolt, Meyer et Lutaud.

Mais nous tenons surtout à exprimer notre reconnaissance au savant professeur de la Sorbonne, dont les mémorables expériences anesthésiques faites avec notre concours dans l'établissement de M. le docteur Fontaine et à l'hôpital Saint-Louis, ont décidément fait entrer le protoxyde d'azote dans le domaine de la grande chirurgie.

Remercions aussi l'éminent chirurgien de Saint-Louis, M. Péan, qui a prêté dans cette circonstance le concours de sa grande habileté à cette importante découverte.

Nous devons également de sincères remerciements à MM. Fontaine, Barth, Ash, Johnston, S.-S. White, pour l'obligeance avec laquelle ils ont mis à notre disposition une partie des planches qui figurent dans notre texte.

J.-B. ROTTENSTEIN.

Paris, 1880

Le premier fascicule de cet ouvrage est paru au commencement de l'année 1879 ; nous avons retardé volontairement la publication définitive de l'ouvrage afin de pouvoir donner une description plus complète de la méthode de M. Paul Bert.

# CHAPITRE PREMIER

## HISTORIQUE

### I

L'anesthésie artificielle est sans contredit la plus grande conquête scientifique de notre siècle et la plus grande découverte qui ait été faite en médecine, à l'exception peut-être de celle qui a illustré Jenner, la vaccination. Grâce à l'anesthésie, les terribles douleurs qui accompagnaient les grandes opérations et les rendaient si redoutables n'existent plus ; grâce à cette découverte bienfaisante, le patient évite les angoisses et les douleurs, et le chirurgien qui opère sur un malade tranquille et endormi agit avec plus de dextérité et de rapidité. C'est seulement depuis cette admirable invention que le « *cito, secure, jucunde* » de Celse est devenu une vérité, et que la pratique des opérations chirurgicales, même les plus graves, est facilement acceptée par les malades.

Comme tant d'autres découvertes, celle de l'anesthésie est due à un heureux hasard. Mais il ne faut pas conclure de cette circonstance que nous sommes dispensés du juste tribut d'hommage et d'admiration qui est dû à son inventeur. Non pas, assurément ! Les faits que la fortune nous jette aveuglément et que le vulgaire laisse passer inaperçus, le génie les examine, les commente, les pénètre de sa puissante originalité et en tire des conclusions inattaquables sur lesquelles s'appuient de nouvelles et indestructibles théories. Telle a été l'origine de l'anesthésie chirurgicale.

Non-seulement nous ne voulons rien enlever au mérite de HORACE WELLS, l'immortel auteur de cette grande découverte, mais tous nos efforts tendront à lui restituer son titre d'inventeur qu'on a souvent cherché à lui enlever par des attaques ignorantes ou intéressées. Deux hommes, dont le nom a souvent retenti dans les annales de l'anesthésie, ont cherché à disputer à Wells le mérite de son admirable découverte. Nous avons nommé Morton et Jackson, dont les noms sont peut-être plus connus sur le continent que celui du modeste dentiste de Hartford. Ces deux hommes ont en effet pris part aux événements qui ont accompagné l'invention de l'anesthésie. Dans ce chapitre, nous avons pour but de montrer le rôle qu'ils ont joué à cette époque et de jeter sur ces événements un jour nouveau. Nous nous efforcerons d'être impartial et de satisfaire à la fois les justes exigences de l'histoire, qui veut que la vérité soit connue, et celles de la justice qui veut que chacun recueille les palmes qu'il a méritées.

Il serait peut-être intéressant de suivre, à travers les siècles, la marche et les développements, non pas d'une méthode anesthésique, mais des efforts qui ont été faits depuis l'enfance de la chirurgie pour atténuer les douleurs qui accompagnent inévitablement les opérations. La pierre de Memphis, la mandragore et le ma-yo des Chinois n'ont pas plus de rapports avec l'anesthésie que les machines volantes des *Mille et une Nuits* n'ont de rapports avec nos aérostats. Le mesmérisme, aussi bien que l'hypnotisme, a depuis longtemps dit son dernier mot et ne trompe plus personne.

Il est du reste facile de voir, d'un seul coup d'œil, que les procédés préconisés autrefois pour atténuer la douleur pendant les opérations n'ont aucun rapport avec l'anesthésie telle qu'elle est pratiquée aujourd'hui. Tous ces procédés consistaient, non pas à *inhaler* des vapeurs et des gaz, mais à *ingérer* des substances plus ou moins toxiques dans le but de *stupéfier* le malade et non de *l'anesthésier*. Il n'est jamais question d'inhalation dans les écrits des auteurs anciens, à part toutefois le fait mentionné par Jehan Canappe dans sa traduction en français de Guy de Chauliac. Il s'agit de Théodoric, chirurgien fort remarquable du quatorzième siècle, qui avait appris de son maître, Hugues de Lucques, une méthode qui consistait à plonger les patients dans une certaine torpeur pendant les opérations de longue durée. Voici comment s'exprime Jehan Canappe dans sa traduction, qui date de 1538 : « Mais aucuns, comme Théodoric, leur donnent médecines obdormitives qui les endorment afin que ne sentent incision, comme opium, succus, morellæ, hyosciami, mandragoræ, hedreæ arboræ cicutæ, lactucæ, et plongent dedans éponge et la laissent sécher au soleil, et quand il est nécessité, ils mettent cette éponge en eau chaulde *et leur donnent à odorer* tant qu'ils prennent sommeil et s'endorment, et *quand ils sont endormis, ils font l'opération.* Et puis avec une autre éponge baignée en vin aigre et appliquée es narines, les éveillent, ou ils mettent es narines ou en l'oreille succum rutæ ou seni, et ainsi les éveillent comme ils dient. »

Mais on ne trouve dans ce passage, si obscur du reste, aucun médicament qui possède, à un degré quelconque, des propriétés anesthésiques, et l'on peut affirmer que les malades, traités de cette façon par Théodoric, ne devaient nullement échapper aux douleurs inséparables d'une grande opération chirurgicale.

Ce court exposé ne prouve qu'une chose : c'est que la grande idée de notre temps, l'idée de faire aspirer aux patients un agent véritablement anesthésique pendant les opérations n'était pour rien dans les tentatives d'autrefois et que Horace Wells n'avait aucune connaissance des travaux des anciens lorsqu'il fit sa découverte. Nous démontrerons même plus loin que notre inventeur ne connaissait pas même les travaux de Beddoes, de Humphry Davy et autres expérimentateurs qui avaient déjà étudié et signalé les propriétés d'un des agents anesthésiques le plus fréquemment employés aujourd'hui, le protoxyde d'azote, mais sans avoir eu l'idée d'appliquer ces propriétés à la pratique des opérations chirurgicales. Nous le répétons, Wells est le premier qui ait eu l'idée d'utiliser dans la pratique de la chirurgie les propriétés anesthésiques du protoxyde d'azote.

Lorsque Cavendish, Priestley, Lavoisier furent parvenus, après avoir triomphé de difficultés sans nombre, à séparer l'air de l'eau; lorsqu'ils eurent trouvé ces gaz sans lesquels la chimie moderne n'aurait pu faire de progrès, un grand mouvement eut lieu dans le monde scientifique. Les noms même d'*air vital*, d'*azote*, montrent quel genre d'influence on attribua à ces découvertes. Chacun crut voir dans ces nouveaux secrets arrachés si péniblement à la nature de précieux moyens de guérison pour les maladies contre lesquelles l'art de la médecine était jusqu'alors impuissant. C'est ainsi que Beddoes appliqua, dès 1795, dans sa *Medical pneumatical institution*, la vapeur d'éther au traitement de la phthisie pulmonaire (1).

Beddoes avait besoin d'un homme intelligent pour la direction de son laboratoire, et, sur la recommandation de son ami Guilbert, il s'attacha le jeune Humphry Davy qui, dès lors, fut chargé de préparer les gaz et d'étudier leurs effets sur l'organisme. En 1799, Davy publia une brochure sur le

---

(1) Le protoxyde d'azote n'a pas, que nous sachions, était appliqué dans le traitement des affections de poitrine depuis les essais de Beddoes. Il y a là une très-intéressante étude à faire, et qui ne peut manquer d'être fructueuse pour la science et surtout pour la thérapeutique. Il est extrêmement probable que le protoxyde d'azote serait indiqué dans les cas où l'oxygène est aujourd'hui employé.

*protoxyde de nitrogène*, où il exposa de nouvelles observations sur les effets de cet agent chimique. Il allait même jusqu'à dire que « le protoxyde d'azote pur paraissait jouir, entre autres propriétés, de celle d'anéantir la douleur ; on pourrait probablement l'employer avec avantage dans les opérations de chirurgie qui ne s'accompagnent pas d'une grande effusion de sang ».

L'idée était là ; un pas de plus et la découverte de l'anesthésie était avancée d'un demi-siècle. Mais on ne s'arrêta pas de suite à cette idée, et les observations de Davy tombèrent dans un prompt oubli, d'où l'étude historique de l'anesthésie les a fait heureusement sortir.

Tel était l'état des choses quand le hasard amena Horace Wells à cette fameuse séance du 10 décembre 1844 chez le docteur Colton.

Laissons ici la parole à l'auteur américain Truman Smith (1), le premier qui ait eu une idée juste et une connaissance sérieuse de cette histoire, un peu obscure jusqu'ici, de l'anesthésie.

« Le 10 décembre 1844, demeurait dans la ville de Hartford (Vermont) un citoyen nommé Horace Wells. Né à Hartford, il s'y était établi à l'âge de vingt et un ans et y exerçait la profession de chirurgien-dentiste depuis un certain nombre d'années. C'était un homme à l'œil vif, à l'esprit fin, un penseur ardent, enthousiaste, digne de confiance en tout point, dont la constitution physique était aussi délicate que sa nature morale et intellectuelle était sensible. Jamais personne ne posséda la confiance d'une communauté plus pleinement qu'il n'avait celle de Hartford. L'inimitié lui était inconnue. L'amitié et l'estime s'attachaient partout à ses pas. »

_______________

(1) *An inquiry into the origin of modern anesthesia,* by the hon. Truman Smith.

Dans la soirée de ce même 10 décembre 1844, Horace Wells assistait, avec sa femme, à un cours de chimie fait par le docteur Colton, pendant ou après lequel ce dernier administra au docteur Wells, à M. Cooley et à quelques autres personnes le protoxyde d'azote. M. Cooley, placé sous l'influence du gaz, fut extraordinairement excité (1) ; il roula sur le plancher et s'y livra à toutes sortes d'évolutions et de mouvements circulaires, pendant lesquels il se meurtrit les jambes en se heurtant contre les bancs, fait dont le docteur Wells prit note. Lorsque Cooley fut revenu à lui, Wells demanda si les blessures qu'il s'était faites lui avaient été douloureuses ; il répondit qu'il n'avait nullement conscience d'avoir reçu aucune blessure ; mais en relevant son vêtement le sang apparut en abondance. Wells se tourna immédiatement vers son ami, assis près de lui, et lui exprima l'opinion qu'on pouvait, en respirant ce gaz, devenir insensible au point de se faire arracher une dent sans éprouver de douleur. En rentrant chez lui il exprima de nouveau cette opinion à sa femme et la répéta encore à un confrère qu'il invita à examiner ce sujet le soir même.

Après être resté quelque temps à réfléchir sur cette matière, le docteur Wells déclara qu'il était résolu à prendre le gaz le lendemain et à se faire arracher une mauvaise dent (une forte molaire), ce qui témoigne en faveur de la netteté de sa théorie. « C'est bien ! s'écria son ami, il est juste que nous commencions les expériences sur nous-mêmes. » Le lendemain matin Wells appela le docteur Colton et lui exposa le fait qu'il avait observé en même temps que les remarques qu'il avait faites sur ce sujet et l'invita à se munir d'un ballon du gaz pour cet usage, ce qui fut fait. Quand tout le monde fut réuni, Wells se plaça lui-même dans la chaise d'opération, Colton lui administra le gaz et, dès que le patient fut

_______

(1) On sait que le protoxyde d'azote ne détermine cette excitation que lorsqu'il est mélangé avec de l'air.

mis sous son influence, le confrère lui arracha la dent. Wells revenu à lui s'écria : « *Une nouvelle ère dans l'extraction des dents ! Cela ne m'a pas fait plus de mal qu'une piqûre d'épingle.* »

Wells avait donc, le 10 décembre 1844, signalé le phénomène de l'anesthésie et déduit toute une théorie confirmée par son heureuse expérience du lendemain. Tout est donc parfaitement clair et précis dans sa découverte : 1° *idée théorique*, suppression de la douleur pendant les opérations chirurgicales; 2° *idée pratique*, emploi par inhalation d'un agent anesthésique, le protoxyde d'azote. On ne peut donc reprocher à cet inventeur d'avoir manqué de netteté et de précision, aussi bien dans la conception que dans l'application de sa méthode d'anesthésie.

Le principal argument invoqué par les détracteurs de Wells est le suivant : ce dentiste a tout à fait abandonné sa découverte et l'a laissée tomber dans un complet oubli. Nous répondrons plus loin à la première attaque, et nous allons, dès à présent, réfuter la seconde.

Wells possédait cette générosité et cette expansion naturelles aux hommes de génie qui veulent faire profiter le monde entier de leurs découvertes, et il s'empressa de communiquer à un grand nombre d'amis l'invention qu'il venait de faire. Dans un mémoire publié en 1847, Wells s'exprime ainsi : « Demeurant à Hartford, je partis pour Boston au mois de décembre de cette même année (1844) pour y présenter ma découverte à la faculté de médecine ; je la fis connaître d'abord aux docteurs Warren, Hayward, Jackson et Morton ; les deux derniers se prononcèrent d'une manière négative, disant qu'ils ne pensaient pas qu'il fût possible de supprimer la douleur dans les opérations chirurgicales ; mais ils furent d'accord tous deux que le *modus operandi leur était entièrement nouveau.* » Nous verrons plus tard, dans le cours de cette publication, comment Jackson et Morton surent user de la confiance que Wells eut alors en leur loyauté.

Wells fit à Boston, en présence d'une nombreuse assemblée composée en grande partie de médecins et d'étudiants, une expérience publique. Il arracha une dent à une personne après lui avoir administré le protoxyde de nitrogène. Bien que cette expérience, selon les propres paroles de Wells, n'ait pas été couronnée d'un succès complet, elle fut cependant regardée, par plusieurs des assistants, comme ayant partiellement réussi (1). La nouvelle du procédé de Wells se répandit assez rapidement, et l'anesthésie par le protoxyde de nitrogène devint bientôt d'un grand usage à Hartford. D'après les attestations du docteur Colton, les journaux de Hartford s'en occupèrent et firent savoir au public que le docteur H. Wells, chirurgien-dentiste, avait trouvé le moyen d'extraire les dents sans qu'il en résultât aucune souffrance pour le patient. Nous trouvons du reste dans le *Journal médical et chirurgical de Boston* un article du docteur Ellsworth sur cette question. Il y est dit que « le protoxyde d'azote a été employé dans un grand nombre de cas dans le but d'annuler la douleur pendant les extractions dentaires. L'opération n'a eu aucune suite fâcheuse ». La priorité de la publication est donc également en faveur de Wells, et le fait d'avoir employé le protoxyde d'azote dans un grand nombre de cas prouve que son inventeur n'avait nullement abandonné sa découverte.

On pouvait supposer que l'homme qui venait de s'illustrer

---

(1) L'insuccès de Wells en cette circonstance peut s'expliquer de plusieurs manières. En premier lieu on peut supposer qu'il ait eu la mauvaise chance de tomber sur un de ces malades nerveux qui crient pendant l'anesthésie, quoiqu'ils n'éprouvent aucune douleur, comme cela a lieu souvent avec le chloroforme. On peut supposer également qu'il n'avait à sa disposition que des appareils très-imparfaits et que le malade a inhalé de l'air en même temps que du gaz.

par une grande découverte, répandue dans deux grandes
villes par de nombreux amis et par la presse ; que l'homme
qui avait appuyé sa découverte sur un grand nombre d'expériences heureuses, on pouvait supposer que cet inventeur serait à l'abri de toute attaque et que la propriété de
sa découverte lui serait définitivement garantie. Eh bien,
malgré la publicité obtenue par le moyen de la presse,
malgré les faits nombreux qui attestaient la découverte de
Wells, il s'est trouvé cependant deux hommes assez téméraires
pour vouloir lui arracher le prix de ses travaux et pour
s'arroger le titre d'inventeurs de l'anesthésie : assez heureux
pour être regardés comme tels jusque dans ces derniers
temps. Ces hommes, que nous avons déjà eu occasion de
nommer, sont les docteurs Jackson et Morton, les deux amis
auxquels H. Wells avait d'abord exposé sa découverte.

Pendant les années 1841 et 1842, Morton fut l'élève de
Wells qui exerçait la profession de dentiste à Hartford.
Plus tard il se rendit à Boston, s'y établit et s'associa avec
son ancien maître pour exercer la même profession. Des
raisons que nous ne connaissons pas les forcèrent bientôt à
se séparer. Morton n'en resta pas moins dans une certaine
intimité avec Wells ; il fut averti un des premiers de sa découverte et assista à l'expérience de Boston. Dans son mémoire
présenté à l'Académie française des sciences, il dit que Wells
vint à Boston dans le but d'expérimenter, qu'il assista lui-
même à l'opération, mais que, le patient ayant poussé un cri
de douleur, le public siffla et hua l'opérateur. Le docteur Taft, qui assistait également à l'opération, affirma avec
serment que, quoique ayant eu un peu d'agitation pendant
l'extraction de la dent, le patient, interrogé à son réveil, dit
n'avoir ressenti aucune douleur.

Wells dit dans son mémoire : « Après avoir fait ma
découverte, j'eus plusieurs entrevues avec Morton. Une indisposition prolongée m'ayant forcé d'abandonner ma profes-

sion, Morton me pria de lui apprendre à préparer le gaz que j'avais administré avec tant de succès à Hartford. Je lui dis de s'adresser au docteur Ch.-F. Jackson, ce dernier étant chimiste. Morton demanda ce gaz ; Jackson lui donna de l'éther comme occasionnant moins de troubles. Et voilà, ajoute avec amertume l'infortuné Wells, voilà les individus qui se proclament maintenant comme inventeurs (1). »

L'espace nous manque pour citer les nombreux témoignages à charge de Morton, que Truman Smith rapporte dans son livre. Ce qui en résulte, c'est que Morton n'avait pas la moindre connaissance de la chimie tout en ayant appris de Wells le procédé d'anesthésie. Ce qui n'est pas moins certain, c'est que Jackson, à qui l'entrevue avec Morton avait suggéré l'idée de dépouiller le véritable auteur de sa découverte, donna à Morton de l'éther sulfurique, et que ce dernier, le 30 septembre 1846, arracha une dent au nommé Eben Frost, endormi à l'aide de cet agent.

Les prétentions de Morton s'appuient sur le fait d'avoir préconisé l'éther sulfurique à la place du protoxyde d'azote, et sur le prétendu abandon qu'avait fait Wells de sa découverte. Mais nous démontrerons plus loin que l'introduction de l'éther n'était pas une invention et que Wells avait fait des expériences avec cet agent ; quant à l'accusation d'abandon, rien n'est plus faux. Il est parfaitement prouvé que, peu de temps avant sa mort, Wells s'occupait encore d'anesthésie. Remplacer une substance par une autre et appliquer cette substance d'après un procédé pris à autrui ne saurait constituer une découverte. En outre, nous avons déjà dit que cette substitution même n'était pas nouvelle lorsque Jackson

______

(1) Pour bien comprendre les rapports qui existaient entre Wells, Morton et Jackson, il faut savoir que Morton était l'associé de Wells et que Morton était en pension, comme cela se passe souvent en Amérique, chez Jackson. Quand Wells arriva à Boston, il visita le laboratoire de Jackson qui admit être au courant des expériences de Wells.

la communiqua à Morton. Les propriétés analogues de
l'éther sulfurique et du protoxyde de nitrogène avaient déjà
été constatées dans un article du *Quarterly journal of sciences
and arts* article attribué à Faraday et publié en 1818. Ce
n'est donc pas même une innovation que cette substitution
qui est la principale base sur laquelle s'appuient Morton et
Jackson.

Dans un remarquable travail qu'il vient de publier (1) et
qui contient un grand nombre de renseignements nouveaux
sur cette importante question, M. Marion Sims attribue en
grande partie l'honneur de la découverte à un chirurgien
américain inconnu, du nom de Crawford Long. D'après
le récit de l'éminent gynécologiste, Long aurait employé l'éther sulfurique pour produire l'anesthésie chirurgicale le 30 mars 1842, plusieurs années avant Wells. Il
résulterait en effet du témoignage de plusieurs médecins
qu'un certain nombre d'opérations ont été pratiquées de
1842 à 1845 par Long pendant l'anesthésie ; mais le résultat
de ces opérations n'a pas été publié à l'époque où elles étaient
pratiquées. Long exerçait alors la chirurgie à Jefferson, dans
la Géorgie, et rien ne lui était plus facile que de faire connaître
au monde la belle découverte qu'il venait de faire. Pourquoi
n'a-t-il rien dit? Pourquoi n'a-t-il pas parlé à ses confrères de
sa découverte? Pourquoi n'a-t-il pas cherché à étendre et à
développer sa méthode? Tout cela est vraiment inexplicable ;
d'autant plus qu'à partir de 1846 la question des anesthésiques fit le plus grand bruit en Amérique. Ce n'est qu'à la
fin de 1849 que le docteur Long se décida à publier ses observations dans le *Southern medical and surgical journal*,
alors que l'immortelle découverte de Wells était déjà connue
et appréciée dans le monde entier.

(1) *The discovery of anesthesia* (*Virginia medical Monthly*. May 1877).

D'autres chirurgiens ont pu, avec non moins de raison, revendiquer la priorité de l'emploi de l'éther comme anesthésique pendant des opérations chirurgicales. Pami ceux-ci nous citerons le docteur Parmly, père du docteur Georges Parmly qui exerce aujourd'hui avec distinction la chirurgie dentaire à Paris, qui a employé l'éther sur des malades trop nerveux avant 1840. On le voit, la réclamation de ce praticien serait tout aussi fondée que celle de M. Long si la priorité de l'invention n'était pas uniquement constituée par ce fait de la publicité (*Publicity is a touch-stone of invention*).

Les prétentions du docteur Long ne datent du reste que de 1853. Wells était mort depuis quelques années, et Morton intriguait auprès du Congrès américain pour obtenir une récompense nationale pour la découverte qu'il n'avait pas faite. C'est alors que la réclamation de Long fut présentée au Congrès par M. Dawson, sénateur pour la Géorgie. Il va sans dire que le Congrès n'en tint aucun compte, et que ni les prétentions de Morton, ni celles de Long ne furent admises. La commission nommée à cet effet déclara que les prétentions de Long étaient inadmissibles, parce que ce chirurgien n'avait fait connaître sa découverte que lorsque l'anesthésie était déjà connue. Cette décision nous paraît fort juste, car la publicité d'une découverte peut seule en assurer la priorité à son auteur.

M. Marion Sims nous paraît donc avoir cédé trop facilement aux entraînements de son cœur généreux en acceptant les réclamations du docteur Long qui, s'il a réellement découvert l'anesthésie, a eu le tort immense de ne pas faire connaître une découverte qui aurait pu l'immortaliser et rendre en même temps de si grands services à l'humanité.

« Quand deux larrons se querellent, dit un vieux proverbe russe, l'honnête homme retrouve son bien. »

Ce proverbe n'a jamais reçu d'application plus vraie que

dans l'histoire de la découverte de l'anesthésie. Rien n'a mieux servi à réhabiliter Wells que la querelle qui éclata entre Morton et Jackson.

Le docteur Ch. Jackson qui a revendiqué l'honneur de la découverte de l'anesthésie est le même qui disputa à M. Morse l'honneur de l'invention du télégraphe auquel ce dernier a donné son nom.

Il paraît que c'était chez lui une passion que de s'approprier les découvertes des autres. On pourrait peut-être attribuer cet amour du bien d'autrui à une manie, et cette supposition est d'autant plus fondée que Jackson est maintenant atteint d'une forme incurable d'aliénation mentale. Habitant de Boston, il avait, disait-il, dans l'hiver de 1842, préparé du chlore. En ayant, par hasard, respiré la vapeur, il ressentit une forte irritation; pour y remédier, il eut l'idée de respirer de la vapeur d'éther, ce qui le soulagea et le jeta dans une sorte de stupeur. Cette propriété de la vapeur d'éther était déjà connue depuis bien longtemps aux États-Unis. Dans les écoles de médecine et dans les laboratoires de pharmacie les élèves avaient l'habitude de respirer de l'éther à cause des effets stupéfiants qu'il produisait. Cette circonstance est affirmée par un grand nombre de médecins américains, et entre autres par le docteur Brewster, le premier dentiste américain qui ait exercé à Paris. Il n'est donc pas probable que ce fait ait donné à Jackson l'idée de la théorie anesthésique qu'il n'aurait du reste fait connaître que quatre ans plus tard.

La suite de ce travail montrera si un homme aussi entreprenant que Jackson était capable de ne pas publier immédiatement, à son de trompe, une découverte aussi importante pour lui.

H. Eddy, de Boston, auquel Morton s'adressa pour obtenir un brevet, trouva plus de droit à Jackson qu'à Morton. Mais Jackson, avec une apparence de générosité et de rare désintéressement, céda tous les droits d'inventeur d'une découverte faite en commun à son ami Morton, par sa déclaration du 27 octobre 1844. « Je veux lui faire du bien, dit-il, et n'avoir aucun intérêt dans le brevet. » L'Office de Washington confirma ce brevet le 19 novembre. Mais des lettres de Jackson à un ami de Paris auquel il parle de l'éthérisation ne font pas mention de Morton. D'ailleurs, tout en affichant un si rare désintéressement, il se faisait d'abord donner par Morton 10 pour 100 de bénéfice, et sur le refus de Morton de lui accorder 35 pour 100 la rupture éclata.

Dans les *spécifications* ajoutées au brevet commun, les deux inventeurs, après avoir affirmé par serment qu'ils avaient fait la découverte ensemble, déclaraient avoir trouvé une nouvelle manière de procéder aux opérations chirurgicales, en supprimant la douleur par l'inhalation de l'éther sulfurique. « On sait depuis longtemps, disaient-ils, qu'introduite dans » les poumons la vapeur de l'éther sulfurique produit des » effets semblables à ceux de l'intoxication alcoolique, mais » jamais on ne s'est aperçu que l'inhalation produisait l'in- » sensibilité et que la chirurgie trouvait dans ce moyen un » auxiliaire puissant. » Nous savons déjà quel cas il faut faire de cette réclame.

Aussi Morton ayant attaqué la *New-York Eye Infirmary*, qui avait osé se servir de l'éther sulfurique, le juge Shipman, après avoir examiné le brevet, le déclara nul comme non conforme aux lois du pays. L'affaire, jugée de nouveau par Shipman et Nelson, obtint le même résultat.

Le colonel Bissel, président d'un comité chargé par le congrès des États-Unis d'examiner cette affaire, accorda à Wells la priorité de la conception, de l'expérimentation et de la vérification : « Le docteur Wells, dit-il, a pratiqué sans douleur des opérations dentaires par le moyen du protoxyde de nitrogène. Il avait la grande idée de l'insensibilité à produire, il avait eu le mérite de provoquer les recherches ;

mais il rejeta l'éther sulfurique et abandonna le protoxyde de nitrogène, ainsi que tout autre agent. En somme, ses expériences furent complétement infructueuses. » Or, le colonel Bissel est en contradiction avec lui-même, car il dit d'un autre côté que « quelques opérations dentaires réussirent, que Wells travailla assidûment à élaborer cette idée, et que n'ayant eu que de bons résultats il n'abandonna jamais le protoxyde ». Pour nous comme pour la plupart des auteurs américains, le colonel Bissel ne fera pas autorité dans cette question.

T. Smith a consacré la plus grande partie du chapitre III de son livre à réunir les témoignages les plus essentiels, plaidant tous la cause de notre inventeur. Le volume restreint de cette publication ne nous permet pas de les reproduire ici. Nous constatons seulement que tous les observateurs impartiaux considèrent l'expérience du 11 décembre 1844, non-seulement comme une véritable application de l'idée anesthésique, mais encore comme une expérience couronnée de succès.

Pour eux tous, la substitution de Morton est dépourvue de valeur ; pour tous Wells est l'homme qui a eu la première idée de l'anesthésie, qui a fait les premières expériences, et qui a été indignement dépouillé de l'honneur de sa découverte.

Nous avons examiné dans les précédents paragraphes les divers jugements portés sur les inventeurs de l'anesthésie. Nous allons maintenant compléter l'histoire de Jackson et de Morton et réfuter une dernière fois les nombreuses erreurs commises par les écrivains qui ont fait l'histoire de l'anesthésie.

Après l'opération pratiquée sur Eben Frost, Jackson conseilla à Morton d'ajouter de l'huile de néroli à l'éther sulfurique pour en déguiser l'odeur et s'assurer la propriété unique de cet agent. Il l'engagea également à s'adresser au chirurgien Warren pour continuer les expériences.

Mais Morton, qui n'était pas bien sûr de lui-même, s'était déjà ouvert au docteur B. Roberts et lui avait dit que sa méthode n'était qu'un perfectionnement du procédé de Wells. Au docteur Hayden, qui lui demandait s'il n'avait pas emprunté le procédé de Wells, il avait répondu par la négative et affirmé que le procédé qu'il préconisait ne ressemblait en rien à celui de ses prédécesseurs. Craignant de se compromettre encore davantage par d'autres contradictions, il refusa d'abord d'aller voir le docteur Warren et ne se décida à faire cette démarche que sur les instances réitérées de Jackson.

Les 17 et 18 octobre 1846, il fit devant les docteurs Heywood et Warren deux expériences qui réussirent, mais à la suite desquelles ces deux médecins lui déclarèrent qu'ils n'entendaient pas se servir plus longtemps d'un agent qui leur était inconnu.

Ce ne fut qu'à grand'peine que Morton leur révéla son secret; mais dès lors il put expérimenter librement et faire avec le *léthéon* (c'était le nom qu'il avait donné à sa composition) tous les essais qu'il voulut. La crainte de voir tout le monde se servir de son procédé à son propre détriment lui inspira le désir de se faire breveter. Le juge Eddy, auquel il avait demandé de lui procurer le brevet, lui conseilla de faire figurer à côté de son nom le nom plus connu de Jackson, et leur délivra, le 27 octobre, le brevet collectif dont nous avons déjà parlé. Nous savons déjà ce qu'il faut penser du prétendu désintéressement de Jackson dans ce brevet.

C'est quelque temps après que ce dernier voulut se faire donner 35 pour 100 au lieu de 10 pour 100 qu'il recevait sur les bénéfices. C'est à la date du 13 novembre qu'il se posait, dans une lettre à un ami de Paris, comme le seul inventeur, et disait avoir généreusement communiqué sa découverte à l'ignorant Morton. C'est vers la même époque que celui-ci, de son côté, faisait absolument le même manége. Enfin c'est au mois de février 1847 que Morton attaqua son associé

Jackson et chercha à prouver qu'il était l'unique auteur de la découverte par des témoignages aussi dignes de foi que ceux de son confrère.

Nous croyons nos lecteurs suffisamment édifiés maintenant sur le caractère de ces deux inventeurs et sur la valeur de leurs prétentions. N'y eût-il d'ailleurs d'autre preuve constatant la priorité de Wells que sa persévérance énergique jusqu'au dernier moment, il suffirait de comparer son caractère à celui de ses deux détracteurs pour savoir de quel côté était la vérité. D'une part, on verrait un homme simple, enthousiaste, livrant généreusement à tout le monde sa grande découverte. De l'autre, on verrait deux hommes intéressés cherchant à exploiter au détriment de tous, puis au détriment de l'un et de l'autre, une invention qui ne leur appartient pas, deux parjures déclarant d'abord par serment que la découverte de l'anesthésie a été faite par eux deux en commun, puis s'attaquant en justice, chacun d'eux accusant l'autre d'imposture.

Et voici pourtant comment l'ouvrage le plus considérable publié en français sur l'anesthésie, le *Traité de l'anesthésie chirurgicale,* de MM. Perrin et Lallemand, conclut sur une question d'une si grande importance.

Nous citons ces auteurs :

« Jackson, le premier, mit hors de doute ce fait capital qu'une insensibilité générale est un des effets habituels de l'éther sur l'organisme ; il reconnut en outre que cette insensibilité était obtenue dans un temps très-court, qu'elle disparaissait rapidement, que cet état ne faisait courir aucun des dangers qui lui étaient attribués avant lui. Mais ces révélations fondamentales, plutôt entrevues que démontrées par l'expérience, avaient besoin d'être fructifiées par un agent d'exécution docile, entreprenant, d'autant plus hardi qu'il connaissait moins la question.

» A Jackson l'idée, à Morton la réalisation de l'idée ; sans celui-là, l'éthérisation n'avait aucune raison d'être ; sans celui-ci, son avénement eût pu être retardé de plusieurs années. Tous les deux, à des titres divers, en dotant la chirurgie d'un moyen héroïque d'abolir la douleur physique, ont bien mérité de l'humanité. Mais si la postérité élève des statues à Jackson, elle hésitera peut-être à reconnaître pour un de ses bienfaiteurs un vulgaire marchand de léthéon. »

Malgré l'autorité de MM. Lallemand et Perrin, nous nous permettrons d'émettre la conclusion suivante, moins éloquente peut-être, mais plus vraie : à Horace Wells l'idée, la réalisation de l'idée et l'infortune ; à Jackson et Morton l'exploitation parasite d'une découverte qui ne leur appartenait pas ; à eux l'imposture, à eux l'honneur ; mais si la postérité élève des statues à Wells, elle n'hésitera pas à regarder comme des plagiaires le marchand de *léthéon* et son digne complice.

Ce serait porter un grave préjudice à la mémoire de Horace Wells que de supposer qu'une fois sa découverte faite il s'en tint là et borna ses études sur l'anesthésie au protoxyde d'azote et à son application aux opérations dentaires. Truman Smith (p. 51 et 54) reproduit une série de témoignages d'hommes d'une honorabilité incontestable qui attestent que Wells, dès l'année 1845, c'est-à-dire bien avant l'opération d'Eben Frost, étudia longtemps les propriétés de l'éther sulfurique ; s'il n'en adopta pas l'usage, c'est qu'il le trouva inférieur au protoxyde de nitrogène, infériorité qui est à notre avis parfaitement démontrée aujourd'hui. Un peu plus tard, bien que le mauvais état de sa santé l'eût forcé d'abandonner sa profession de dentiste, bien que le cours d'ornithologie dont il s'était chargé lui prît beaucoup de temps, il n'en consacra pas moins tous ses loisirs et les dernières années de sa vie à l'élaboration, au perfectionnement de son procédé. On a quelque peine, en effet, à concevoir que M. Perrin, dans son *Traité d'anesthésie* et dans son article du *Dictionnaire encyclopédique*, fasse si bon marché de tous les documents que nous venons de rapporter et traite le véritable inventeur de l'anesthésie avec autant de sans-façon. « Découragé, dit cet auteur, par cet échec [l'expérience de Boston (1844)], Wells ne voulut même plus exercer la profession de dentiste et se mit à la tête d'une exposition d'oiseaux. »

L'erreur de M. Perrin s'explique du reste par ce fait qu'il a puisé tous ses documents dans une brochure publiée en français et consacrée à la défense de Jackson. Cette brochure, écrite en vue d'obtenir une récompense de l'Académie des sciences, contient des insinuations mensongères contre Wells et Morton, et nous nous étonnons que l'éminent professeur du Val-de-Grâce soit allé puiser à une source aussi impure.

Wells ne se contenta pas de pratiquer des opérations dentaires, il introduisit l'anesthésie dans la chirurgie générale. La première grande opération dans laquelle il administra lui-même l'anesthésique est relatée dans le *Boston medical and surgical journal* de septembre 1847, et elle eut lieu le 17 août de la même année. Le docteur May, établi alors à Westford, aujourd'hui à New-York, opéra une tumeur du testicule, pendant que Wells administrait le gaz. L'opération dura quinze minutes. Le 1er janvier 1848, Wells administra le protoxyde d'azote dans une autre opération. Le docteur V.-W. Ellsworth, assisté par le docteur Hole, pratiqua une amputation de cuisse. Cette opération, qui fut couronnée de succès, fut publiée dans le *Boston medical and surgical journal* (t. XXVII, p. 498). Enfin, le dernier cas que nous citons se rapporte à l'ablation d'une tumeur pratiquée sur M^me Mary Gabrielle, de Bristol (Connecticut), et eut lieu le 4 janvier 1848, vingt jours avant la mort de Horace Wells, qui y administrait le gaz. L'opération fut faite par le docteur Beresford, qui rend le plus éclatant témoignage à Wells et ne peut assez élever le protoxyde d'azote au-dessus de l'éther sulfurique. Horace Wells avait donc découvert l'anesthésie. Il avait élaboré l'idée anesthésique et fait des expériences qui confirment sa théorie ; il ne cessa de travailler à perfectionner son procédé, il l'introduisit dans la chirurgie générale et l'appliqua à de grandes opérations. Toute sa persévérance, tous ses efforts, ses luttes, ses travaux continus, ses malheurs, sa maladie, sa mort, tout disparaît devant les auteurs qui ont écrit l'histoire de l'anesthésie. D'après eux, il ne reste qu'un homme sans force de caractère qui a eu, il est vrai, une idée ingénieuse, mais qui, découragé par un échec, ne s'en est pas occupé davantage.

Nous ne saurions mieux répondre à ces allégations qu'en rapportant textuellement une citation du docteur W. Ellsworth :

« Je sais que le docteur Wells, depuis le jour de sa découverte jusqu'au jour de sa mort, faisait des essais sur la préparation et le mode d'administration du gaz, qui devint entre ses mains beaucoup plus efficace qu'il n'était en premier lieu, le gaz étant plus pur et les instruments plus perfectionnés. »

Nous citerons encore le témoignage de M. John Ferry, qui exerça la profession dentaire avec distinction :

« Pendant tout le temps que Wells exerça sa profession, il continua de faire des essais sur la construction d'appareils à inhalation, sur le nitrate d'ammoniaque avec lequel il préparait le gaz, sur le gaz lui-même et sur la manière de le préparer. En un mot, il s'occupa de l'anesthésie depuis le jour de sa découverte jusqu'à sa mort. »

Jusqu'à sa mort ! C'est un mot qu'ici il faut bien prendre à la lettre. C'est bien vingt jours avant sa mort que Wells administrait le protoxyde d'azote dans une grande opération qui eut tout le succès possible ; et lorsque, enfin, se voyant enlever tout l'honneur de sa découverte par Morton et

Jackson, qui n'étaient que ses plagiaires, Wells fut réduit au désespoir, il chercha la mort, et c'est encore à l'anesthésie qu'il s'adressa pour mettre fin à une carrière si malheureuse.

Rendu fou par l'échec de son Mémoire et l'insuccès de toutes ses protestations, il donna des signes manifestes d'aliénation mentale. Il fut arrêté et emprisonné ; puis, ne pouvant supporter plus longtemps la vie, il s'ouvrit les veines aux quatre membres et respira de l'éther sulfurique jusqu'à ce qu'il tombât privé de connaissance.

Ainsi mourut, le 14 janvier 1848, l'homme auquel nous devons la plus grande découverte médicale de notre siècle, le plus grand bienfaiteur de l'humanité.

Wells mort, il fut facile de déprécier son œuvre ; Jackson et Morton eurent alors beau jeu. Ils se sont partagé tous les honneurs : reçus membres d'un grand nombre de sociétés savantes, nommés chevaliers de la Légion d'honneur, aucune distinction ne leur a manqué ; mais l'histoire a relevé aujourd'hui la mémoire d'un homme injustement tombé dans l'oubli. Ses contemporains ont pu le méconnaître, la postérité ne le méconnaîtra pas, et, parmi ceux qui ont le mieux mérité d'elle, elle placera au premier rang le nom de Horace Wells.

Comme on le voit, ces notes historiques se rattachent seulement à la découverte de l'anesthésie chirurgicale. Il nous reste maintenant à étudier les progrès de la science des anesthésiques depuis Wells jusqu'à ce jour. Après avoir justement flétri la mémoire des deux hommes qui ont par des intrigues déloyales cherché à dépouiller l'inventeur et à revendiquer pour eux l'honneur et le profit de la grande découverte, nous essayerons de voir la part qui revient à chacun d'eux, non pas dans la découverte (nous savons que Wells est le seul inventeur), mais à la propagation de l'idée des anesthésiques. Nous serons justes, et nous dirons que, si l'histoire doit être implacable envers Jackson qui n'était qu'un vil plagiaire, elle doit se montrer un peu plus indulgente pour Morton, qui, tout en cherchant à dépouiller Wells, a cependant beaucoup contribué à répandre l'anesthésie par l'éther.

# CHAPITRE II

### PROGRÈS DE L'ANESTHÉSIE CHIRURGICALE JUSQU'A NOS JOURS.

Nous avons relaté dans le chapitre précédent les circonstances mémorables qui ont accompagné la grande découverte. Nous allons maintenant étudier les développements de l'anesthésie chirurgicale depuis l'époque de son invention jusqu'à nos jours, et faire connaître l'histoire des principaux agents anesthésiques qui ont été préconisés et employés.

### § I. — **Protoxyde d'azote**.

Les détails que nous avons donnés précédemment sur Horace Wells et qui se rattachent particulièrement à l'histoire du protoxyde d'azote nous ont montré dans quelles circonstances cet agent avait été découvert. Un fait tout en faveur de Wells, c'est qu'il avait, dès le début, reconnu les avantages que présente le protoxyde d'azote sur l'éther pour les opérations de courte durée. C'est avec connaissance de cause qu'il avait choisi le gaz comme produisant des effets plus rapides et rejeté l'éther qui jouissait à cette époque, dans les boutiques de pharmacie et dans les laboratoires, d'une certaine popularité.

Néanmoins le protoxyde d'azote ne tarda pas à être abandonné et l'on peut même dire qu'il ne s'était jamais généralisé dans la pratique chirurgicale avant l'introduction de l'éther et du chloroforme. L'administration de cet anesthésique exigeait l'emploi d'appareils relativement compliqués ; il n'était pas toujours facile de se le procurer à l'état de pureté ; il ne produisait qu'un sommeil de courte durée ; Wells, son inventeur, était mort tandis que ses ennemis triomphaient ; toutes ces raisons réunies firent abandonner le protoxyde d'azote et amenèrent le triomphe de l'éther et du chloroforme.

C'est à un médecin chimiste éminent, à M. Colton, que revient l'honneur d'avoir réhabilité le protoxyde d'azote dans la pratique chirurgicale et particulièrement dans la pratique de l'art dentaire.

Nous avons vu dans le chapitre précédent (p. 6) le rôle important joué par M. Colton dans la découverte de l'anesthésie. On se souvient que, pendant un cours de chimie professé par ce médecin et auquel assistait Wells, des expériences furent faites avec le protoxyde d'azote sur un jeune homme du nom de Cooley. Celui-ci fut tellement excité par le gaz qu'il tomba et se fit une blessure à la jambe. A son réveil il déclara n'avoir rien senti et fut très-étonné de trouver du sang sur ses vêtements. Cette déclaration fut le point de départ de la découverte de Wells qui dès le lendemain se faisait extraire une dent après s'être fait anesthésier par le protoxyde d'azote.

Vingt ans plus tard, au mois de février 1863, M. Colton se trouvait de nouveau à Hartford où il faisait un cours de chimie. Il eut l'idée de répéter les expériences qui avaient été, dans cette même ville, le point de départ de la grande découverte ; les expériences ayant été des plus concluantes et ayant démontré une fois de plus l'innocuité et les avantages du gaz nitreux, M. Colton résolut d'utiliser ses propriétés dans la pratique. S'étant associé avec un dentiste de New-Haven, il put appliquer le gaz pour des extractions dentaires sur plus de trois mille individus en moins d'un mois. Enhardi par ce premier succès, il vint à New-York où il fonda l'*Anesthetic*

*Institute,* sorte de dispensaire spécialement affecté aux opérations dentaires.

Ce n'est cependant qu'après de nombreux efforts que le protoxyde d'azote a pu être remis en honneur, et il a fallu toute l'énergie et l'habileté du docteur Colton pour réhabiliter cet agent dans la pratique de la chirurgie dentaire. A New-York, la plupart des chirurgiens condamnaient le protoxyde d'azote qu'ils considéraient comme très-dangereux, et, pendant les premiers mois qui suivirent la fondation de son dispensaire, le docteur Colton avait beaucoup de peine à trouver des individus qui voulussent se laisser anesthésier par le nouvel agent. La lettre suivante qui nous a été récemment adressée par notre éminent confrère contient les renseignements les plus intéressants sur l'histoire du protoxyde d'azote.

COLTON DENTAL ASSOCIATION

COOPER INSTITUTE

« New-York, 21 mai 1877.

» Mon cher docteur Rottenstein,

» Le docteur Sims m'a remis votre lettre dans laquelle vous me demandez des renseignements et des statistiques sur le protoxyde d'azote. Je m'empresse de satisfaire votre demande.

» Il est universellement admis aujourd'hui que le mérite de la découverte de l'anesthésie revient à Horace Wells, de Hartford (Connecticut).

» Je n'entrerai pas dans les controverses qui ont eu lieu sur cette question entre Wells, Morton et Jackson. Il n'y a du reste aucune discussion sur le fait que la première expérience sur l'anesthésie (*anesthetic experiment*) fut pratiquée par Wells le 11 décembre 1844.

» C'est sur la demande formelle de Wells que je lui ai administré le protoxyde d'azote pendant que le docteur Riggs, son voisin, lui enlevait une énorme molaire sans occasionner la moindre douleur.

» La première expérience avec l'éther fut pratiquée par Morton le 30 septembre 1846, pendant l'absence de Wells, qui était alors en Europe. A son retour, Wells fut très-étonné d'apprendre que Morton avait obtenu un brevet d'invention (*patent*) pour l'éther et qu'il réclamait la priorité de la découverte de l'anesthésie. La violente controverse qui eut lieu alors affecta tellement la nature sensible de Wells qu'il se donna la mort à New-York le 24 janvier 1848.

» Jusqu'à cette époque personne, à l'exception de Wells, n'avait employé le protoxyde d'azote, dont les propriétés anesthésiques étaient très-imparfaitement connues. J'avais souvent appelé l'attention sur les propriétés extraordinaires de cet agent dans mon cours de chimie, mais je dois avouer que, avant la suggestion de Wells, il ne m'était jamais venu à l'idée d'appliquer ce gaz à la suppression de la douleur pendant les opérations chirurgicales.

» Après la mort de Wells, nous parcourons une période de quinze années pendant laquelle les propriétés anesthésiques du protoxyde d'azote furent complétement oubliées.

» L'application générale avait été essayée sans succès; cette notion fausse avait été propagée avec succès par Morton qui avait tout intérêt à dissimuler la vérité.

» Dans une leçon de chimie que je fis à New-Haven (Connecticut) en juin 1863, j'avais eu l'idée de faire précéder mon cours de quelques notions historiques sur la découverte de l'anesthésie. Je racontais notre expérience faite avec Wells en 1844 et j'ajoutais incidemment que, depuis cette époque, il m'avait été impossible de rencontrer un dentiste qui voulût appliquer de nouveau le protoxyde d'azote à l'anesthésie. A la fin du cours, un dentiste de la ville, le docteur Smith, vint à moi et me dit qu'il était prêt à extraire une dent à l'aide du protoxyde d'azote, à la condition que je voulusse administrer moi-même le gaz sous ma propre responsabilité. Je fis connaître cette résolution à mon auditoire et nous commençâmes à extraire des dents à l'aide de ce procédé anesthésique dans le cabinet du docteur Smith.

» Nous obtînmes un tel succès qu'en moins de trois semaines nous avions pratiqué plus de trois mille extractions dentaires. Ce succès extraordinaire que j'obtins alors me détermina de fonder à New-York un établissement spécialement affecté à l'extraction des dents pendant l'anesthésie protoazotée. Comme mon nom avait été si longtemps identifié avec la découverte de l'anesthésie, je désignai cet établissement sous le nom de *Colton dental association*. Je m'associai dans cette entreprise avec plusieurs des plus éminents dentistes de New-York. Parmi ceux-ci, je citerai le docteur John Allen, ancien président de l'*United State dental Society*.

» Cette institution fut fondée le 15 juillet 1863. Il y avait environ neuf mois qu'elle fonctionnait lorsque M. Truman Smith (1) me suggéra l'idée d'inscrire le nom de mes malades sur un registre, afin de pouvoir plus tard fournir à la science d'utiles statistiques. Je suivis cet excellent conseil et je pris des notes exactes à partir du 4 février 1864. Depuis cette époque jusqu'à ce jour, quatre-vingt-dix-sept mille quatre cent vingt-trois individus ont été anesthésiés dans cet établissement (2). Nous n'avons eu à regretter aucune mort ni aucun accident assez sérieux pour nécessiter le transport du malade dans une voiture.

» Quelques patients (1 sur 150) ont éprouvé des nausées que j'attribue à l'ingurgitation d'une certaine quantité de sang.

(1) M. Truman Smith est un homme d'État américain qui s'est beaucoup occupé des questions relatives à l'anesthésie. Il a beaucoup contribué à rétablir les droits de l'infortuné Horace Wells.

(2) Depuis cette époque, le chiffre de cent mille anesthésiés a été dépassé dans l'établissement du docteur Colton.

» Le succès de cet établissement m'engagea à en fonder de semblables dans les grandes villes des États-Unis, à Boston, Philadelphie, Baltimore, Cincinnati, Saint-Louis. Ces institutions eurent un succès complet, et dans l'établissement que j'ai créé à Philadelphie, plus de soixante mille malades ont déjà été anesthésiés sans le moindre accident. Je puis, sans crainte d'exagération, affirmer que, dans tous les divers établissements que j'ai fondés, le gaz a été administré à plus de trois cent mille malades. Je puis également affirmer qu'aucun cas de mort n'est survenu dans aucune de ces institutions.

» Au mois de novembre dernier, un grand nombre de chirurgiens éminents de New-York ont bien voulu me donner un témoignage de leur confiance dans l'anesthésie proto-azotée et ont signé un certificat ainsi conçu : « Nous pouvons » affirmer, après avoir assisté aux opérations anesthésiques » du docteur Colton au *Cooper Institute,* que le protoxyde » d'azote procure une insensibilité complète et n'a jamais, à » notre connaissance, déterminé des accidents; nous consi- » dérons cet agent comme le plus sûr des anesthésiques. »

» Ce document est signé par les principales sommités chirurgicales de l'Amérique du Nord, parmi lesquelles nous citerons MM. les docteurs Willard Parker, Marion Sims, Hamilton Fordyce Barker, Stephen Smith, Agnew. Emmet, W. Hammond, Lewis Sayre, Austin Flint, Ogden Doremus, etc., etc.

» Le protoxyde d'azote est employé pour les opérations dentaires dans toutes nos grandes cités, où il a remplacé complétement l'éther et le chloroforme. Plusieurs de nos grands chirurgiens l'emploient pour la pratique des courtes opérations. Dans deux occasions différentes j'ai maintenu des malades sous l'influence de cet anesthésique pendant seize minutes. Le docteur Marion Sims a pratiqué, à l'aide du protoxyde d'azote, des opérations qui ont duré plus d'une heure.

» Les journaux ont reproduit trois cas de mort par le protoxyde d'azote, mais une enquête minutieuse a démontré que la mort était due à d'autres causes. Quoi qu'il en soit, je puis affirmer qu'aucun cas de mort n'a été observé aux États-Unis pendant ces six dernières années.

» Veuillez agréer, etc. »

Les succès obtenus par M. Colton furent bientôt connus en Europe, où le protoxyde d'azote rencontra immédiatement des partisans. Introduit en France dans la pratique dentaire par Colton lui-même, il fut l'objet d'études scientifiques sérieuses de la part de plusieurs savants, parmi lesquels M. Paul Bert doit être cité au premier rang. Quoiqu'il ait été rapidement généralisé parmi les dentistes et qu'il ait rendu les plus grands services dans la chirurgie dentaire, le gaz nitreux n'a été que très-exceptionnellement employé en France dans la chirurgie générale.

Il n'en était pas de même en Angleterre où Colton introduisit l'usage du protoxyde d'azote au *London dental hospital,* en 1867. Nos voisins d'outre-mer, plus pratiques et moins attachés que nous aux préjugés, se sont emparés de ce nouvel agent et l'ont immédiatement appliqué à la chirurgie générale. En 1868, M. Walton, chirurgien du *Central London ophthalmic hospital,* employait déjà le gaz pour les petites opérations de la chirurgie oculaire. Après quelques années d'essais, le protoxyde d'azote était appliqué à la chirurgie générale, où il occupe aujourd'hui le premier rang comme anesthésique, grâce à une combinaison proposée par M. Clover et qui permet, en employant cet agent conjointement avec l'éther, d'obtenir une anesthésie prolongée.

Le protoxyde d'azote a été étudié en Allemagne par plusieurs physiologistes. Hermann en a fait une étude très-conciencieuse et très-complète. Nous avons été le premier a démontrer les avantages de l'anesthésie par le protoxyde d'azote au congrès des médecins allemands, tenu à Francfort en 1868. Malgré la vive opposition soulevée alors par la plupart de nos confrères, ce gaz s'est peu à peu généralisé dans la chirurgie dentaire.

En somme, le protoxyde d'azote a eu des phases très-diverses. Tout d'abord prôné par Wells et quelques chirurgiens américains, il est tombé dans l'oubli jusqu'en 1863, époque à laquelle il fut de nouveau employé en Amérique dans la chirurgie dentaire. Ce n'est que depuis une dizaine d'années qu'il a été appliqué en Angleterre à la chirurgie générale. Il n'a été jusqu'à présent en France que l'objet de quelques rares essais.

## § II. — Éther.

Les détails que nous avons donnés sur la découverte de l'anesthésie par Wells ont montré dans quelles circonstances l'éther avait été substitué au protoxyde d'azote. On se souvient que Wells avait eu l'imprudence de faire connaître son invention à Morton ; celui-ci remplaça le protoxyde d'azote par l'éther, et se donna comme l'inventeur de l'anesthésie chirurgicale. Telle est l'origine de l'éther.

Quoique Morton ait commis la faute impardonnable de dépouiller Wells de ses droits d'inventeur, qu'il ait joué le triste rôle d'un usurpateur et d'un plagiaire, il faut néanmoins reconnaître que c'est lui, et non pas Jackson, qui a introduit l'éther dans la pratique chirurgicale. Nous avons déjà dit qu'il n'avait pas découvert cet agent dont les propriétés étaient déjà connues. Wells savait déjà que les inhalations d'éther produisaient l'insensibilité et, s'il avait préféré le protoxyde d'azote, c'est qu'il le considérait comme moins dangereux. Brewster disait, en 1847, « qu'il n'était pas nécessaire d'être médecin ou chirurgien pour savoir que l'éther produit l'insensibilité... ; chacun sait que depuis longtemps les enfants de nos écoles et les élèves de nos pharmacies inhalent de l'éther par pur amusement et pour produire un peu d'excitation et de gaieté ; on connaît même des cas où une véritable anesthésie a été ainsi obtenue ».

Jackson appuie ses réclamations sur une suggestion qu'il aurait donnée à Morton dans une entrevue qu'il eut avec lui le 30 septembre 1846 en présence de plusieurs élèves.

Voici comment cette entrevue est racontée dans la *Défense de Jackson* et reproduite par M. Perrin :

Pendant le mois de septembre 1846, George O'Barnes, étudiant en chimie chez le docteur Jackson, était à travailler dans l'arrière-chambre du laboratoire, lorsque M. W.-T.-G. Morton passa dans cette chambre, sans doute pour se rendre dans la maison qui touchait au laboratoire ; il revint bientôt ayant en main un sac de gomme élastique appartenant au docteur Jackson. Comme il se dirigeait vers la salle où se trouvent les appareils, O'Barnes entendit le docteur Jackson lui demander ce qu'il voulait faire de ce sac. Il répondit qu'ayant une malade tout à fait réfractaire, qui ne voulait pas se laisser arracher une dent, il voulait agir sur son imagination de manière qu'elle lui laissât faire l'opération ; il voulait remplir le sac d'air, voulant dire, à ce que l'on crut comprendre, de l'air atmosphérique.

« Je crois, monsieur Morton, ajouta Jackson, que votre projet est bien absurde (*sic*). Votre malade ne se laissera pas tromper de cette manière, et vous n'arriverez à aucun autre résultat qu'à celui de vous faire dénoncer comme un imposteur...

— Je ne crois pas cela, reprit Morton, je crois qu'avec un sac bien rempli d'air sous mon bras je lui ferai accroire tout ce que je voudrai. »

En disant cela, il mit le sac sous son bras, et le pressant plusieurs fois avec son coude, il lui montra la manière dont il voulait le faire agir.

« Si je pouvais seulement réussir à lui faire ouvrir la bouche, dit Morton, je lui arracherais sa dent. Un homme n'a-t-il pas saigné jusqu'à ce que la mort s'ensuivît par le seul effet de son imagination ? »

Comme il continuait à détailler son expérience, le docteur Jackson l'interrompit et lui dit :

« Ah bah ! je ne pense pas que vous croyiez de semblables histoires ; je vous conseille d'abandonner l'idée que vous avez de tromper vos malades par le moyen de l'air atmosphérique ; vous ne réussirez qu'à vous faire du tort. »

M. Morton répondit :

« Je m'en soucie peu ; je ferai toujours mon expérience avec l'air atmosphérique. »

M. Morton quitta le docteur Jackson et la chambre où se trouvaient les appareils, dans laquelle la dernière partie de cette conversation avait eu lieu ; il se dirigeait de la chambre de devant vers la porte qui donne sur la rue, en balançant de la main son sac de gomme élastique.

Le docteur Jackson le suivit, prit le sac de ses mains et le jeta à terre.

« Maintenant, Morton, lui dit-il, je puis vous indiquer quelque chose qui produira un effet réel. Allez chez l'apothicaire Burnett, achetez de l'éther sulfurique très-fort. Plus il sera fort, mieux il vaudra. Versez-le sur votre mouchoir, et faites bien attention qu'elle respire convenablement. En une ou deux minutes, vous produirez une parfaite insensibilité.

— De l'éther sulfurique? dit Morton. Qu'est-ce que c'est? Est-ce un gaz ? En avez-vous un peu? montrez-m'en. »

Le docteur Jackson alla vers l'appareil et en tira une bouteille d'éther sulfurique. M. Morton l'examina, le sentit comme s'il n'en avait jamais vu, et dit :

« Il possède une singulière odeur. Êtes-vous bien sûr que cela produira l'effet désiré?

— Oui, répondit le docteur Jackson, j'en suis persuadé. »

Morton, non convaincu, interroge les élèves du laboratoire pour savoir si l'emploi de ce nouvel agent est réellement sans danger.

« Est-ce que cela ne fera pas de mal aux malades ? » leur dit-il.

Le docteur Jackson raconte alors sommairement ses propres expériences et les effets qu'il avait produits ; il annonce que les malades, après avoir respiré de l'éther une douzaine de fois, s'affaisseront insensiblement sur leur chaise.

» Vous pourrez alors, dit Jackson, faire ce que vous voudrez d'eux ; ils ne s'apercevront de rien et ne souffriront nullement ; vous enlèverez leurs dents à loisir. L'éther ne fera aucun mal, je vous l'assure. »

Le docteur Jackson, tout en prenant la responsabilité sur lui, conseille à M. Morton d'essayer l'éther sur lui-même, en disant que c'était le plus sûr moyen de se convaincre de son efficacité.

Morton promit de le faire.

Au moment où il était sur le point de partir, Jackson lui remit un appareil dont il pourrait faire usage, et composé, dit Morton, d'une bouteille et d'un tube.

Le dentiste partit. Les étudiants qui étaient dans le laboratoire conversèrent longuement sur cette expérience, et l'un d'eux ayant demandé si Morton réussirait :

« Certainement, répondit Jackson avec beaucoup de confiance, s'il suit mes instructions. »

Muni de l'appareil que lui avait confié Jackson, Morton se procura chez Burnett de l'éther rectifié, s'enferma dans son cabinet, s'assit dans un grand fauteuil et tenta l'expérience. Le résultat lui parut satisfaisant ; il résolut d'en essayer chez le premier client qui se présenterait à son cabinet. L'occasion ne se fit pas attendre. Le même jour, 30 septembre, à neuf heures du soir, un habitant de Boston, nommé Eben

Frost, se présenta chez le dentiste, souffrant du plus violent mal de dent. Morton prit son mouchoir de poche, y versa une certaine quantité d'éther dont il fit aspirer les vapeurs au malade. Au bout d'une demi-minute, la dent put être enlevée, en présence du docteur Hayden, sans causer la moindre douleur.

Le lendemain, Morton s'empressa d'annoncer à Jackson son succès de la veille. Celui-ci, au témoignage de tous les élèves du laboratoire, n'en parut nullement surpris; il semblait, au contraire, attendre ce résultat. Morton se proposait de compléter sur ses clients la conquête de l'éthérisation ; mais Jackson lui fit entendre qu'on ne croirait pas aux propriétés de l'éther tant qu'il serait appliqué à des opérations insignifiantes comme l'extraction d'une dent, pendant laquelle il arrive assez souvent que le malade déclare n'avoir rien senti.

Ce conseil fut en effet suivi.

L'entrevue en question eut lieu en effet, mais ce que M. Perrin, et les autres auteurs qui en ont parlé, n'ont pas su reconnaître, c'est que l'ignorance de Morton était simulée. Ce dernier connaissait déjà les propriétés anesthésiques de l'éther et il allait simplement consulter Jackson pour le sonder. Nous avons déjà dit que Morton avait été l'élève de Wells, et qu'il avait eu connaissance de tous les procédés d'anesthésie employés par le modeste dentiste d'Hartford. Or l'éthérisation figurait parmi ces procédés.

Mais comment expliquer, nous dira-t-on, cette feinte ignorance de Morton? La raison en est bien simple. Ce dentiste avait l'intention de monopoliser l'éthérisation à son profit et d'en retirer tout le revenu possible. Il avait tout intérêt à ne pas faire connaître sa découverte avant de s'en être assuré la propriété par un brevet.

M. Perrin et les autres auteurs français qui ont écrit sur l'Anesthésie sont allés puiser la plupart de leurs renseignements dans une brochure publiée en 1848 par Joseph et Henri Lord, sous le nom de *Défense des droits de Charles-T. Jackson à la découverte de l'éthérisation*. Ce mémoire fut publié par Jackson lui-même à l'époque où il briguait une récompense auprès de l'Institut. Il est de toute évidence qu'elle ne peut servir de base à l'historique de l'éthérisation.

Le premier succès de Morton par l'emploi de l'éther fut suivi de plusieurs autres qui ne tardèrent pas à attirer l'attention et à donner une certaine notoriété à ce dentiste, qui voyait les clients affluer dans son cabinet. C'est alors que Jackson se rapprocha de Morton et fit quelques tentatives pour partager la gloire et les profits qu'une semblable découverte devait amener sur ses auteurs. C'est dans cette intention qu'il offrit à Morton de lui servir d'intermédiaire et de le présenter au professeur Warren afin d'obtenir la permission de faire une expérience publique à l'Hôpital général du Massachusetts. Il lui conseilla également d'ajouter à l'éther quelque substance qui pût en masquer l'odeur et donner à ce produit une apparence plus compliquée, afin d'éloigner momentanément les imitateurs (il était convenu qu'on ne ferait pas connaître la nature de l'agent anesthésique employé).

C'est le 17 octobre 1847 que fut pratiquée la première expérience publique d'éthérisation à l'hôpital général du Massachusetts, en présence du Dr Warren, de plusieurs autres chirurgiens et d'une foule d'élèves dont la curiosité était excitée au plus haut point. L'opération eut un succès complet et le malade, interrogé à son réveil par Warren, déclara n'avoir éprouvé aucune douleur.

Une autre opération fut pratiquée le jour suivant, 18 octobre, avec le même résultat. Le 7 novembre, Warren pratiqua une résection de la mâchoire inférieure. L'opération avait été longue et pénible; mais grâce à l'emploi de l'éther le malade ne ressentit aucune douleur.

Le problème de l'éthérisation était définitivement résolu. La découverte ne tarda pas à se répandre dans le monde entier. Dès le mois de février 1847 Malgaigne employait l'éther à l'hôpital Saint-Antoine et faisait connaître à l'Académie de médecine les résultats obtenus. Un dentiste anglais, Robinson, obtenait des résultats analogues à Londres, et ce praticien est le premier qui ait employé l'éther sulfurique en Europe pour la pratique de l'anesthésie chirurgicale. Velpeau s'empressa d'appliquer la nouvelle méthode et il fut le premier à en parler à l'Académie des sciences. Il s'exprimait ainsi le 1er février 1847 à l'Institut : « Le fait est un des plus importants qui se soient vus ; un fait dont il n'est déjà plus possible de calculer la portée, qui est de nature à remuer, à impressionner profondément non-seulement la chirurgie, mais encore la physiologie, voire même la psychologie (1). »

J. Cloquet, Roux, Jobert de Lamballe et la plupart des chirurgiens français ne tardèrent pas à être enthousiastes de l'éthérisation, qui se généralisa avec une rapidité extraordinaire.

Mais l'éther ne tarda pas à être remplacé par le chloroforme dans la pratique de l'anesthésie. Un petit nombre de chirurgiens parisiens lui sont restés fidèles, mais la plupart emploient le chloroforme. L'Amérique cependant ne renonça jamais d'une manière absolue à l'usage de l'éther et l'Ecole de Lyon tout entière, après avoir mûrement étudié les avantages de l'un et de l'autre agent s'est prononcée en faveur de l'éther.

Les chirurgiens anglais, qui avaient d'abord employé le chloroforme, d'après la pratique de Simpson, ont reconnu loyalement que cet agent était plus dangereux que l'éther et ont renoncé à l'employer. Nous espérons démontrer dans le

(1) *Comptes rendus de l'Académie des sciences*, t. XIV, p. 133.

courant de cet ouvrage qu'au point de vue de la sécurité l'éther l'emporte sur le chloroforme.

### § III. — **Chloroforme.**

C'est Flourens qui le premier a étudié et constaté les propriétés anesthésiques du chloroforme. Dans une communication faite à l'Académie des sciences le 8 mars 1847, il rapporte qu'ayant eu l'idée de substituer le chloroforme à l'éther, il avait obtenu les mêmes résultats. Après quelques inhalations les animaux furent complétement anesthésiés au point qu'il fut possible de constater sur la moelle, mise à nu, la perte de son pouvoir excito-moteur.

La découverte de Flourens, qui n'est contestée par personne, passa inaperçue parce que l'illustre physiologiste n'entrevit pas le côté pratique : l'application à la chirurgie.

C'est peu de temps après que le chloroforme fut employé en Angleterre. Simpson passe pour le premier chirurgien qui ait eu l'idée d'appliquer cet agent à l'anesthésie chirurgicale, mais les détails que nous allons exposer tendent à attribuer une partie de cette découverte à M. Furnell.

Voici comment un auteur anglais, M. Miller, raconte les circonstances de la découverte :

« M. le professeur Simpson, dit Miller, intimement persuadé qu'il devait exister des agents anesthésiques plus puissants que l'éther sulfurique, se livrait depuis quelque temps à des expériences sur les éthers, des huiles essentielles, des substances gazeuses. Un soir, c'était le 4 novembre 1847, il continuait, en compagnie de deux médecins de ses amis, MM. Keith et J.-M. Duncan, ses intéressantes recherches, sans grands résultats, lorsqu'il leur tomba sous la main une substance que son poids lui avait déjà fait rejeter comme peu propre à de pareilles expériences : c'était un flacon de chloroforme. Chacun en versa dans une soucoupe et recommença les inhalations ; tous furent pris immédiatement d'une gaieté folle ; ils disaient en termes expressifs tout le bonheur qu'ils ressentaient. Bientôt ils accusèrent un bruit de roulement dans les oreilles, et ils tombèrent dans l'immobilité la plus complète. Lorsque M. Simpson se réveilla, sa première pensée fut que l'agent employé était bien plus fort et bien meilleur que l'éther ; mais, en cherchant à se rendre compte de ce qui lui était arrivé, il se vit à terre, et autour de lui tout était alarme et confusion. M. Duncan était sous une chaise, la mâchoire abaissée, les yeux fermés, la tête à moitié pliée sous son corps; il avait complétement perdu connaissance, et il ronflait d'uue manière qui n'était pas rassurante. En cherchant M. Keith, il l'aperçut sous la table, en proie à une agitation furieuse et cherchant à briser ce qui lui faisait obstacle. Avec le temps M. Simpson parvint à regagner son siége ; M. Duncan cessa son ronflement, et le docteur Keith finit par s'arranger à l'amiable avec la table qu'il voulait briser. Lorsque tout ce désordre fut réparé, chacun rendit compte des sensations agréables qu'il avait éprouvées. Bientôt on revint à de nouvelles expériences ; mais, cette fois, on ne poussa pas les inhalations jusqu'à la perte de connaissance, et l'on put suivre d'une manière plus précise la marche des phénomènes produits par le chloroforme. Le reste de la soirée se passa à rechercher dans des ouvrages de chimie des détails sur cette précieuse substance, et l'on se sépara à trois heures du matin avec la conviction intime qu'on avait trouvé un agent anesthésique supérieur à l'éther. Ainsi la découverte du chloroforme, comme tant d'autres découvertes, est due simplement au hasard. »

Or, il résulte des récentes recherches de sir Robert Christison que la première personne qui a découvert les propriétés anesthésiques du chloroforme n'est pas Simpson, mais Michael Cudmore Furnell, aujourd'hui médecin-major de l'armée des Indes et superintendant de l'École de médecine de Madras. Voici quelques documents qui ne laissent aucun doute à cet égard. Dans une lettre datée du 8 novembre 1870, M. Holmes Coote, qui était en 1847 assistant de sir William Lawrence, s'exprime ainsi : « Pendant l'été de 1847, j'accompagnai sir W. Lawrence pour l'assister dans une opération qu'il devait pratiquer sur une dame atteinte d'une tumeur cancéreuse du sein. Les premières inhalations de l'éther provoquèrent chez cette personne une toux violente, et nous eûmes beaucoup de peine à obtenir le degré d'anesthésie nécessaire. Quelques jours après, je m'entretenais des inconvénients de l'éther, à l'hôpital Saint-Barthélemy, lorsqu'un élève, nommé Furnell, m'annonça qu'il avait découvert un anesthésique plus doux (*milder anœsthesic*), qu'on désignait communément sous le nom d'éther chlorique. Il m'engagea vivement à l'essayer. J'employai depuis cet anesthésique dans le service et avec le consentement de sir W. Lawrence, et je fus surpris des avantages qu'il présentait sur l'éther. Je me proposais d'étudier sérieusement ce nouvel agent, lorsque Simpson fit connaître à la fin de 1847 le résultat de ses travaux... »

L'assertion de M. Coote est confirmée par sir James Paget, qui était alors élève à l'hôpital Saint-Barthélemy ; M. Furnell n'a du reste jamais réclamé la priorité de cette invention, dont il n'avait pas saisi d'abord toute l'importance. Voici comment il s'exprime à ce sujet : « J'étais, en 1847, élève chez M. John Bell, à l'époque où les propriétés anesthésiques de l'éther venaient d'être découvertes. J'aimais à répéter sur moi-même et sur mes camarades les expériences qu'on faisait alors dans les hôpitaux ; mais M. Bell, craignant quelque danger, donna des ordres sévères pour que l'éther fût mis hors de ma portée. J'étais très-embarrassé pour me procurer cet agent, lorsque le hasard me fit découvrir, dans une des caves du magasin, une bouteille sur laquelle je lus : « Éther chlorique. » Je m'emparai du précieux flacon et j'en exhalai les vapeurs, qui ne tardèrent pas à me jeter dans un certain état d'insensibilité, sans produire les effets désagréables de l'éther. Je parlai quelques jours plus tard de ma découverte à l'hôpital Saint-Barthélemy, où ce nouvel agent fut expérimenté plusieurs fois pendant l'été de 1847... »

On le voit, Furnell, Coote et Lawrence employèrent le chloroforme au mois de juillet 1847, cinq mois avant que Simpson eût fait connaître ses travaux, qui datent du mois de novembre de la même année. Nous avons déjà dit que Flourens avait signalé, avant le chirurgien anglais, les propriétés stupéfiantes de l'éther chlorhydrique.

L'usage du chloroforme ne tarda pas à se généraliser en France et en Angleterre ; mais les chirurgiens américains n'accueillirent cet agent qu'avec une certaine froideur et, après l'avoir expérimenté, finirent par en rejeter complétement l'usage. Dans quelques points de la France et notamment à Lyon, l'emploi du chloroforme n'a pu se généraliser. L'école lyonnaise est toujours restée fidèle à l'éther, qu'elle considère comme le moins dangereux de tous les anesthésiques.

En Angleterre même, où le chloroforme a régné en maître pendant vingt ans, l'éther a gagné du terrain dans ces cinq dernières années.

Une discussion sérieuse et une analyse attentive des faits tend de plus en plus à faire oublier le chloroforme, qui avait malheureusement fait un trop grand nombre de victimes.

# CHAPITRE III

## NOTIONS CHIMIQUES SUR LES PRINCIPAUX AGENTS ANESTHÉSIQUES.

Nous avons cru devoir consacrer un chapitre spécial à l'étude des caractères chimiques des principaux agents qui ont été appliqués à l'anesthésie chirurgicale. Nous allons nous occuper successivement : 1° du protoxyde d'azote ; 2° de l'éther ; 3° du chloroforme ; 4° de l'amylène, et 5° du chloral.

**§ I. — Caractères chimiques et préparations du protoxyde d'azote. Courtes considérations historiques.**

A. Davy trouvait une différence physique entre l'homme et les animaux; d'après Herrmann cela tient à ce qu'il donnait le gaz à l'état de pureté aux animaux et impur à l'homme.

Les combinaisons de l'azote avec l'oxygène sont au nombre de cinq et forment une série qu'on représente ordinairement par les formules suivantes (Wurtz) :

| A l'état anhydre. | A l'état de combinaison avec l'eau. |
|---|---|
| $AzO$ protoxyde d'azote | |
| $AzO^2$ bioxyde d'azote | |
| $AzO^3$ acide azoteux (anhydre) . . | $AzHO^4 = AzO^3\,HO$ |

Hypothétique.

$AzO^4$ acide hypo-azotique

$AzO^5$ acide azotique (anhydre) $AzHO^6 = AzO^5\,HO$

Rapportées au même volume, les formules des composés gazeux d'oxygène et d'azote sont les suivantes (Wurtz) :

$$Az^2O^2 = 4 \text{ volumes de protoxyde d'azote}$$
$$Az\,O^2 = 4 \text{ volumes de bioxyde d'azote}$$
$$Az\,O^4 = 4 \text{ volumes d'acide hypo-azotique}$$

Après ces considérations générales, nous allons aborder d'une manière plus spéciale l'étude du seul composé d'oxygène et d'azote qui présente de l'intérêt au point de vue qui nous occupe. C'est le

### PROTOXYDE D'AZOTE
$$Az\,O \quad \text{ou} \quad Az^2O^2$$

Comme on a pu le voir dans les formules que nous venons de reproduire, le protoxyde d'azote est composé de deux gaz : l'oxygène et l'azote. Ce sont les éléments qui servent à la composition de l'air atmosphérique, dont il ne diffère que par la proportion de ses éléments constituants. En effet, la composition de l'air étant :

|            | En poids. | En volume. |
|------------|-----------|------------|
| Azote. . . | 76.90     | 79.20      |
| Oxygène.   | 23.10     | 20.80      |
|            | 100.00    | 100.00     |

Le protoxyde d'azote contient une plus grande proportion d'oxygène.

A l'état pur, le protoxyde d'azote est un gaz incolore et inodore. Bien que formé de deux gaz permanents, il ne l'est pas par lui-même, mais il se liquéfie à zéro sous une pression de 50 atmosphères. Il se solidifie à — 100 degrés.

Ce gaz est décomposé par une série d'étincelles électriques ou par l'action d'une forte chaleur rouge. De même que l'oxygène, il rallume une allumette, une bougie ou tout autre corps qui présente un point en ignition. Il active également la combustion ; le charbon s'y consume plus vivement que dans l'air. D'après Herrmann, de Berne, ce caractère a une grande importance, car le protoxyde d'azote pur fait brûler en flamme le charbon en ignition. Il diffère de l'oxygène, qui a cette même propriété, parce que, étant mis en contact avec de l'azote, il ne forme pas de fumées rougeâtres ; le phosphore y brûle avec une lumière blanche très-éclatante. Grâce à leur haute température, les corps plongés tout enflammés dans le protoxyde d'azote le décomposent ; ils se trouvent alors enveloppés d'un mélange gazeux où l'oxygène est contenu en plus forte proportion que dans l'air.

L'eau dissout son volume de protoxyde d'azote (1) ; l'alcool le dissout dans une proportion plus élevée.

*Caractères chimiques différentiels avec l'air.* — Le protoxyde d'azote diffère de l'air par les caractères suivants :

1° Il est plus facilement absorbé et dissous par l'eau et les autres liquides ;

2° Il active la combustion avec plus d'énergie ;

3° Il possède une légère saveur (cette saveur ne se révèle que lorsque le gaz est mélangé avec une petite proportion d'air) ;

4° Il détermine des effets physiologiques spéciaux sur les animaux lorsqu'il est inhalé ;

5° Il peut être liquéfié à une pression de 50 atmosphères et se modifie à — 100 degrés.

*Préparation du protoxyde d'azote.* — Le procédé le plus simple pour préparer ce gaz consiste à décomposer l'azotate

(1) D'après Herrmann, qui a spécialement étudié la question, on trouve les proportions suivantes : à zéro l'eau absorbe 1.3 du gaz ; à 20 degrés il n'en absorbe que 0.67.

d'ammoniaque par la chaleur. On place le sel dans une cornue munie d'un tube de dégagement et que l'on chauffe sur un fourneau. L'azotate d'ammoniaque fond d'abord et se décompose ensuite en protoxyde d'azote et en eau. L'équation suivante explique la transformation chimique qui s'opère :

$$\underset{\text{Azotate d'ammoniaque.}}{Az\ (Az\,H^4)\,O^6} \ = \ \underset{\text{Protoxyde d'azote.}}{Az^2\,O^2 + 4\,HO}$$

Nous allons maintenant exposer les différents procédés un peu plus compliqués qui ont été appliqués soit à la préparation, soit à la conservation du protoxyde d'azote, et particulièrement au point de vue de l'anesthésie.

### Préparation du protoxyde d'azote pour la pratique de l'anesthésie.

Quoique l'on soit arrivé pendant ces dernières années à liquéfier et à condenser le gaz et à le rendre très-portatif sous un très-petit volume, il est cependant possible de le fabriquer chez soi. Ce *modus operandi* présente au point de vue économique des avantages assez considérables pour que nous décrivions avec quelques détails les appareils employés pour la préparation du protoxyde d'azote pour l'usage anesthésique.

Le moyen le plus primitif pour obtenir le protoxyde d'azote est celui qui nous a été indiqué par le docteur Colton (fig. 1). Il suffit pour cela de se procurer une simple cornue F, munie d'un tube de dégagement, et une barrique A, qu'on emplit d'eau. Le nitrate d'ammoniaque est placé dans la cornue et chauffé au moyen d'une lampe à esprit-de-vin. L'azotate d'ammoniaque se décompose par la chaleur et le gaz se rend dans la barrique A, d'où il chasse l'eau qui y était contenue. L'eau s'écoule dans un récipient H et le gaz peut être recueilli par un tube B.

Cet appareil, comme on le voit, est fort primitif. Il a pour

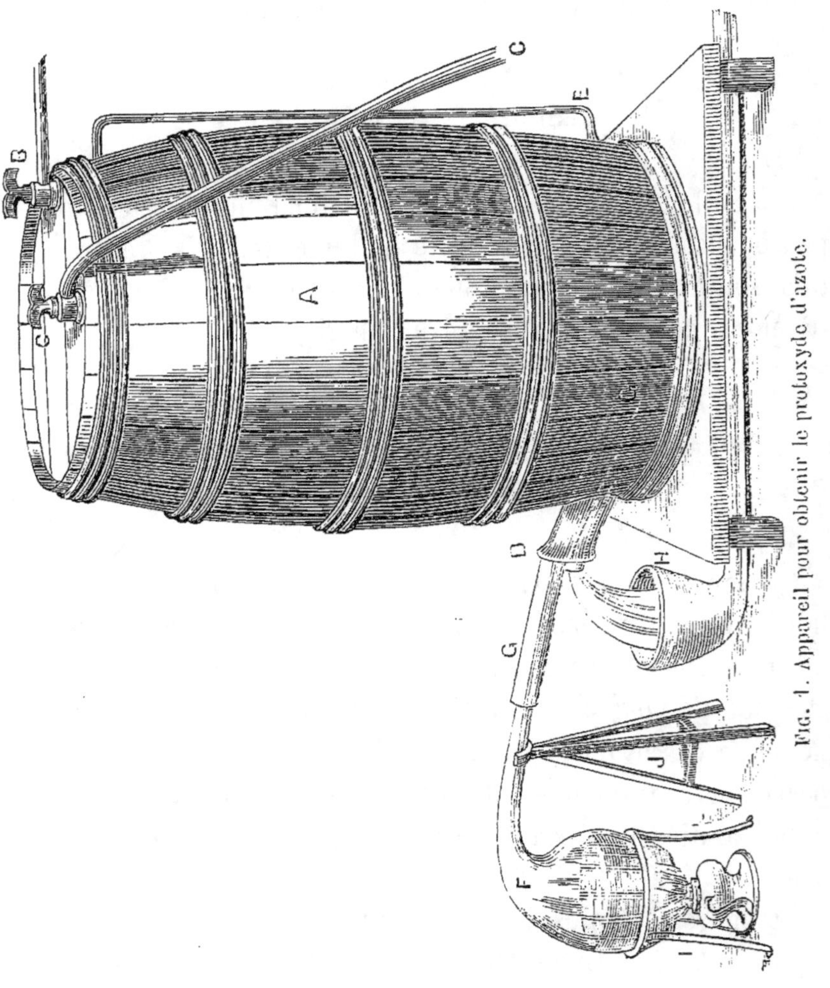



FIG. 1. Appareil pour obtenir le protoxyde d'azote.

lui le mérite de la simplicité et peut être préparé pour ainsi dire instantanément. Mais le gaz ainsi obtenu n'a pas le degré de pureté nécessaire pour l'usage anesthésique. On peut s'en servir pour d'autres usages et pour pratiquer des expériences chimiques où la pureté du gaz n'est pas absolument

nécessaire. Le docteur Colton s'en servait lorsqu'il avait un
cours de chimie à improviser dans ses voyages. C'est l'appareil avec lequel il a obtenu le gaz administré à Wells
le 10 décembre 1844, date de la découverte de l'anesthésie.

Le gaz nécessaire pour la pratique chirurgicale doit subir
une petite préparation, qui consiste à le purifier des corps
étrangers qu'il peut contenir. On emploie à cet effet des vases
à deux tubulures, dont la forme varie. Les figures 2 et 3
représentent ces vases, qui sont à moitié remplis d'eau et sont

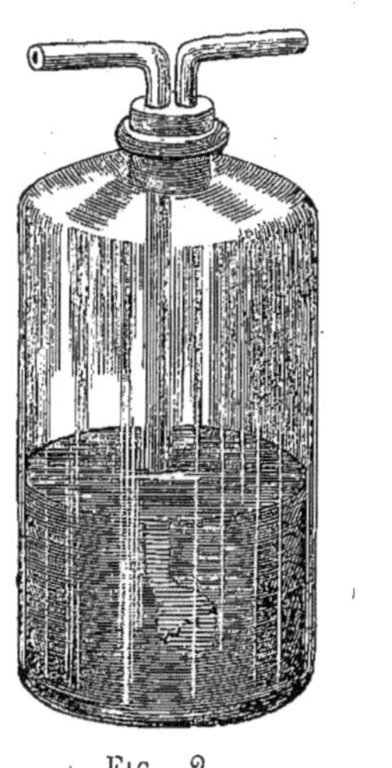

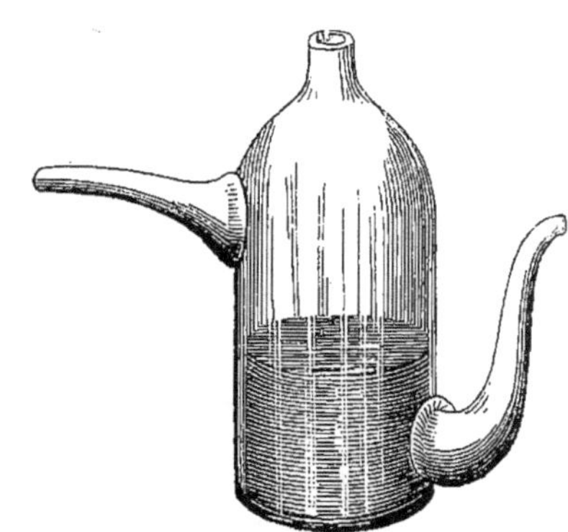

FIG. 2.                    FIG. 3.

Vases à deux tubulures pour purifier le protoxyde d'azote.

réunis entre eux par des tubes en caoutchouc très-solides.
Ils doivent être bien bouchés. Pour le vase représenté dans
la figure 2, on emploie un bouchon de caoutchouc percé de
deux trous. La figure 4 représente la position de ces vases,

qui sont au nombre de trois. Ce nombre est généralement
suffisant. Néanmoins, lorsqu'on désire avoir du gaz d'une

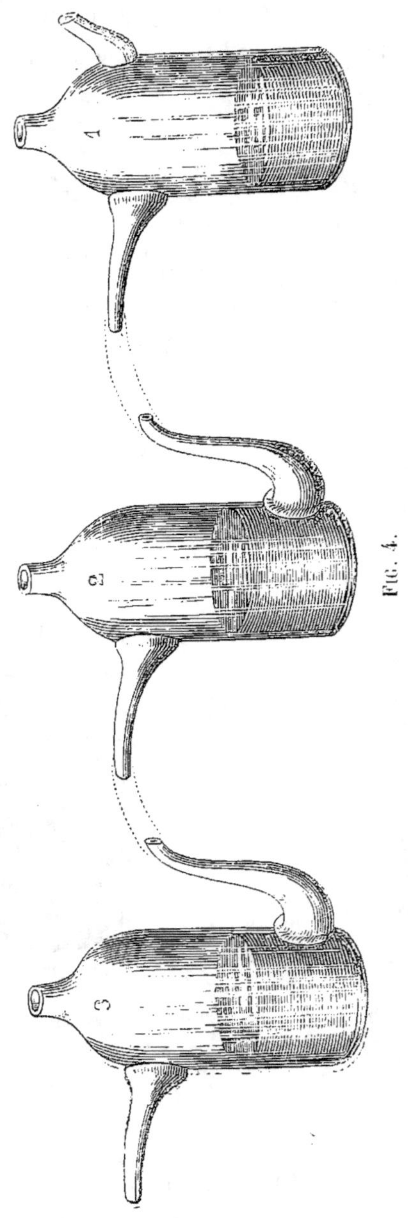


grande pureté, on peut en mettre quatre et même cinq.

L'appareil complet, représenté dans la figure 5, se compose donc :

1° D'une cornue avec tube de dégagement ;

2° D'un fourneau à gaz qu'on fait communiquer avec les

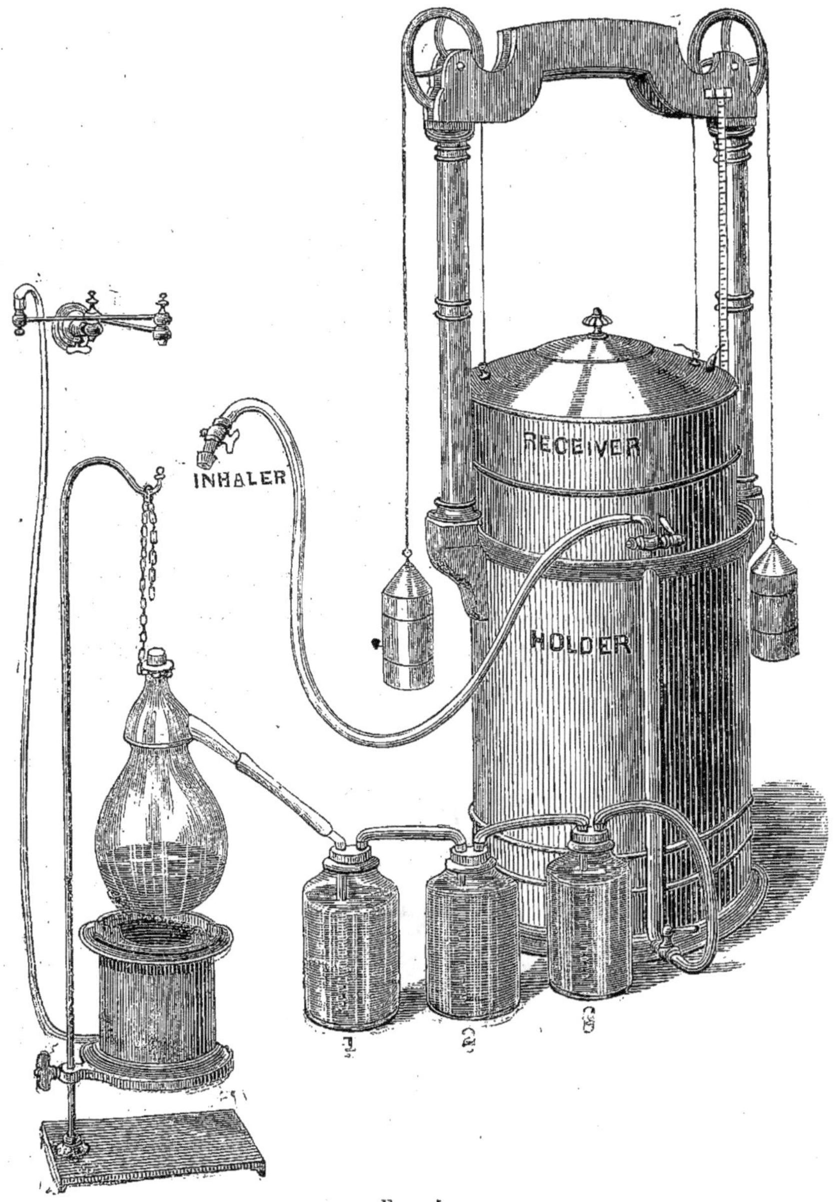


FIG. 5.

conduits du gaz d'éclairage, mais qu'on peut remplacer par
un fourneau au charbon ou une lampe à esprit-de-vin ;

3° D'un certain nombre de vases destinés à purifier le gaz
(1, 2, 3, fig. 5) ;

4° D'un gazomètre dont le fonctionnement est très-simple;
la partie inférieure contient l'eau, la partie supérieure le
gaz ;

5° Enfin, d'un appareil inhalateur (*inholer*) destiné à administrer le gaz aux patients.

Rien n'est plus simple que la fabrication du gaz avec cet
appareil. On place le nitrate d'ammoniaque dans la cornue ;
le nitrate se décompose sous l'influence de la chaleur et le
gaz s'échappe par le tube de dégagement ; il traverse les
vases purificateurs et se rend dans le gazomètre.

La seule précaution à prendre consiste à surveiller l'action de la chaleur sous la cornue. Il arrive en effet, lorsque
celle-ci est trop considérable, que le gaz se dégage avec
trop de force et passe en bouillonnant à travers les vases sans
avoir subi la purification nécessaire. Le processus de fabrication doit être lent et régulier ; il importe donc de le
surveiller. M. Sprague a imaginé un petit appareil très-ingénieux destiné à régulariser l'action de la chaleur pendant la

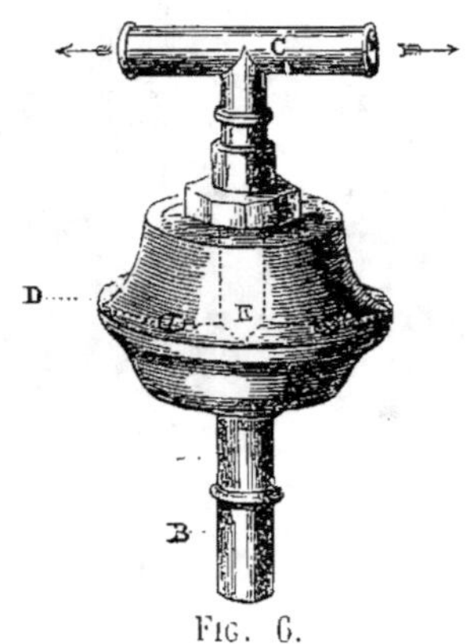

FIG. 6.

fabrication du gaz. Grâce à ce petit perfectionnement, l'ob-
tention du protoxyde d'azote est pour ainsi dire automa-

tique. Il suffit de remplir la cornue d'azotate d'ammoniaque et d'allumer le fourneau à gaz.

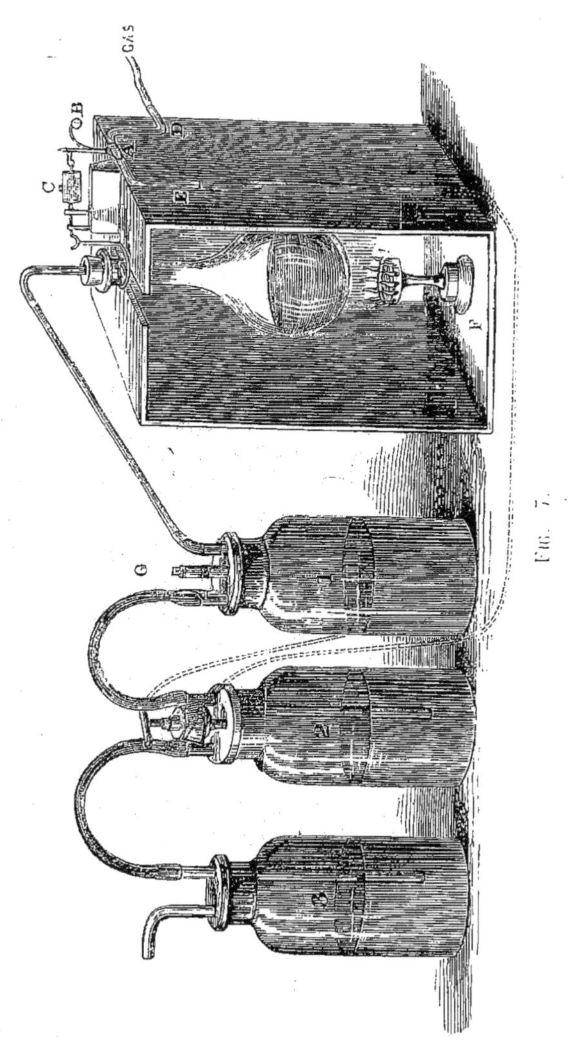



La figure 7 représente un appareil muni de son régulateur, qui est placé au-dessus du vase purificateur n° 2.

La figure 8 représente un gazomètre destiné à recueillir et à conserver le protoxyde d'azote.

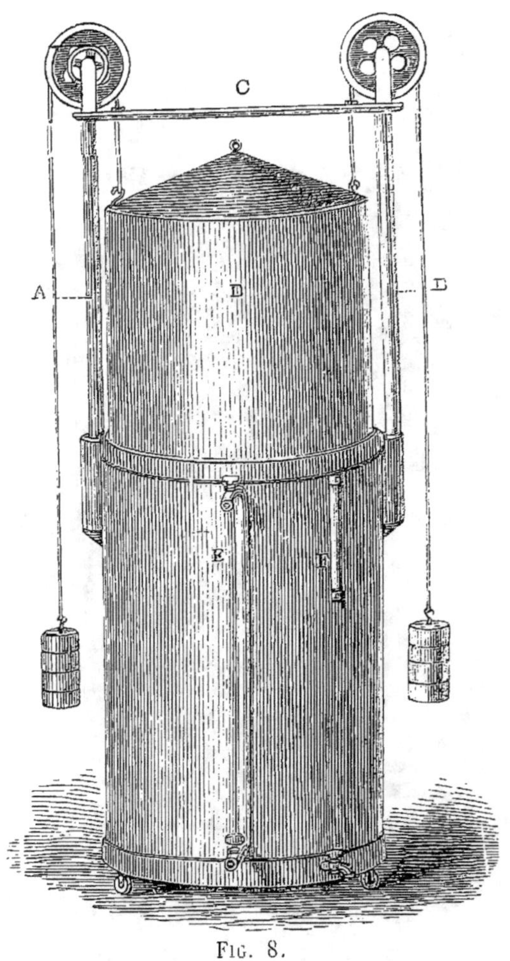



Fig. 8.

**Liquéfaction du protoxyde d'azote.**

Nous avons déjà dit que, sous une pression de cinquante atmosphères, le protoxyde d'azote pouvait être liquéfié. Cette propriété a récemment été utilisée pour la pratique de l'anesthésie chirurgicale, par plusieurs fabricants d'instruments, parmi lesquels nous citerons MM. Barth et Coxeter.

Les appareils employés pour la liquéfaction du gaz sont trop compliqués pour être décrits ici; ils ressemblent, du reste, à ceux qui ont été mis en usage récemment pour la liquéfaction des gaz qui jusqu'à ce jour avaient été considérés comme permanents.

Une fois liquéfié, le gaz est conservé dans des récipients métalliques d'une grande solidité. Chaque bouteille métallique contient habituellement de 200 à 400 litres de gaz. On peut en recueillir une plus grande quantité, mais le récipient deviendrait alors trop lourd et trop volumeux.

On comprend facilement tous les avantages qui résultent de ce mode de condensation du protoxyde d'azote. Préparé avec les appareils que nous venons de décrire, le gaz était recueilli dans un gazomètre, et, comme il occupe un certain volume, il devait être consommé sur place. Il était du moins très-désagréable, pour le chirurgien qui avait une anesthésie à pratiquer en ville, d'emporter avec lui un ballon contenant 80 à 100 litres de gaz. Grâce au procédé de liquéfaction, on peut avoir, sous le volume d'une bouteille ordinaire, de 200 à 400 litres de protoxyde d'azote, c'est-à-dire de quoi pratiquer un grand nombre d'anesthésies.

Indépendamment de ces avantages, le gaz liquéfié présente encore celui d'être d'une grande pureté. On a même cru jusqu'à ce jour qu'il était absolument pur. Mais les récents travaux du professeur Zuntz et du docteur Martin Goltstein, que nous reproduisons plus loin, ont démontré que le gaz ainsi préparé contenait un quart pour 100 d'air. Ce fait paraît extraordinaire à première vue, puisque l'air ne se liquéfie pas; mais je l'explique par ce fait que, une fois liquéfié, le gaz a pu absorber une certaine quantité d'air.

La figure 9 représente un appareil pour l'administration du gaz liquéfié. Cet appareil, qui est très-portatif, se compose d'une bouteille à gaz, d'un ballon et d'un inhalateur.

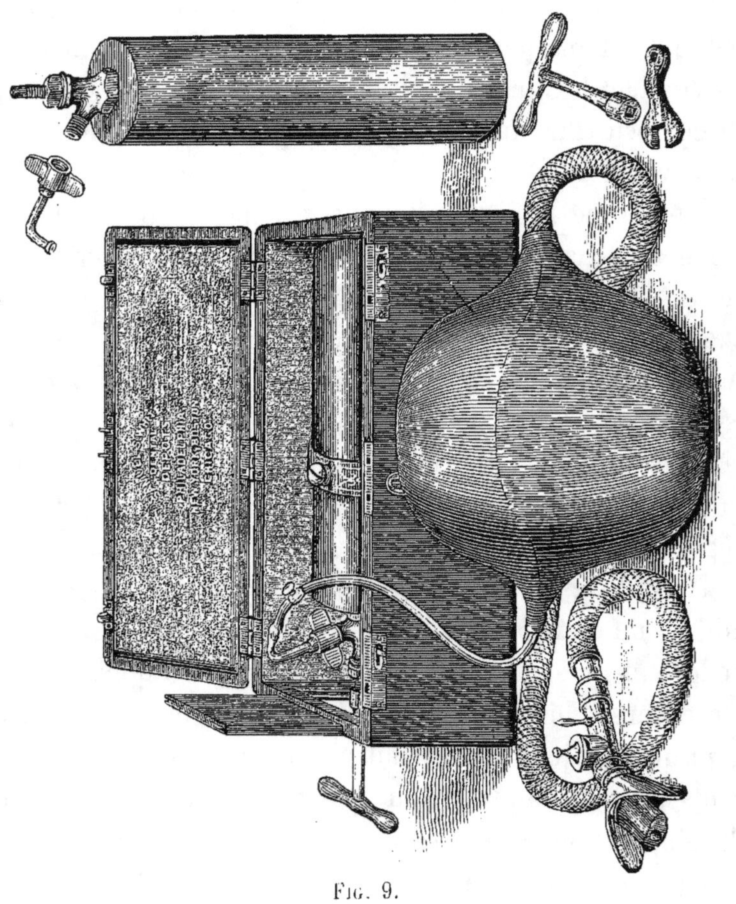

Fig. 9.

Appareil complet pour la conservation et l'administration du protoxyde d'azote liquide. Fabriqué par M. White, de New-York.

Nous aurons l'occasion de le décrire plus longuement lorsque nous étudierons le mode d'administration du protoxyde d'azote.

La figure 10 représente un appareil analogue, non portatif.

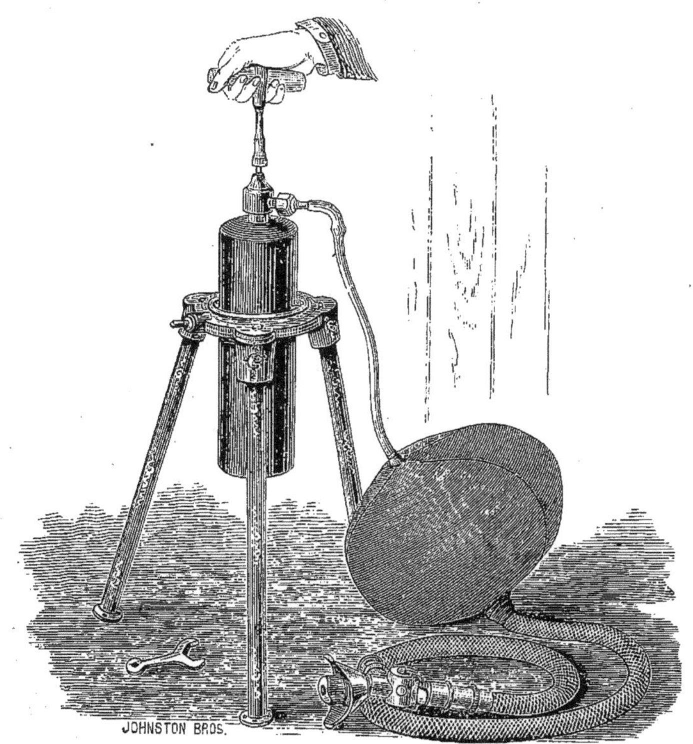



Fig. 10.

Appareil de M. Johnston, de New-York, pour le protoxyde
d'azote liquide.

## § II. — Caractères chimiques et préparation de l'éther sulfurique.

L'éther est connu depuis les temps anciens et se trouve
déjà indiqué dans les écrits de Raymond Lulle, de Paracelse
et de Basile Valentin, mais il n'a été vraiment décrit qu'en
1540 par Valerius Cordus, sous le nom de *naphta vitrioli*
et d'*oleum vitrioli dulce*. Il fut obtenu plus tard, en 1730, à
l'état de pureté par un chimiste allemand, Frobenius, qui lui
donna le nom d'éther ($\alpha \iota \theta \eta \rho$). Quatre ans plus tard, (1734)
Grosse et Duhamel ont publié en France des notions chimi-

quœs assez exactes sur l'éther, et en 1795 Frédéric Hoffmann appela l'attention sur les propriétés médicinales de cet agent.

Les premières analyses exactes d'éther furent pratiquées par Théodore de Saussure en 1807 ; ce chimiste considérait ce corps comme une combinaison d'hydrogène bicarboné et d'eau. Cette opinion fut adoptée par Gay-Lussac et ensuite défendue par MM. Doullan et Dumas. Ce fut Berzelius qui, le premier, émit l'opinion que le radical éthyle existait dans l'éther, et c'est en 1834 que Liebig développa la théorie qui considère ce corps comme un oxyde d'éthyle. Cette théorie, ainsi que la théorie de l'éthérification de l'alcool par l'acide sulfurique, a été parfaitement établie plus tard par M. Williamson.

*Propriétés chimiques de l'éther*. — L'éther est un liquide incolore, doué d'une saveur légèrement brûlante et d'une odeur *sui generis* plus ou moins intense que l'on nomme éthérée.

Il se mélange difficilement à l'eau, à la surface de laquelle il forme une couche séparée. Il faut 9 parties d'eau pour dissoudre 1 partie d'éther, et 36 parties d'éther pour dissoudre 1 partie d'eau (Wurtz). Il se dissout en toutes proportions dans les alcools.

L'éther dissout un grand nombre de corps organiques carbonés, les résines, les huiles essentielles et grasses, le camphre, le caoutchouc, les acides gallique, acétique, benzoïque, etc.

Il est très-inflammable et brûle avec une flamme très-éclairante. Le chirurgien doit donc être très-prudent lorsqu'il emploie ce corps et ne jamais l'approcher d'un corps enflammé ou en ignition. Mêlée avec de l'oxygène ou même avec de l'air, la vapeur de l'éther produit une violente détonation à l'approche d'un corps incandescent.

*Essai de l'éther*. — Il est essentiel dans la pratique de

l'anesthésie d'employer un éther chimiquement pur, c'est-à-dire n'ayant subi aucune des altérations qu'on rencontre fréquemment dans les produits livrés par le commerce.

L'éther est en effet susceptible de se transformer spontanément au seul contact de l'air en acide acétique et en eau.

Il conserve une odeur désagréable et très-suffocante lorsqu'il a été préparé avec des alcools de mauvaise qualité.

Enfin, lorsqu'il n'a pas été bien rectifié, il retient de l'alcool, de l'acide sulfureux qui passe bientôt à l'état d'acide sulfurique et quelquefois de l'huile de vin pesante.

L'éther qui n'a pas subi d'altération notable au contact de l'air doit marquer 60 degrés au moins au pèse-éther.

On peut reconnaître la présence de l'eau et de l'alcool en agitant dans un tube gradué une quantité donnée de l'éther suspect avec une solution saturée de chlorure de calcium. La diminution de volume après le repos fait connaître d'une façon approximative la proportion des deux liquides étrangers.

On reconnaît la présence des acides à l'effervescence produite au contact des carbonates alcalins et par la réaction du papier de tournesol. Quant à l'huile douce de vin, la présence en est décelée en agitant l'éther avec de l'eau distillée; il se trouble s'il contient ce dernier corps.

*Préparation.* — Il n'est pas dans le cadre de ce livre, essentiellement pratique, d'entrer dans de grands développements sur la préparation de l'éther. Nous avons cru cependant devoir faire connaître d'une manière détaillée la préparation du protoxyde d'azote, parce que nous pensons que la plupart des praticiens peuvent préparer eux-mêmes cet agent, mais il n'en est pas de même de l'éther, qu'on aura toujours meilleur compte de se procurer dans le commerce.

Nous dirons donc simplement que l'éther se prépare en faisant réagir l'acide sulfurique sur l'alcool. L'opération s'exécute en grand et par un procédé continu imaginé par

Boullan. On chauffe un mélange de 9 parties d'acide sulfurique concentré et de 5 parties d'alcool à 90° et l'on fait arriver un filet continu d'alcool dans ce mélange. On recueille ainsi dans un récipient un mélange d'éther et d'eau qu'on purifie ensuite par des lavages avec un lait de chaux. La rectification se fait avec du chlorure de calcium et finalement avec du sodium.

### § III. — Caractères chimiques et préparation du chloroforme.

$$C^2HCl^3$$

Cet agent anesthésique a été découvert en 1831 par Subeyran et Liebig, qui n'en avait pas entrevu la nature précise, mais nous avons vu dans les chapitres consacrés à l'historique qu'il ne fut employé que beaucoup plus tard pour obtenir l'insensibilité pendant les opérations chirurgicales.

De nouvelles recherches ont été faites en 1835 par Dumas qui lui donna le nom de chloroforme qui lui est resté. Voici la composition chimique du chloroforme telle qu'elle a été établie par ce chimiste :

| | |
|---|---|
| Carbone. . . . . . | 10.06 |
| Hydrogène . . . . . | 0.84 |
| Chlore . . . . . . | 89.00 |
| | 100.00 |

*Propriétés chimiques du chloroforme.* — Le chloroforme est un liquide incolore, très-mobile, doué d'une odeur éthérée, suave et pénétrante, d'une saveur piquante. Il est pesant ; sa densité est de 1.48, c'est-à-dire une fois et demie environ celle de l'eau. Il bout à 60°.8.

Duroy fait justement remarquer que, malgré la densité du chloroforme, une goutte de ce liquide n'a que la moitié du poids d'une goutte d'eau. 40 gouttes de chloroforme pèsent donc environ un gramme. Cette particularité, qui tient au petit volume des gouttes, a une grande importance au point de vue pratique. Le chloroforme se dissout difficilement dans l'eau, mais il se dissout très-facilement dans l'alcool et l'éther.

Il dissout tous les corps gras solides et liquides, les résines, beaucoup d'alcaloïdes, le soufre, le phosphore, l'iode et, en général, toutes les matières organiques très-riches en carbone.

Le chloroforme ne s'enflamme pas au contact d'un corps incandescent, mais, lorsqu'on en imbibe une mèche de coton et qu'on approche celle-ci de la flamme d'une lampe à alcool, il brûle avec une flamme rouge et fuligineuse.

*Essai du chloroforme.* — Le chloroforme longtemps conservé devient acide ; il convient donc de n'employer pour l'usage anesthésique qu'un produit présentant certaines garanties.

Il peut renfermer de l'éther, du chlore, de l'acide chlorhydrique, de l'aldéhyde, de l'huile chlorée, etc.

Le chloroforme pur doit présenter les caractères suivants :

1° Il doit se vaporiser sur une soucoupe sans laisser de résidu et de trace odorante persistante.

2° Il ne doit pas rougir le papier de tournesol (dans ce cas il contiendrait un acide).

3° Il ne doit pas le décolorer (il contiendrait du chlore).

4° S'il précipite l'azotate d'argent il contient de l'acide chlorhydrique.

5° S'il s'enflamme au contact d'un corps incandescent il contient de l'éther ou de l'alcool.

6° Enfin le chloroforme pur ne doit pas se colorer par l'addition d'acide sulfurique concentré.

*Préparation du chloroforme.* — Voici le procédé le plus employé, tel qu'il est indiqué par M. Wurtz.

On délaye dix kilog. de chlorure de chaux et trois kilog. de chaux éteinte dans soixante litres d'eau ; on introduit le lait calcaire ainsi obtenu dans un alambic spacieux dont il doit remplir le tiers au plus ; on ajoute deux kilog. d'alcool à 85° et l'on chauffe vivement le mélange. Vers 80° il se produit une réaction énergique qui donne lieu à un bouillonnement considérable. On retire alors le feu. La distillation commence et la réaction continue d'elle-même. Pour la terminer, on chauffe de nouveau. Lorsque le produit qui passe ne possède plus la saveur sucrée du chloroforme on arrête l'opération. On trouve alors dans le récipient deux ou trois litres tout au plus d'un liquide formé de deux couches. La couche inférieure est dense ; c'est du chloroforme mêlé à de l'alcool et coloré en jaune par l'excès du chlore. La couche supérieure est un mélange parfois laiteux d'eau, d'alcool et de chloroforme. On décante le chloroforme, on le lave avec de l'eau, puis avec une solution de carbonate de potasse, et on le rectifie sur le chlorure de calcium.

$$\S IV. - \textbf{Amylène.}$$

$$C^{10} H^{10}$$

Nous avons peu de chose à dire sur cet agent anesthésique qui a joui pendant un instant d'une certaine vogue, mais qui est presque complétement abandonné aujourd'hui.

L'amylène est un liquide incolore, très-mobile, presque insoluble dans l'eau et soluble en toutes proportions dans l'éther et l'alcool.

Il possède une odeur alliacée très-désagréable et brûle facilement en donnant une flamme blanche et fuligineuse.

Il bout à + 39° ; sa densité de vapeur est de 2.45.

*Préparation.* — Nous ne donnerons pas les détails de la

préparation de l'amylène, préparation assez compliquée et dont on trouvera la description dans les traités spéciaux. Nous rappellerons seulement qu'on obtient ce corps en traitant l'alcool amylique par le chlorure de zinc ou par des agents susceptibles de lui enlever deux équivalents d'eau.

### § V. — Chloral.

$$C^4 H Cl^3 O^2 = C^4 Cl^3 O^2, H.$$

Ce corps a été découvert par Justus Liebig, en 1831, en faisant agir du chlore sur de l'alcool. De là lui vient son nom qui renferme les deux premières syllabes de chacun des corps employés pour sa préparation.

C'est M. Dumas qui a ensuite étudié en France les propriétés chimiques du choral.

Ce corps se prépare aujourd'hui par divers procédés qui consistent à soumettre diverses substances hydrocarbonées à l'action du corps naissant. On obtient ainsi de l'aldéhyde dans laquelle trois atomes d'hydrogène sont remplacés par trois atomes de chlore.

La préparation employée pour l'anesthésie et les divers usages thérapeutiques est le *chloral hydraté* ou *hydrate de chloral*.

$$C^4 H Cl^3 O^2 + H^2 O^2.$$

Lorsqu'on abandonne le chloral pur à l'air humide ou qu'on évapore une solution aqueuse de chloral, on obtient de beaux cristaux, qui constituent le chloral hydraté.

Le chloral hydraté possède une odeur particulière, qui diffère de celle du chloral pur. Il bout sans se décomposer à 120°. Il se convertit de nouveau en chloral anhydre par l'acide sulfurique.

Le chloral, c'est-à-dire l'hydrate de chloral, présente une réaction chimique très-importante, et qui a été, par les vues théoriques auxquelles elle a donné lieu, le point de départ des applications médicales que l'on a faites de ce composé. Sous l'influence des alcalis et des carbonates alcalins, il se dédouble en chloroforme et en un acide organique, l'acide formique : ainsi, en présence de la soude ou de la potasse, il se produit des formiates de soude ou de potasse et il se dégage du chloroforme. Cette production de chloroforme donna à Liebreich, qui en a introduit l'usage en thérapeutique, l'idée d'employer ce composé pour donner naissance, au milieu même de l'économie, à du chloroforme, qui agirait aussitôt comme anesthésique.

Liebreich se demanda si le dédoublement, qui se produit si nettement dans un verre à expérience, se ferait également dans le milieu intérieur alcalin. Quelques expériences établies d'abord sur des grenouilles, puis sur des lapins, lui permirent en effet de constater que ces animaux tombaient dans un état d'immobilité que l'on pouvait comparer à l'anesthésie chloroformique.

A mesure que les expériences se multiplièrent, on observa mieux les phénomènes que présentent les animaux ou les malades soumis à l'action du chloral. MM. Gubler et Demarquay se refusèrent à voir dans ces phénomènes une véritable anesthésie. M. Cl. Bernard est arrivé aux mêmes résultats et il a pu constater que les animaux qui ont reçu du chloral en injection tombent dans un profond sommeil, mais conservent cependant une sensibilité bien manifeste, quoique obtuse et parfois lente à se révéler.

Cependant la théorie de M. O. Liebreich a rencontré de nombreux partisans : M. Personne a expérimenté sur le sang d'animaux qui avaient reçu du chloral; dirigeant un courant d'air dans le sang provenant d'un chien qui avait reçu du chloral, et faisant passer ensuite cet air à travers un tube contenant une solution de nitrate d'argent, ce chimiste obtint un précipité de chlorure d'argent, ce qui semblait indiquer que du chloroforme s'était dégagé et avait été décomposé par la chaleur en donnant du chlore. Il est vrai que des vapeurs de chloral pouvaient avoir donné le même résultat, mais M. Personne dit s'être assuré que la réaction n'était pas due à du chloral qui aurait été entraîné par le courant d'air.

Les chimistes et les physiologistes qui ont cru au dédoublement du chloral en chloroforme et acide formique ou formiates, se sont naturellement demandé ce que devenait ce dernier produit, et s'il donnait lieu à une action dont il y ait à tenir compte. Pour les uns, l'acide formique demeure, et est éliminé à l'état d'acide formique ou de formiate. Quelques pathologistes ont même cherché à expliquer, par ce fait, certains symptômes ou accidents que l'on observe chez les sujets soumis plusieurs jours de suite à l'influence du chloral. On voit dans ces cas se produire une éruption, dont on a cherché à comprendre la cause en disant que les formiates, qui sont la conséquence de la décomposition du chloral, s'élimineraient par les glandes sudoripares et la peau, et que cette élimination serait cause de l'irritation, origine de l'éruption observée (1). M. Cl. Bernard explique cette éruption d'une autre manière. Comme la morphine, le chloral agit sans doute sur les nerfs vaso-moteurs ou du moins, quel qu'en soit le mécanisme, il amène une dilatation vasculaire très-considérable, que vous pouvez constater sur la langue de ce chien qui a reçu du chloral dans les veines.

(1) Blunt, *Note on the chemical history of the eruption sometimes following the administration of Chloral (Brit.. med. Journ.,* 22 février 1873).

# CHAPITRE IV

## ACTION GÉNÉRALE DES ANESTHÉSIQUES SUR L'ÉCONOMIE

La plupart des travaux entrepris par les physiologistes et les pathologistes dans le but de faire connaître les phénomènes physiologiques et cliniques des anesthésiques ont eu pour base l'éther et le chloroforme. Le protoxyde d'azote a suscité un nombre relativement plus restreint de travaux et est par conséquent moins connu des médecins, qui n'ont pas le temps et les moyens de se livrer eux-mêmes aux recherches physiologiques. Nous avons donc une lacune à combler en ce qui concerne le protoxyde d'azote. Nous allons d'abord faire connaître les théories générales qui ont été proposées et admises, et qui se rapportent au chloroforme et à l'éther. Nous étudierons dans un chapitre spécial les propriétés physiologiques du protoxyde d'azote.

L'action anesthésique se manifeste principalement par les modifications qu'elle apporte aux fonctions de la respiration ; de la circulation et du système nerveux.

### § 1. — Action sur la Respiration.

Le premier phénomène observé est une brusque accélération du rhythme respiratoire. D'après les observations du professeur Bouisson le chiffre des respirations, qui est en moyenne de 22 par minute au début de l'anesthésie, s'élève à 25 vers la troisième minute pour descendre ensuite à 19 à la sixième et à 17 à la douzième.

Mais il est le plus souvent difficile de se rendre un compte exact du nombre des inspirations effectuées, surtout lorsqu'on emploie le chloroforme et le protoxyde d'azote, dont l'action est beaucoup plus rapide que celle de l'éther. On observe d'abord quelques inspirations précipitées, puis des inspirations plus lentes et plus profondes. Dans des cas très-rares, le sujet est calme et présente une accélération à peine sensible des mouvements respiratoires. La respiration devient en général très-régulière, aussitôt que la résolution musculaire est complète.

L'air expiré contient une plus grande quantité d'acide carbonique pendant toute la durée de la période d'excitation, ce qui s'explique par l'augmentation de l'activité organique. Mais, lorsque la résolution générale est obtenue, la quantité d'acide carbonique expirée diminue, ce qui s'explique par la torpeur générale de l'individu et par la diminution de l'énergie fonctionnelle.

On trouve également dans l'air expiré une quantité plus ou moins considérable de vapeurs anesthésiques, pendant toute la durée de l'opération. Mais nous ne saurions admettre le fait rapporté par Landouzy et dans lequel l'air expiré pendant l'éthérisation a pu être enflammé.

C'est au collapsus du pneumo-gastrique qu'il semble logique de rapporter la sédation de la respiration, la production d'écume bronchique et de l'asphyxie, accompagnées de sueur froide et gluante, qu'on observe dans quelques cas et qui rappellent l'apparence terrifiante de l'agonie.

Selon M. Simonin, l'idéal, dans l'anesthésiation, serait de pouvoir ne point modifier les fonctions du pneumo-gastrique et de voir, toujours, ce qui en réalité arrive souvent, l'éthérisme général grandir et devenir définitif en passant, si l'on peut s'exprimer ainsi, à côté des pneumo-gastriques. Mais l'organisme propre à chacun des sujets anesthésiés ne procure pas toujours cette quiétude au chirurgien. Cet auteur croit, toutefois, que la production du collapsus dont il est ici question est le plus souvent motivée par l'intensité de l'anesthésiation et non par la défaite prématurée, anormale et exceptionnelle, d'une partie du système nerveux lui-même. Mais en appliquant, ici, cette idée générale que l'éthérisme disparaît dans l'ordre inverse de sa production, on a droit de compter sur un collapsus très-court du pneumo-gastrique, sur la disparition rapide de l'asphyxie pulmonaire et sur la très-rapide disparition de l'écume bronchique, et j'ajoute que cette apparence de danger n'a jamais été suivie de résultats fâcheux, définitifs, dans le long cours de mes anesthésiations.

En dehors des faits qui concernent la respiration, l'action du nerf pneumo-gastrique semble, aussi, se révéler par les faits qui se rapportent à certains actes de l'estomac, dont il anime les plans musculaires. Après la perte de l'intelligence et de la conscience, au moment où l'anesthésie périphérique semble devoir bientôt être complète, l'estomac ne contenant aucun aliment, parfois survient le vomissement de matières bilieuses; ce même vomissement, qui est facilité si l'estomac contient des matières ingérées, se remarque encore, assez fréquemment, à la sortie de l'anesthésie générale, après des opérations.

## § II. — **Action sur la Circulation.**

L'action des agents anesthésiques sur la circulation a une importance considérable puisqu'elle fournit les principaux signes qui peuvent guider l'opérateur dans la pratique de l'anesthésie chirurgicale.

Cette action se manifeste très-rapidement et peut être

interrogée en examinant les battements du cœur et ceux du pouls.

*Modification du pouls pendant l'anesthésie.* — Les variations dans la fréquence du pouls se reproduisent toujours dans le même ordre et avec une grande régularité. Les observations nombreuses recueillies par Lallemand et Perrin permettent de résumer dans les propositions suivantes les variations de l'état du pouls.

Au début de l'anesthésie et pendant toute la durée de la période d'excitation le pouls est très-fréquent (la plus grande fréquence constatée a été de 144 pulsations) et il est peu développé. En général, cette fréquence est en raison directe du degré d'excitation.

Une fois l'anesthésie confirmée, le pouls diminue en fréquence et acquiert plus d'ampleur et de souplesse. Cette diminution n'est pas du reste très-considérable et peut être évaluée de 10 à 30 pulsations. Elle a cependant une grande importance au point de vue pratique, puisque, de l'avis de tous les observateurs, elle indique le moment où le chirurgien peut exercer son art avec le plus de sécurité.

Le pouls reste dans cet état pendant toute la durée de l'anesthésie lorsque celle-ci est continuée avec ménagements et sans transition brusque.

Les modifications de la circulation profonde sont toujours accompagnées pendant l'anesthésie de symptômes analogues dans la circulation périphérique. C'est ainsi qu'on constate surtout vers la tête une certaine turgescence des vaisseaux superficiels, une vive coloration de la face, un éclat particulier des yeux. Ces symptômes cessent après la période d'excitation et font place à un état diamétralement opposé. Les lèvres pâlissent, la peau prend une teinte terreuse et se recouvre parfois d'une transpiration visqueuse.

*Modifications de la circulation cérébrale pendant l'anesthésie.* — On a pu étudier l'action des agents anesthésiques sur la circulation cérébrale en enlevant une portion de la boîte osseuse du crâne, de façon à mettre à nu les membranes. M. Cl. Bernard (1), qui a fait des études expérimentales très-approfondies sur cette importante question, a remarqué que, au moment où l'on administre l'anesthésique, le cerveau rougit, se gonfle et fait hernie par l'orifice pratiqué avec le trépan dans la boîte crânienne. Les phénomènes changent bientôt ; la hernie rentre dans la boîte crânienne, le cerveau reprend son volume normal et en peu de temps il devient sensiblement plus pâle qu'à l'état ordinaire. L'éminent physiologiste en conclut qu'il y a deux phases successives et parfaitement distinctes dans l'état de la circulation cérébrale sous l'influence de l'anesthésie : dans la première phase, qui correspond à la période d'excitation, on observe une hyperhémie très-prononcée ; dans la seconde, qui correspond à la période d'anesthésie confirmée, le cerveau est anémié. Ce fait a une importance considérable, puisqu'il permet d'établir une comparaison très-naturelle entre le sommeil anesthésique et le sommeil naturel. Nous reviendrons un peu plus loin sur cette étude comparative qui présente un si grand intérêt, tant pour le psychologiste que pour le physiologiste.

*Explication de la résistance des fonctions de la circulation à l'action de l'éther et du chloroforme.* — En analysant les nombreuses observations qu'il a publiées sur l'état de la circulation pendant l'anesthésie, le professeur Simonin, de Nancy, est arrivé à cette conclusion importante : *que la résistance de la fonction circulatoire à l'action des agents anesthésiques se trouve surtout dans la résistance du grand sympathique et dans celle du pneumo-gastrique.*

Quoique dans la grande majorité des cas les phénomènes de la circulation et les symptômes de la respiration soient

______
(1) Ouv. cit., p. 121.

isochrones pendant l'anesthésie, il faut néanmoins reconnaître que, grâce à ce que ces deux importantes fonctions ont des origines distinctes, dans un certain nombre de cas la respiration n'offre pas, pendant l'anesthésie, les phénomènes d'excitation présentés par la circulation.

Voici d'après M. Simonin une rapide indication des découvertes les plus modernes qui paraissent donner l'explication des modifications des mouvements du cœur, en en rattachant le principe à l'activité du pneumo-gastrique et à celle de la moelle épinière.

Après les travaux si importants de Legallois et de Bezold sur l'action de la moelle épinière sur le cœur, MM. Ludwig et Thiry avaient cru prouver que la fréquence des mouvements du cœur et l'élévation de la pression sanguine intra-artérielle n'étaient pas réellement dues à l'action de la moelle sur le cœur, mais à une constriction de la plupart des artérioles du corps. MM. C. Ludwig et E. Cyon (Vulpian, *Vaso-moteur*, t. I, p. 351-352) découvrirent de nouveaux faits jetant une vive lumière sur les relations qui existent entre le cœur et les vaisseaux. Ils constatèrent de chaque côté du cou l'existence d'un nerf qui part de la surface interne du cœur, monte de là vers le pneumo-gastrique auquel il se réunit, et se rend, par conséquent, avec ce nerf à la moelle allongée. C'est un petit nerf que l'on avait peut-être depuis longtemps, mais dont on n'avait cherché à déterminer ni la destination, ni la fonction. Il se trouve, comme le pneumo-gastrique et le cordon cervical du grand sympathique, accolé à la carotide. MM. Ludwig et Cyon ont montré comment l'électrisation de la partie supérieure de ce nerf, qui s'unit au pneumo-gastrique à la partie supérieure du cou, produit un abaissement considérable de la pression intra-artérielle.

MM. Ludwig et Cyon virent que les vaisseaux de l'abdomen jouent le rôle principal dans la déplétion relative du cœur et des grosses artères; sous l'influence de l'électrisation des bouts supérieurs des nerfs, il se produit une forte dilatation des vaisseaux abdominaux. Ces nerfs, dont l'excitation détermine ainsi une remarquable diminution de la pression sanguine intra-artérielle, furent appelés *nerfs dépresseurs*, et c'est sous ce nom qu'ils sont généralement désignés aujourd'hui.

Le nerf dépresseur reçoit des anastomoses de la partie supérieure du cou; il ne naît pas seulement du pneumo-gastrique, une de ses racines vient du laryngé supérieur et, par cet intermédiaire, c'est encore le pneumo-gastrique qui la fournit; à la partie inférieure du cou, il reçoit les premier et deuxième filets provenant du ganglion cervical inférieur du sympathique.

Le cœur est en outre en rapport avec le centre médullaire par les nerfs découverts par MM. E. et M. Cyon, et auxquels ils ont donné le nom de *nerfs accélérateurs du cœur*. Le nerf accélérateur de chaque côté naît du troisième filet du ganglion inférieur correspondant et va aboutir au cœur. Quand on excite son bout cardiaque, on détermine une accélération des mouvements de l'organe. La moelle, dit M. Vulpian, ne peut agir directement sur le cœur que par l'intermédiaire de ces nerfs accélérateurs.

### § III. — Cerveau et système nerveux.

Les phénomènes produits par l'anesthésie sont de beaucoup les plus importants et ont été l'objet de travaux de la part des plus grands physiologistes. L'étude de ces phénomènes a une importance considérable et se rattache entièrement à l'étude des points les plus élevés de la science biologique. Longet considérait l'anesthésie comme un procédé d'analyse expérimentale qui, tout en abolissant momentanément la fonction, conservait l'organe et qui permettait d'isoler chez l'animal vivant le siége de la sensibilité générale du siége de l'intelligence et de la volonté.

Ici encore nous ne nous occuperons que du chloroforme et de l'éther, parce que c'est avec ces deux corps qu'ont été instituées toutes les expériences faites jusqu'à ce jour sur l'anesthésie. Nous nous réservons d'exposer dans un chapitre spécial les phénomènes physiologiques se rattachant aux autres anesthésiques et particulièrement au protoxyde d'azote.

Avant de faire connaître l'action des anesthésiques sur le système nerveux, nous signalons ce fait, mis en lumière par Claude Bernard (1), que l'anesthésie ne se produit que lorsque le sang, chargé de chloroforme ou d'éther, atteint les centres nerveux. Tant qu'on empêche par un moyen quelconque le sang d'arriver aux centres nerveux, il n'y a pas d'anesthésie ; aussitôt qu'il y a contact, les nerfs qui émergent de ces centres subissent l'action de l'agent anesthésique et perdent leurs propriétés sensitives.

Lorsqu'on fait inhaler à l'homme des vapeurs de chloroforme ou d'éther, on observe des phénomènes variés et complexes, mais qu'on peut ramener à trois catégories, selon qu'ils portent sur l'intelligence, le sentiment ou le mouvement.

A. *Intelligence.* — Quoique échappant à toute description précise, les troubles de l'intelligence qu'on observe pendant la première période de l'anesthésie ont beaucoup plus attiré l'attention des physiologistes et des psychologistes.

Dès le début, l'homme semble être atteint d'une ivresse bruyante ; ses idées se succèdent avec rapidité ; ses sensations sont étranges ; il est en proie à de véritables hallucinations. Dans certains cas les passions sont vivement excitées et le malade est pris d'un délire aigu. Courty (2) rapporte

(1) *Leçons sur les anesthésiques*, p. 112.
(2) Thèse de concours. Montpellier, 1849.

le cas d'un soldat qui éprouvait des sensations érotiques alors qu'on lui passait un cathéter pendant la chloroformisation. Le docteur Lutaud nous a signalé un cas analogue chez une femme placée sous l'influence du chloroforme pendant un accouchement laborieux.

Cette surexcitation de l'intelligence est de courte durée. Les idées ne tardent pas à devenir incohérentes et le malade tombe dans une sorte d'assoupissement et de torpeur cérébrale qui sont les signes précurseurs du sommeil. Celui-ci est généralement agité par des rêves qui ont pour sujet les thèmes les plus bizarres. Cependant, comme le font justement remarquer Lallemand et Perrin, le rêve n'exclut pas tout jugement, et il arrive quelquefois que les malades expriment pendant leur sommeil les craintes et les préoccupations relatives à l'opération qu'ils vont subir. Mais le plus souvent les rêves sont incohérents et n'ont aucun rapport avec les circonstances relatives à l'opération.

Enfin toutes les manifestations de l'intelligence disparaissent et le malade tombe dans le véritable sommeil anesthésique. Rien ne révèle plus la vie intellectuelle, et les manifestations de la vie végétative sont les seules qui se présentent à l'observateur.

B. *Sentiment*. — L'abolition complète du sentiment est toujours précédée d'une exaltation plus ou moins marquée de la sensibilité générale. C'est ainsi que, pendant les premières inhalations de chloroforme ou d'éther, les sens deviennent irrités, l'œil se ferme, la peau est hyperesthésiée. Mais ces phénomènes qui ne persistent que pendant une ou deux minutes ne tardent pas à faire place à une insensibilité, confuse d'abord, qui s'accentue à mesure que les inhalations sont continuées.

Il est difficile de déterminer quels sont les points du corps qui subissent plus vite les effets de l'anesthésie; mais la plupart des observateurs s'accordent à dire que l'insensibilité périphérique se montre d'abord sur les parties les moins sensibles, telles que la nuque et le dos, et qu'elle se porte ensuite sur les parties les plus sensibles, telles que le visage, les extrémités des membres et les organes génitaux.

La perte de la sensibilité pendant le sommeil anesthésique résulte de la suppression des fonctions des nerfs sensitifs. Nous avons déjà vu comment M. Claude Bernard a démontré par d'ingénieuses expériences pratiquées sur des animaux que, lorsque les nerfs sensitifs sont anesthésiés, ce n'est pas parce qu'ils ont subi dans toute leur étendue l'action de l'agent anesthésique, mais seulement parce que cet agent a touché le centre nerveux d'où ils émanent. L'éminent physiologiste en conclut que le nerf sensitif ne peut subir l'action anesthésique qu'à sa naissance dans la moelle.

L'insensibilité n'en commence pas moins par l'extrémité périphérique pour se propager en remontant le nerf jusqu'à l'extrémité médullaire. Ce fait, très-curieux du reste, a été également noté par M. Claude Bernard en étudiant l'action du curare sur le système nerveux.

C. *Mouvement.* — Ici encore nous retrouvons des phénomènes analogues. Dès le début de l'anesthésie le malade fait des efforts plus ou moins violents et exagère l'énergie de ses mouvements ; les contractions musculaires sont désordonnées et le plus souvent indépendantes de la volonté. Ces phénomènes d'excitation du mouvement, qui constituent la première période chirurgicale et clinique de l'anesthésie, sont variables selon l'anesthésique employé. Il est incontestable que l'anesthésie par l'éther donne naissance à des mouvements plus désordonnés, plus violents et plus prolongés que l'anesthésie par le chloroforme. Avec ce dernier agent la période initiale est en général moins longue et les mouvements musculaires plus modérés ; quant au protoxyde d'azote, il est très-rare qu'il détermine cette période initiale si désagréable pour les chirurgiens.

Au bout d'une période variant de une à dix minutes, les mouvements musculaires cessent et le malade entre dans la période d'anesthésie confirmée. Quelquefois cependant la résolution musculaire est très-longue à obtenir, et le patient, quoique complétement insensible, conserve une certaine rigidité des muscles et se livre à des mouvements plus ou moins désordonnés; d'autres fois on observe une sorte de tremblement général qui rappelle celui de la fièvre; mais ce sont là de très-rares exceptions.

Les muscles de la vie de relation sont les premiers qui subissent l'action anesthésique, et il est extrêmement important de noter que les muscles de la vie organique sont pour ainsi dire réfractaires à l'action des agents anesthésiques. Sauf quelques rares exceptions, il est rare de voir un malade laisser échapper des matières fécales ou des urines pendant l'anesthésie.

C'est sur ce fait, d'une importance considérable, qu'est basée l'anesthésie obstétricale. Si l'agent anesthésique empêchait les contractions de tous les muscles de l'économie, il ne pourrait être employé en obstétrique, puisqu'il empêcherait les contractions utérines, nécessaires pour l'expulsion du produit de la conception. Mais heureusement il n'en est rien, et il est bien démontré aujourd'hui que le chloroforme ou l'éther administré pendant l'accouchement fait cesser les douleurs et n'a aucune action appréciable sur les contractions de l'utérus.

### § IV. — Étude comparative des phénomènes résultant du sommeil naturel et du sommeil anesthésique.

Il est incontestable qu'il existe une grande analogie entre le sommeil anesthésique et le sommeil naturel. L'abolition des fonctions des sens, la suppression des mouvements des muscles de la vie de relation, la conservation des fonctions des muscles de la vie végétative sont des symptômes communs aux deux sommeils. Rien n'est donc plus facile à démontrer que cette analogie.

Nous avons vu plus haut que les expériences des physiologistes les plus autorisés ont démontré que, pendant l'anesthésie confirmée, le cerveau était à l'état d'anémie. Voyons maintenant si ce fait s'accorde avec les théories scientifiques qui ont été émises sur la production du sommeil naturel.

On croyait autrefois, et quelques physiologistes croient encore aujourd'hui que le sommeil est produit par l'accumulation du sang dans le cerveau. Cette théorie de l'hyperhémie cérébrale, admise dans l'antiquité, était restée sans contradicteurs jusque dans ces dernières années.

L'importante étude comparative du sommeil anesthésique a été faite avec le plus grand soin par notre grand physiologiste, Claude Bernard, dans les *Leçons sur les anesthésiques*, dans lesquelles nous avons trouvé la plus grande partie des faits que nous allons rapporter :

« Cette idée semblait toute naturelle, et elle paraissait expliquer, par exemple, pourquoi on se couche horizontalement pour mieux dormir : cela devait faciliter l'accumulation du sang dans le cerveau. Aussi la théorie de l'hyperhémie cérébrale resta-t-elle longtemps acceptée sans conteste.

» En 1860, un médecin anglais, M. Durham, vint contredire expérimentalement cette théorie, et soutint au contraire que le sommeil était caractérisé par une anémie du cerveau (1).

» Il eut l'idée très-simple de pratiquer une couronne de trépan chez des chiens, afin d'examiner directement, par la fenêtre ainsi ouverte dans la boîte crânienne, quel était l'état

______

(1) Arthur E. Durham, *The Physiology of sleep* (*Guy's hospital Reports,* 3ᵉ série, année 1860, tome IV, page 149).

de la circulation cérébrale pendant le sommeil naturel et aussi pendant l'action du chloroforme.

» Il trouva que, pendant le sommeil naturel, le cerveau devenait pâle, exsangue ; son volume diminuait et s'affaissait notablement au-dessous de la plaie osseuse, sans doute parce qu'il dégorgeait le sang contenu dans ses veines ; enfin on voyait les petits vaisseaux se vider de sang et perdre leur coloration, au point de devenir invisibles. Quand l'animal se réveillait, le cerveau reprenait son volume ordinaire, sa coloration rouge accoutumée ; les vaisseaux étaient de nouveau remplis de sang, avec leur apparence normale, et l'activité circulatoire, auparavant éteinte, se ranimait.

» Peu de temps après, en 1868, un médecin de l'armée des États-Unis d'Amérique, M. Hammond, publia des expériences analogues qui le conduisirent aux mêmes conclusions (1). Dès 1854, M. Hammond avait eu occasion d'observer l'anesthésie cérébrale pendant le sommeil naturel chez un individu qui avait eu le cerveau mis à nu sur une étendue considérable (trois pouces dans un sens et six dans l'autre), à la suite d'un accident de chemin de fer.

» En 1860, un autre médecin des États-Unis, M. Bedford-Brown, avait également observé l'anémie cérébrale chez l'homme dans un cas de fracture du crâne, et cette fois pendant la durée du sommeil anesthésique. Mais, au moment de l'administration de l'agent anesthésique, il y avait eu au contraire turgescence et hyperhémie du cerveau pendant quelques instants (2). Enfin, en 1864, M. A. Ernest Samson (3) publiait en Angleterre des expériences faites sur des grenouilles avec le chloroforme, l'éther, l'alcool et l'acide carbonique, expérience d'où il concluait, — en rapprochant ses

---

(1) William A. Hammond, *On Wakefulness*. Philadelphia, 1866.

(2) Bedford-Brown, *American Journal of medical science*. Octobre 1860, p. 339. New-York.

(3) Voyez aussi A. Samson, *On the action of anæsthetics and on the administration of chloroform* (*Medical Times and Gazette*, 1864).

résultats des faits déjà observés par M. Durham, — que l'anesthésie était accompagnée d'un ralentissement notable de la circulation (1).

» Il ne suffit pas encore de faire des expériences pour qu'une question soit tranchée, il en faut faire de bonnes, et par conséquent, avant de donner son adhésion, il faut critiquer les expériences qu'on rapporte. Or, les expériences de MM. Durham et Hammond étaient exécutées dans de bonnes conditions ; ils faisaient un trou dans la boîte crânienne pour observer ce qui se passait à l'intérieur, et comparaient l'état de la circulation cérébrale pendant et après le sommeil.

» La trépanation ne pouvait pas troubler les résultats de cet examen, car on aurait pu remplacer le morceau d'os enlevé par une plaque de verre qui, au point de vue actuel, aurait rempli le même rôle et n'en aurait pas moins permis de voir tout ce qui se passait à la surface du cerveau.

» Du reste, l'analogie conduisait déjà à cette idée de l'anémie cérébrale pendant le sommeil. En effet, quand un organe est en repos, il contient ordinairement moins de sang que lorsqu'il travaille. C'est ce qu'on a déjà eu occasion d'observer dans beaucoup de cas, et c'est ce que Cl. Bernard a vérifié lui-même sur certaines glandes, et particulièrement sur le pancréas, qui, rouge et turgescent lorsqu'il fonctionne, est pâle et exangue dès que la fonction est arrêtée. Or, quand le cerveau dort, il repose, et il est dès lors naturel de supposer qu'il doit contenir moins de sang dans cet état que pendant la veille, où il fonctionne.

» On a fait également des expériences pour déterminer l'état de la circulation cérébrale pendant le sommeil anesthésique, et nous venons déjà d'en citer quelques-unes, où l'on avait observé l'anémie du cerveau comme dans le sommeil naturel. Mais d'autres expérimentateurs ont soutenu au contraire

(1) Samson, *Chloroform : its action and administration.* London, 1865.

qu'il y avait alors congestion ou augmentation de la quantité de sang contenue dans les vaisseaux,

» Si les expériences sont contradictoires; si dans les unes on trouve de l'hyperhémie, et dans les autres de l'anémie, il faut bien que ces deux états existent quelquefois dans le cerveau sous l'influence des anesthésiques. Il s'agira donc d'expliquer dans quelles conditions cela peut exister et de savoir s'il y a une cause d'erreur possible.

» Nous avons vu que, dans certains cas, l'anesthésie pouvait s'accompagner de symptômes d'asphyxie et de troubles qui suspendent la respiration, surtout au premier moment de l'administration de la substance anesthésique : alors il y a certainement congestion du cerveau ; mais si l'asphyxie cesse et que l'anesthésie survienne, alors il y a pâleur et anémie dans l'anesthésie comme dans le sommeil. Ce qui revient à dire que, dans l'anesthésie, il y a anémie du cerveau ; seulement elle peut être ou non précédée de phénomènes congestifs. Mais en dehors de ces cas, qui tiennent à une complication particulière, quand l'anesthésie se produit seule, elle amène toujours une anémie du cerveau. On peut donc expliquer, ainsi qu'on le voit, les deux résultats contradictoires en les rattachant à des conditions différentes et à des périodes successives de l'expérience.

» D'ailleurs il faudrait bien s'entendre sur ces deux phénomènes, anémie ou hyperhémie, car ils pourraient coïncider l'un et l'autre avec l'anesthésie asphyxique ou avec l'anesthésie chloroformique simple.

» Que faut-il en effet pour qu'il y ait anesthésie? Que les nerfs sensibles cessent leurs fonctions. Or, en admettant qu'il y ait anémie cérébrale, on pourra dire que la sensibilité disparaît, parce qu'il n'y a plus assez de sang dans le cerveau pour exciter l'origine centrale des nerfs sensitifs. Au contraire, s'il y a hyperhémie du cerveau, les cellules centrales, d'où partent les nerfs sensitifs, peuvent se trouver d'abord trop fortement impressionnées et produire une excitation passagère ; mais, s'il en résulte des troubles respiratoires, que le sang stagne et n'aille plus s'hématoser dans les poumons, il deviendra impropre à exciter les fonctions nerveuses, et l'anesthésie en sera aussi la conséquence. C'est en s'appuyant sur ces faits qu'on a prétendu que l'anesthésie était simplement une asphyxie. Mais ceux qui soutiennent que l'anesthésie peut survenir sans asphyxie et sans que le sang devienne noir dans les artères, n'en ont pas moins raison. »

Telle est l'opinion de l'éminent physiologiste du Collége de France. Cette manière de voir nous paraît être la seule acceptable et nous fournit une nouvelle preuve de l'identité des lois pathologiques et physiologiques. En somme, le sommeil naturel et le sommeil anesthésique présentent, au point de vue théorique, les plus grandes analogies.


# CHAPITRE V

## ACTION PHYSIOLOGIQUE DU PROTOXYDE D'AZOTE SUR L'ÉCONOMIE.

C'est Humphry qui le premier appela l'attention sur les propriétés physiologiques du protoxyde d'azote. C'est cet éminent chimiste qui le premier inhala ce gaz et éprouva une sensation de bien être et de gaieté, et lui donna le nom de gaz hilarant (*laughing gaz*) qui lui est resté.

Les travaux du chimiste anglais datent de 1799 (1). Comme nous l'avons déjà dit dans nos premiers chapitres consacrés à l'historique, Davy avait été attaché à l'Institut pneumatique de Beddoès, où il s'occupait spécialement de préparer les gaz et d'étudier leur action sur l'organisme. C'est à la suite de ces diverses études qui furent faites sur lui-même,

(1) Davy, *Chemical researches on the gazeous oxyde of azote*, 1799.

soit avec le protoxyde d'azote mélangé à l'air, soit avec le gaz pur, qu'il publia son mémoire, sorte de journal dans lequel on trouve des aperçus très-ingénieux sur l'action physiologique du protoxyde d'azote.

Voici comment Davy décrivait à cette époque (1799) les effets du gaz hilarant.

« Dès la première inspiration, j'ai vidé la vessie. Une saveur sucrée a, dans l'instant, rempli ma bouche et ma poitrine tout entière, qui se dilatait de bien-être. J'ai vidé mes poumons et les ai remplis encore ; mais, à la troisième reprise, les oreilles m'ont tinté et j'ai abandonné la vessie. Alors, sans perdre précisément connaissance, je suis demeuré un instant promenant les yeux dans une espèce d'étourdissement sourd ; puis je me suis pris, sans y penser, d'éclats de rire tels que je n'en ai jamais faits de ma vie. Après quelques secondes, ce besoin de rire a cessé tout d'un coup, et je n'ai plus éprouvé le moindre symptôme. Ayant réitéré l'épreuve dans la même séance, je n'ai plus éprouvé le besoin de rire. Je n'aurais fait que tomber en syncope si j'eusse poussé l'expérience plus loin. »

D'une seconde expérience il dit :

« La première impression consista dans une pesanteur de tête avec perte du mouvement volontaire. Mais une demi-minute après, ayant continué les inspirations, ces symptômes diminuèrent peu à peu et firent place à la sensation d'une faible pression sur tous les muscles ; j'éprouvais en même temps dans tout le corps une sorte de chatouillement agréable qui se faisait particulièrement sentir à la poitrine et aux extrémités. Les objets situés autour de moi me paraissaient éblouissants de lumière, et le sens de l'ouïe avait acquis un surcroît de finesse. Dans les dernières inspirations, ce chatouillement augmenta, je ressentis une exaltation toute particulière dans le pouvoir musculaire, et j'éprouvai un besoin irrésistible d'agir.

» Je ne me souviens que très-confusément de ce qui suivit : je sais seulement que mes gestes étaient violents et désordonnés. Tous ces effets disparurent lorsque j'eus suspendu l'inspiration du gaz; dix minutes après, j'avais recouvré l'état naturel de mes esprits; la sensation du chatouillement dans les membres se maintint seule pendant quelque temps. »

Dans toutes ces expériences, Davy avait employé du gaz mélangé d'air. S'étant procuré du gaz absolument pur, il a observé les phénomènes suivants :

« Je ressentis immédiatement une sensation s'étendant de la poitrine aux extrémités; j'épouvais dans tous les membres comme une sorte d'exagération du sens du tact. Les impressions perçues par le sens de la vue étaient plus vives, j'entendais distinctement tous les bruits de la chambre, et j'avais très-bien conscience de tout ce qui m'environnait. Le plaisir augmentant par degrés, je perdis tout rapport avec le monde extérieur. Une suite de fraîches et rapides images passaient devant mes yeux; elles se liaient à des mots inconnus et formaient des perceptions toutes nouvelles pour moi. J'existais dans un monde à part. J'étais en train de faire des théories et des découvertes quand je fus éveillé de cette extase délirante par le docteur Kinglake, qui m'ôta le sac de la bouche. A la vue des personnes qui m'entouraient, j'éprouvai d'abord un sentiment d'orgueil, mes impressions étaient sublimes, et pendant quelques minutes je me promenai dans l'appartement, indifférent à ce qui se disait autour de moi. Enfin je m'écriai, avec la foi la plus vive et l'accent le plus pénétré : Rien n'existe que la pensée : l'univers n'est composé que d'idées, d'impressions, de plaisirs et de souffrance.

» Il ne s'était écoulé que trois minutes et demie durant cette expérience, quoique le temps m'eût paru bien plus long en le mesurant au nombre et à la vivacité de mes idées;

je n'avais pas consommé la moitié de la mesure du gaz, je respirai le reste avant que les premiers effets eussent disparu. Je ressentis des sensations pareilles aux précédentes : je fus promptement plongé dans l'extase du plaisir, et j'y restai plus longtemps que la première fois. Je fus en proie, pendant deux heures, à l'exhilaration. J'éprouvai encore plus lontemps l'espèce de joie déréglée décrite plus haut qui s'accompagnait d'un peu de faiblesse. Cependant elle ne persista pas ; je dînai avec appétit, et je me trouvai ensuite plus dispos et plus gai. »

Davy insiste encore sur les sensations agréables que lui procurait le gaz. On en jugera par le passage suivant :

« Lorsque je respirai le gaz après quelques excitations morales, j'ai ressenti des impressions de plaisir vraiment sublimes.

» Le 5 mai, la nuit, je m'étais promené pendant une heure au milieu des prairies de l'Avon ; un brillant clair de lune rendait ce moment délicieux, et mon esprit était livré aux émotions les plus douces. Je respirai alors le gaz. L'effet fut rapidement produit. Autour de moi les objets étaient parfaitement distincts, seulement la lumière de la lampe n'avait pas sa vivacité ordinaire. La sensation de plaisir fut d'abord locale ; je la perçus sur les lèvres et autour de la bouche. Peu à peu, elle se répandit dans tout le corps, et au milieu de l'expérience elle atteignit à un moment un tel degré d'exaltation qu'elle absorba mon existence. Je perdis alors tout sentiment. Il revint cependant assez vite, et j'essayai de communiquer à un assistant, par mes rires et mes gestes animés, tout le bonheur que je ressentais. Deux heures après, au moment de m'endormir et placé dans cet état intermédiaire entre le sommeil et la veille, j'éprouvai encore comme un souvenir confus de ces impressions délicieuses. Toute la nuit, j'eus des rêves pleins de vivacité et de charme, et je m'éveillai le matin en proie à une énergie inquiète que j'avais déjà éprouvée quelquefois dans le cours de semblables expériences. »

Les expériences de Davy firent alors beaucoup de bruit et furent répétées par un grand nombre de chimistes. Berzelius, Vauquelin, Thenard, Orfila et plusieurs autres, les controlèrent, prouvèrent des effets identiques. Les sociétés savantes s'occupaient également de la question. Le naturaliste Pictet nous rend compte de la façon suivante des expériences auxquelles il assista dans une société où il fut présenté par Rumford.

« Nous étions cinq ou six disposés à faire l'essai, et ma qualité d'étranger me valut le privilége de commencer. A la troisième ou quatrième inspiration, j'entrai dans une série rapide de sensations nouvelles pour moi et difficiles à décrire. L'effet principal était dans la tête; j'entendais un bourdonnement; les objets s'agrandissaient autour de moi; il me semblait que ma tête grossissait rapidement. Je ne voyais plus qu'au travers d'un brouillard; je croyais quitter ce monde et m'élever dans l'Empyrée; j'étais pourtant bien aise, par une arrière-pensée que je me rappelle distinctement, de sentir autour de moi des amis, et le comte de Rumford en particulier, qui observait, ainsi que nous en étions convenus, la marche de mon pouls, lequel devint de l'irrégularité la plus extrême, et telle qu'il était comme impossible de le compter. Je cessai alors de respirer le gaz, et j'entrai dans un état de calme approchant de la langueur, mais extrêmement agréable. Loin de rechercher l'action musculaire, je répugnais à tout mouvement; j'éprouvais d'une manière exaltée le simple sentiment de l'existence, et ne voulais rien de plus. En peu de minutes, je revins à l'état tout à fait naturel.

» M. Blackford me succéda : ce fut un tout autre genre : une activité extrême et qui se rapprochait tout à fait de l'état de convulsions; ensuite une gaieté bruyante, bientôt suivie d'une jouissance plus calme, et enfin de l'état naturel.

» M. Eighe vint après. Celui-là n'était pas de la classe des langoureux ; son agitation devint si grande sur la fin des inspirations, qu'on voulut lui ôter la vessie ; il la retint de toutes ses forces ; puis, lorsqu'elle fut épuisée, il se mit à rire, à parler avec beaucoup de vivacité ; il disait que de sa vie il n'avait éprouvé rien d'aussi agréable. »

Il est à remarquer que, malgré toutes ces investigations, l'action anesthésique du protoxyde d'azote ne fut pas reconnue. Ce gaz fut un objet d'amusement et de curiosité jusqu'en 1844, époque à laquelle Wells fit la remarquable découverte qui l'a immortalisé.

Nous allons maintenant étudier l'action physiologique et clinique du protoxyde d'azote en nous appuyant sur les travaux de nos devanciers, mais plus encore sur notre pratique et sur les expériences récentes des physiologistes. L'important travail publié récemment par notre distingué confrère le docteur Goltstein, sous l'inspiration du professeur Zuntz, contient un certain nombre d'expériences qui ont été exécutées dans les meilleures conditions de précision et d'exactitude. Placé dans le magnifique laboratoire de la faculté de Bonn, notre confrère a pu obtenir, par l'expérimentation, des résultats qui permettent d'arriver à des conclusions d'une grande valeur. Nous reproduirons également une analyse des expériences de MM. Krishaber, Hermann, Jolyet, Blanche et Zuntz, Goltstein et Paul Bert, qui ont beaucoup contribué à éclairer la physiologie du protoxyde d'azote. Après ce travail analytique, nous ferons connaître le résultat de notre appréciation et de nos recherches personnelles.

### Expériences de Hermann.

Pour étudier les effets comparatifs, Hermann a employé

un mélange d'oxygène et de protoxyde d'azote (quatre volumes de protoxyde d'azote sur un volume d'oxygène).

Avec ce mélange il a obtenu les phénomènes suivants :

Saveur sucrée ;

Bourdonnements d'oreilles ;

Troubles de la vision ;

Augmentation de la chaleur interne ;

Picotements, principalement aux extrémités ;

Sensation d'allégement dans tout le corps, probablement obtenue par la perte de la sensibilité musculaire ;

Titubation, diminution de l'activité fonctionnelle, perte graduelle du mouvement ;

Diminution de la sensibilité particulièrement lorsqu'une douleur est provoquée ; la sensibilité tactile se conserve plus longtemps. L'intelligence est excitée ; il existe une tendance de la gaieté.

La connaissance n'est jamais complétement perdue et l'anesthésie n'est jamais complète.

Lorsqu'on interrompt l'inhalation du gaz on revient très-rapidement à l'état normal sans se ressentir de l'action du médicament. Quelquefois cependant il existe une tendance au sommeil.

Lorsque l'individu subit l'action du gaz, il existe une légère accélération du pouls. Le visage rougit légèrement. Les conjonctives s'injectent, les pupilles se dilatent.

Dans presque toutes les expériences pratiquées sur l'homme, l'inhalation n'a été continuée que pendant très-peu de temps (une minute et demie à deux minutes). Si l'on respire dans le spiromètre, le manque d'oxygène ne tarde pas à produire de la dyspnée. Il faut donc pour une expérience rigoureuse employer la soupape de Müller.

« Je ne sais ce qu'il arriverait, dit Hermann, si l'on continuait longtemps les inhalations avec la soupape de Müller. »

D'après Davy, la répétition fréquente des inhalations augmente l'intensité des effets obtenus. Le contraire a été observé par Hermann.

Chez les animaux on n'obtient avec ce mélange que des résultats peu appréciables et qui ne permettent pas d'arriver à des conclusions utiles.

*Gaz pur*. — Administré pur et sans oxygène le gaz produit, d'après les expériences de Hermann sur les hommes et les animaux, l'asphyxie, comme tous les autres gaz à l'exception de l'oxygène.

Humphry Davy avait signalé ce fait chez les animaux. Il n'a pas observé les mêmes faits sur l'homme, parce qu'il recueillait son gaz dans des ballons de soie où il se mélangeait avec l'air par diffusion. Pour les animaux, il recueillait son gaz dans des cloches. Il a noté l'asphyxie chez l'homme, mais il l'a expliquée par une susceptibilité spéciale de certains individus qui ne pouvaient supporter les inhalations de gaz pur. (Il est probable qu'il a observé cela avec du gaz nouvellement préparé et non mélangé d'air.)

Les grenouilles deviennent très-rapidement dyspnéiques dans le protoxyde d'azote pur.

Mais elles ne succombent que longtemps après, comme cela s'observe avec l'hydrogène.

Les animaux à sang chaud auxquels on fait inhaler du gaz pur éprouvent immédiatement un sentiment d'inquiétude, une dyspnée très-prononcée, des convulsions, et ils meurent avec tous les phénomènes de l'asphyxie.

Le sang est très-foncé. L'homme éprouve très-rapidement les phénomènes décrits pour les animaux, respiration dyspnéique, sensation d'anéantissement qui se transforme en une anesthésie complète. Le pouls devient imperceptible. Le visage prend un aspect cadavérique, les muqueuses livides; il est hors de doute que des convulsions et l'asphyxie apparaîtraient si l'on ne donnait pas immédiatement de l'air, qui amène un prompt retour à l'état normal.

*La sensation de l'asphyxie fait défaut à cause de l'intoxication.*

Les phénomènes élémentaires résultant du protoxyde d'azote ne diffèrent pas, d'après Hermann, de ceux de tous les gaz indifférents. On avait d'abord cru que ce gaz pourrait remplacer l'oxygène, et on avait pensé que ce gaz décomposerait le sang à la manière de l'acide carbonique et de l'hydrogène en mettant l'azote en liberté, comme cela a lieu pour l'hydrogène et la combustion du charbon; mais Hermann a trouvé qu'en agitant du sang artériel avec du protoxyde d'azote, il devient noir comme avec l'hydrogène et que le sang veineux ne devient pas artériel. De même que Jurgensen, il a trouvé que le coefficient de l'absorption du sang par ce gaz est à peu près égal à celui de l'eau distillée. Les muscles, les nerfs, le cœur de la grenouille meurent dans le protoxyde d'azote un peu plus vite que dans l'hydrogène.

En ce qui concerne les fonctions respiratoires, le protoxyde d'azote agit comme un gaz indifférent. Son action sur le sensorium qui ne peut être observée que sur l'homme, résulte de l'absorption du gaz par le sang qui arrive ensuite au cerveau, action qui jusqu'à présent n'a pas encore pu être expliquée. Les changements matériels du cerveau peuvent être très-peu prononcés, parce que la suppression des fonctions cesse aussitôt que l'air arrive.

L'élimination du gaz se fait surtout par les poumons, ce qui peut-être démontré par une expérience très-simple. Si l'on respire avec le spiromètre le mélange indiqué plus haut (protoxyde d'azote et oxygène), on observe une très-grande diminution de volume du gaz, qui est évidemment due à l'absorption du gaz dans le sang; si l'on remplace ce spiromètre par un autre qui contient de l'air et qu'on continue de respirer, on voit que le volume du gaz augmente, ce qui est dû à l'élimination du gaz par le sang d'après la loi de Dalton.

### Expériences du docteur Krishaber.

Nous reproduisons avec quelques développements le compte rendu de ces expériences, dont quelques-unes ont été pratiquées en notre présence. Nous en laissons néanmoins tout le mérite à notre distingué confrère qui déduit de ses expériences des conclusions, que nous n'adoptons pas complétement.

Nous donnons maintenant la parole à M. Krishaber :

« Voulant vérifier par des observations sur des mammifères l'action anesthésique du protoxyde d'azote, j'ai institué un certain nombre d'expériences, toutes exécutées sur des lapins et ayant pour but de savoir :

1° Si le protoxyde d'azote produit l'insensibilité complète;

2° Si cet agent peut produire la mort comme les autres anesthésiques, et en ce cas à quelles causes elle doit être attribuée ;

3° Si ce gaz offre oui ou non un avantage sur les autres anesthésiques ;

4° Dans quels cas son application pourrait avoir une indication spéciale.

Pour obtenir la solution de ces questions, il m'a semblé nécessaire de soumettre des animaux à l'action du protoxyde d'azote *mélangé d'air* et à l'action de cette même substance *à l'état pur ;* de soumettre ensuite d'autres animaux de la même espèce à l'action de l'anesthésique le plus fréquemment employé, qui est le chloroforme ; et, en dernier lieu, de produire sur une troisième série d'animaux l'asphyxie simple, afin de comparer les phénomènes obtenus par la privation d'air avec les phénomènes obtenus par les anesthésiques.

Dans la première série j'introduisis la tête des animaux dans une vessie de porc, dans laquelle je fis arriver un courant de protoxyde d'azote venant d'un grand ballon en caoutchouc. La vessie, incomplétement fermée, permet à l'air de pénétrer largement. Je simulai de cette façon les conditions ordinaires des opérations dans lesquelles on fait respirer le gaz anesthésique avec l'air atmosphérique, dans une proportion indéterminée. Aussi je n'attacherai que très-peu d'importance à la *durée* des inhalations dans ces premières épreuves. Cette durée fut très-variable, en effet; mais chez tous les animaux j'obtins une insensibilité complète après cinq à vingt-cinq minutes, et, chez tous aussi, je pus produire la mort. Six lapins furent successivement soumis à cette expérience; les résultats obtenus furent, à la durée des accidents près, sensiblement les mêmes. Huit jours après, je répétai ces expériences sur trois autres lapins, les résultats furent encore semblables. C'est à cause de la similitude des symptômes et afin de ne pas m'étendre inutilement, que je décrirai, dans tous ses détails, une seule de ces expériences, qui pourra servir de type moyen.

Voici le tableau d'ensemble d'une de ces expériences, qui dura 14 minutes :

L'animal fit d'abord des mouvements violents de défense, pendant lesquels les battements du cœur s'accélérèrent au point de rendre tout contrôle impossible. Cet état dura peu; bientôt je pus compter le nombre des battements, qui était de 145. Respiration tranquille.

35 secondes environ s'étaient écoulées quand survint *subitement* un ralentissement dans les battements du cœur, suivi presque aussitôt d'un nouvel accroissement considérable (178). Cette accélération dura à peu près 20 secondes; nouveau ralentissement de 20 secondes, suivi d'une accélération très-courte. Insensibilité incomplète. L'alternance dans le nombre des battements durait depuis plus de 3 minutes, pendant lesquelles la somme des battements avait plutôt augmenté que diminué. Ce qui est donc remarquable

pendant cette première période, c'est l'*irrégularité du rhythme :* l'aiguille, au lieu de décrire cette double courbe qui, à l'état normal, donne presque l'image d'un 8, était jetée dans tous les sens et ses mouvements irréguliers formaient un va-et-vient saccadé et rapide assez semblable aux oscillations précipitées d'un pendule brisé. Le nombre des battements du cœur diminua ensuite considérablement sans transition. Insensibilité complète. Le cœur s'arrêta au moment où le nombre des battements pouvait encore s'évaluer à 75 ou 80 pulsations.

Quand je dis que le cœur s'arrêta, l'expression n'est pas absolument exacte, en ce sens que l'aiguille oscillait encore, mais très-faiblement ; les oscillations n'étaient évidemment dues qu'à des contractions fibrillaires dans la masse charnue du cœur, qui ne constituaient plus des mouvements de totalité.

La respiration était peu en harmonie avec les mouvements du cœur pendant la première période de l'expérience ; elle semblait plutôt concorder avec les mouvements de défense de l'animal. Mais dès que les battements du cœur furent descendus à environ 100 pulsations, la respiration devint extrêmement lente ; de 55 par minute elle arriva immédiatement à 20 et s'arrêta ensuite tout d'un coup.

En résumé, le protoxyde d'azote mélangé avec des quantités d'air atmosphérique non déterminées, produisit sur les lapins une irrégularité dans le rhythme du cœur et dans le nombre des battements. Accélérées d'abord, les contractions se ralentirent subitement et la mort survint brusquement. L'insensibilité complète coïncidait chaque fois avec le moment qui précédait presque immédiatement l'arrêt du cœur.

J'ai dit que les résultats étaient sensiblement les mêmes sur tous les animaux soumis au même mode d'inhalation.

Plusieurs fois sur les animaux en expérience, après avoir

produit un ralentissement très-considérable des battements du cœur, j'éloignai immédiatement la substance anesthésique et je fus frappé de la rapidité avec laquelle ils récupérèrent leurs fonctions normales. Après cet essai, je pus recommencer l'expérience sans que l'animal, ainsi traité, montrât une susceptibilité plus grande qu'au début.

Trois autres lapins subirent l'inhalation du protoxyde d'azote *pur*. Voici le procédé que j'employai pour m'assurer que le gaz n'était pas mélangé d'air atmosphérique.

Après avoir mis à nu la trachée de l'animal, je lui fis la trachéotomie et j'introduisis un tube en argent dans la trachée, tube par lequel l'animal respira de l'air atmosphérique pendant quelques instants. Quand il fut un peu remis de cette opération, qui du reste est très-simple et inoffensive sur le lapin, je passai un fil au-dessus de la trachée, de manière à la lier étroitement sur le tube. L'animal ne put donc pas respirer par les voies naturelles ; le tube fut mis en communication avec le conduit du ballon contenant le protoxyde d'azote ; je pus ainsi étudier les phénomènes, pour l'observation desquels je me plaçai dans les mêmes conditions que dans les expériences précédentes.

Il serait cependant plus difficile d'énumérer cette fois la succession des phénomènes par fractions de minutes ; l'action fut tellement prompte que la plus grande attention ne put suffire pour observer les symptômes dans leurs détails minutieux. Les animaux succombèrent après 2 à 3 minutes 1/2 ; ce qui frappa surtout mon attention, c'est l'action tumultueuse et irrégulière des battements du cœur, bien plus prononcée que dans la première série des expériences. Cette irrégularité était suivie, presque sans ralentissement, d'arrêt subit. La respiration était considérablement augmentée d'abord : elle cessa au moment où je comptais encore une inspiration dans l'espace de 3 secondes.

Il n'y avait point eu de mouvement violent des membres

comme dans la première série. L'insensibilité *partielle* survint très-vite ; l'insensibilité *complète* ne survint que fort tard au contraire (relativement à la durée totale de l'expérience) comme dans la première série, et était presque immédatement suivie de la mort de l'animal.

Dans une troisième série je me proposai d'observer les phénomènes de l'asphyxie pure et simple avec élimination de tout agent toxique.

Pour cela je liai successivement la trachée sur deux lapins que j'avais attachés et immobilisés de la même façon que les précédentes fois. Comme auparavant je plongeai une aiguille à insecte dans le cœur des lapins, comptant le mieux qu'il me fut possible le rhythme et le nombre des battements.

Au moment de la ligature il y avait sur le premier animal onze battements en cinq secondes. Les premières dix secondes qui suivirent la ligature donnèrent à peu près le même résuitat. Les efforts du thorax, simulant les mouvements de la respiration, ne purent pas d'abord être comptés, se confondant avec les mouvements d'effort de l'animal, qui se débattait violemment. Les battements du cœur se ralentirent après une minute 1/2 seulement ; le rhythme, au contraire, ne semblait guère changé et la force des contractions restait à peu près la même pendant quatre minutes. C'est alors que les contractions devinrent irrégulières ; les courbes décrites par l'aiguille se rapetissaient et le cœur s'arrêta totalement à la septième minute la première fois, et la seconde fois vers la fin de la onzième minute seulement.

Dans les deux cas, pendant la durée de l'asphyxie, je pinçai l'animal ; il donna jusqu'au moment de l'arrêt du cœur des symptômes de sensibilité.

Dans les deux cas j'ai essayé de ranimer les animaux par insufflation presque aussitôt le cœur complétement arrêté, mais je ne pus y parvenir.

(Un troisième lapin, soumis au même procédé d'asphyxie,

revint à la vie après une compression de six minutes de durée exercée sur la trachée au moyen d'une pince, et ayant produit aussi la cessation des battements du cœur. J'attribue ce succès à ce que la respiration a pu se rétablir immédiatement, tandis que dans les cas précédents il a fallu inciser la trachée, y introduire un tube, ce qui fit perdre plusieurs secondes.)

Deux lapins furent soumis ensuite à des inhalations de vapeurs de chloroforme. Les animaux furent traités de la même manière, et la mort fut produite dans les deux cas.

Voici les chiffres obtenus dans le premier cas ; l'animal respira à distance un linge imbibé de chloroforme :

Avant l'expérience, nombre des battements du cœur compté cinq minutes après la fixation : 132 ; —respiration, 48 ; — l'aiguille introduite dans le cœur décrit des courbes normales. Respiration de chloroforme. Quinze secondes d'inspirations produisent une diminution sensible dans le nombre des battements, dont le relevé fait après trente secondes est de 13 sur dix secondes ; — respiration, 7 (78 battements et 42 respirations par minute). L'animal est encore très-légèrement sensible ; dix secondes plus tard, les battements descendaient à 58 à la minute. — La respiration ne fut pas comptée ; mais elle paraît peu ralentie : l'animal est insensible et sans mouvement ; *les courbes de l'aiguille ne changent pas de forme*.

A partir de ce moment le nombre des battements du cœur et le nombre des inspirations descendent très-rapidement, *mais par degrés*, et l'aiguille ne montre pas d'irrégularité.

En éloignant le linge imbibé de chloroforme, le nombre des battements s'accélérait, pour diminuer aussitôt que je le rapprochais. Je pus ainsi, à volonté, produire et faire cesser l'anesthésie, *sans avoir été une seule fois surpris par des phénomènes irréguliers*.

L'arrêt du cœur fut produit 14 minutes 40 secondes après la première inspiration de vapeurs.

Frappé par la régularité des phénomènes, différant en cela de ceux obtenus par le protoxyde d'azote, j'ai voulu par une seconde expérience faire la contre-épreuve de la première en me proposant *à priori* de produire des symptômes analogues aux premiers, et d'amener la mort dans le délai déterminé.

Je choisis un lapin de même sexe (mâle) et de même taille. Mais avant de soumettre l'animal à l'examen comparatif des symptômes, je voulais lui faire subir une expérience préalable. Je lui fis respirer brusquement le linge fortement imbibé de chloroforme. Les battements du cœur se ralentirent très-rapidement alors, et, au moment où je prévoyais l'arrêt complet, je cessai l'anesthésie, afin de laisser l'animal se remettre. En comparant cette expérience à celle analogue faite avec le gaz hilariant *pur*, je constatai très-nettement que l'animal mit trois fois plus de temps à se remettre tout à fait des accidents causés par l'action subite du chloroforme que de ceux causés par le protoxyde d'azote *pur*. En soumettant le même animal ensuite à la contre-épreuve projetée, je constatai que les effets du chloroforme furent à peu près les mêmes, et que la *succession* des phénomènes suivit sensiblement la forme que m'avait donnée l'expérience que je voulais imiter, selon que j'approchais ou que j'éloignais le linge imbibé de chloroforme. L'animal ne succomba cependant qu'une minute dix secondes plus tard. A peine quelques secondes écoulées depuis la cessation complète des battements, la respiration artificielle fut établie, mais sans aucun résultat.

Il est à noter, en effet, que dans toutes ces expériences les animaux ne purent (à l'exception d'une seule fois) être rappelés à la vie par la respiration artificielle après la *complète cessation des battements du cœur*. La ligature de la trachée donnait sous ce rapport le même résultat que la mort produite par les substances anesthésiques. Tant que les contractions existent, si faibles qu'elles soient devenues et si longue qu'ait été la durée de l'asphyxie ou de l'anesthésie, les animaux reviennent à la vie par l'insufflation ; mais dans ce cas seulement.

*Conclusion des expériences.* — 1° Le mode d'action des anesthésiques est différent de celui de l'asphyxie simple en ce que :

*a.* L'asphyxie simple ne produit pas l'insensibilité ;

*b.* Les effets de l'asphyxie sur le cœur et la respiration sont très-différents du mode d'action des anesthésiques ;

2° Le protoxyde d'azote amène l'anesthésie et la mort au même titre que le chloroforme ;

3° Le caractère essentiel du gaz hilariant est *de troubler le rhythme du cœur* et de produire l'irrégularité dans ses fonctions ; il ralentit, en outre, les battements du cœur comme le chloroforme ; mais, tandis que ce dernier agent a une action progressive et régulière, le gaz hilariant amène une succession imprévue des symptômes, son emploi est par conséquent bien plus difficile à surveiller ; l'action sur la respiration du protoxyde d'azote est également irrégulière, tandis que le chloroforme diminue progressivement le nombre des inspirations ;

4° Les phénomènes d'anesthésie avec le protoxyde d'azote pur sont très-prompts à apparaître ; ils se dissipent très-promptement aussi. Quand le protoxyde d'azote n'entraîne pas la mort, les animaux récupèrent presque instantanément toutes leurs fonctions ;

5° Si le protoxyde d'azote offre un certain avantage sous le rapport de la *fugacité des symptômes qu'il provoque*, il a le grand désavantage de devenir *promptement funeste* ; tandis que l'anesthésie par le chloroforme peut être prolongée pendant longtemps avec infiniment moins de danger ;

6° Autant qu'il est permis de conclure des mammifères inférieurs à l'homme, je crois que le protoxyde d'azote n'est point appelé à remplacer le chloroforme. Dans les opérations de très-courte durée, il offre l'avantage d'anesthésier très-rapidement et de laisser peu de malaise après lui. Mais le chloroforme, même dans les courtes opérations, peut être administré d'une façon que nous appellerions *par surprise;* elle consiste à faire respirer rapidement et pendant *très-peu de temps* une atmosphère fortement chargée de vapeurs de chloroforme. L'anesthésie survient ainsi instantanément. Tout ce qui importe, c'est de ne pas prolonger le sommeil obtenu de cette manière. Le chloroforme donne alors le même résultat que le protoxyde d'azote et trouve son emploi dans les opérations de très-courte durée. Il est vrai que le malaise qui suit est plus durable, mais c'est là tout l'inconvénient. Le danger me semble, même dans ce cas, moindre dans l'emploi du chloroforme, ne fût-ce que par la nécessité de faire respirer le gaz hilariant pur pour obtenir un effet prompt ; ceci ajoute à l'action du gaz toxique l'effet de la privation d'air atmosphérique, tandis que les vapeurs de chloroforme, si condensées qu'elles soient, contiennent toujours de l'air en qualité plus ou moins grande.

Dans les opérations de longue durée, ou encore dans les accouchements, le protoxyde d'azote, ne fût-ce qu'en raison de l'irrégularité de son action, ne saurait en aucune façon se substituer au chloroforme. Au danger plus grand qu'il offrirait dans ce cas, s'ajoute l'inconvénient pratique que le gaz hilariant exige des appareils spéciaux, qu'il a un volume considérable, et que sa préparation et sa conservation à l'état de pureté offrent certaines difficultés.

*(Compte rendu de la Société médicale de l'Élysée*
*pendant l'année 1867.)*

## Expériences de Jolyet et Blanche (1).

Ces auteurs ont institué un certain nombre d'expériences et ont cherché à étudier l'action du protoxyde sur la végétation et la respiration. Ils ont ensuite recherché si le protoxyde d'azote possédait des propriétés anesthésiques,

Voici les plus importantes de ces expériences :

A. — *Le protoxyde d'azote est-il un gaz respirable pour les végétaux et les animaux?*

*Végétaux.* — Dans une première série d'expériences sur les végétaux, les auteurs ont recherché si des graines d'orge et de cresson pourraient germer dans une atmosphère de protoxyde d'azote pur, et si la germination déjà commencée continuerait à s'effectuer en présence de ce gaz. On sait, d'après les expériences de Saussure, que la germination et le développement des plantes est impossible en dehors d'un milieu contenant de l'oxygène, les graines n'ayant jamais germé dans l'azote, l'hydrogène, l'acide carbonique, etc.... On pouvait donc se demander si le protoxyde d'azote, gaz instable et riche en oxygène, pourrait par cet oxygène servir à la respiration des plantes.

Dans une atmosphère de protoxyde d'azote pur, on a mis des graines de cresson et d'orge placées sur papier à filtre humide. Au bout de neuf jours dans une expérience, et de quinze jours dans une autre, ces graines ne présentaient aucun commencement de germination, tandis que d'autres graines, placées dans les mêmes conditions, mais dans une atmosphère d'air ordinaire, entraient en complète germination dès le troisième jour.

(1) *Archives de physiologie normale et pathologique,* n⁰ 4, juillet 1873.

Laissant alors rentrer dans l'atmosphère de protoxyde d'azote, où les graines n'avaient pas germé, quelques centièmes d'oxygène, les auteurs virent dans l'une et l'autre expérience la germination se produire du deuxième au troisième jour.

Dans d'autres expériences, ils ont mis des graines en voie de développement dans le protoxyde d'azote pur; le développement se trouvait arrêté et reprenait lorsqu'on laissait pénétrer dans la cloche de l'air atmosphérique. Ils ont constaté de plus que, dans le protoxyde d'azote, les plantes n'exhalaient pas d'acide carbonique.

De ces diverses expériences ils ont cru pouvoir conclure que l'oxygène du protoxyde d'azote ne peut être utilisé par les plantes pour leur respiration, et que si le contraire a été dit, c'est que le gaz expérimenté, imparfaitement pur, contenait une faible quantité d'oxygène; et l'on sait que, pour le début de la germination, il suffit d'une quantité extrêmement minime de ce gaz.

*Animaux.* — Les auteurs ont placé des grenouilles dans divers ballons, remplis chacun des gaz purs suivants: protoxyde d'azote, acide carbonique, oxyde de carbone, hydrogène, azote. Tandis que les grenouilles plongées dans l'hydrogène, l'azote et l'oxyde de carbone ne mouraient qu'après trois heures et plus de séjour dans ces gaz, en présentant à la fin de la stupeur et de la somnolence, comme Jean Müller l'avait déjà constaté, celles qui avaient été placées dans l'acide carbonique étaient atteintes tout d'abord et mouraient très-rapidement. Les grenouilles placées dans le protoxyde d'azote venaient après, et elles succombaient au bout de deux heures de séjour environ dans le gaz.

Ils ont placé sous une cloche, contenant 2 lit., 5 de protoxyde d'azote, un moineau dont la mort a eu lieu après trente secondes. Un moineau placé comparativement dans une cloche contenant de l'hydrogène mourait dans le même temps.

Un cobaye, inspirant par la trachée du protoxyde d'azote pur, mourait après deux minutes trente secondes.

De même chez un lapin la mort arrivait subitement au bout de deux minutes vingt-quatre secondes de respiration de protoxyde d'azote pur.

Par ces expériences et d'autres que nous ne rapportons pas, les auteurs ont été amenés à dire que le protoxyde d'azote chimiquement pur, pas plus chez les animaux que chez les végétaux, ne peut servir à la respiration. Si certains auteurs ont cru pouvoir conclure que le protoxyde d'azote est un gaz qui peut entretenir la respiration, c'est qu'ils expérimentaient avec du protoxyde d'azote impur contenant une quantité plus ou moins grande d'oxygène, suivant le temps plus ou moins long que vivaient les animaux dans des mélanges gazeux d'ailleurs peu comparables.

B. — *Le protoxyde d'azote jouit-il de propriétés particulières?*

Si le gaz protoxyde d'azote pur ne peut entretenir la respiration des plantes et des animaux, est-il un gaz inerte au même titre que l'hydrogène ou l'azote, ou bien au contraire le protoxyde d'azote, gaz, comme on sait, très-soluble (l'eau en dissout les $4/5^{es}$ de son volume), pénétrant dans l'organisme par voie d'absorption, se dissolvant en plus ou moins grande proportion dans le sang, étant porté par ce fluide aux centres nerveux, aura-t-il une action toxique et produira-t-il des effets particuliers, stupeur, anesthésie, etc.?

Dans ce but, Jolyet et Blanche ont cherché quels sont les phénomènes qui se montrent lorsqu'on fait respirer à des animaux du protoxyde d'azote pur ou des atmosphères artificielles de protoxyde d'azote pur et d'oxygène.

Les grenouilles placées dans le protoxyde d'azote pur ont présenté les phénomènes suivants : après quatre à sept mi-

nutes, ralentissement des mouvements respiratoires hyo-
ïdiens et des flancs plus ou moins marqué, suivi bientôt de
stupeur et de somnolence, d'où la grenouille sort de temps
à autre, à des intervalles plus ou moins longs. L'animal,
spontanément ou à la suite d'excitation extérieure, fait
quelques respirations, se replace sur le ventre s'il était sur
le dos, pour retomber bientôt dans l'état antérieur. Dans
cet état, la grenouille reste très-sensible au pincement des
pattes, sensibilité qu'on peut constater quarante-cinq minutes après le séjour de la grenouille dans le gaz.

On fait respirer par la trachée un cobaye dans un sac contenant huit litres de protoxyde d'azote pur : Trente-cinq secondes après, l'animal est très-sensible au pincement des
pattes ; après quarante-cinq secondes, la respiration est très-
gênée, la sensibilité reste intacte. On fait respirer l'animal à
l'air libre, il revient en quelques secondes.

Une demi-heure après, on fait respirer à nouveau au cobaye le protoxyde d'azote pur. Après une minute quarante-
cinq secondes de respiration, la sensibilité est conservée ;
après deux minutes vingt secondes, elle est éteinte, et la
mort arrive après deux minutes trente secondes à partir du
début de l'expérience.

On fait respirer à un lapin du protoxyde d'azote pur :
Après une minute quarante-cinq secondes, l'animal s'agite
et présente les signes de l'asphyxie ; on constate que la sensibilité persiste. On arrête les respirations du protoxyde
d'azote et on met le lapin à respirer à l'air libre. L'animal se
remet très-vite.

Dans une autre expérience, la sensibilité existait encore
après deux minutes vingt-quatre secondes chez un lapin :
à ce moment, la respiration cessait brusquement, mais on
parvenait à rappeler l'animal à la vie après quelques minutes
de respiration artificielle.

Les expériences qui précèdent montrent que le protoxyd

d'azote pur produit l'asphyxie avec tous ses signes. Ayant remarqué que l'anesthésie arrivait à un moment où l'animal a le sang artériel noir (or on sait que l'anesthésie chez les animaux soumis à l'asphyxie a lieu au moment où le sang ne contient que 2 à 3 pour 100 d'oxygène), pour ne pas attribuer au protoxyde d'azote la cause de l'anesthésie qui se montre alors et qui peut être attribuée à l'asphyxie pure et simple, on fait les expériences suivantes.

Les auteurs ont fait des mélanges de protoxyde d'azote pur et d'oxygène plus ou moins riche, de façon que le mélange gazeux contenait 18 à 21 pour 100 d'oxygène et 60 à 80 pour 100 de protoxyde d'azote. De cette manière, les animaux respirant ces mélanges avaient à leur disposition une quantité d'oxygène à peu près égale à celle qui existe dans l'air atmosphérique; cependant l'atmosphère était suffisamment riche en protoxyde d'azote pour produire des effets si ce gaz avait réellement une action particulière.

Des grenouilles laissées vingt-quatre heures dans un mélange de quatre cinquièmes de protoxyde d'azote et un cinquième d'oxygène ne présentaient aucun phénomène appréciable : sensibilité très nette au moindre pincement des pattes.

Deux autres grenouilles restées cinq jours dans un ballon contenant 300 centimètres cubes d'oxygène à 60 pour 100 et 1 litre de protoxyde d'azote pur, ne présentaient après ce temps ni stupéfaction ni anesthésie.

On place comparativement dans deux cloches égales, l'une remplie d'air, l'autre de protoxyde d'azote et d'oxygène, dans les proportions de l'air, deux moineaux à 5 heures 25 : — 7 heures, un peu de gêne dans la respiration égale chez l'un et l'autre oiseau. — 7 heures 30, on quitte les moineaux haletants, gonflés et assez semblables. — 9 heures, on retrouve les deux oiseaux morts. On fait l'analyse de l'air des cloches et l'on trouve pour l'air normal : acide carbonique,

11 pour 100; oxygène, 6 pour 100; dans le protoxyde d'azote: acide carbonique, 12 pour 100; oxygène, 5,8 pour 100.

Dans un mélange de 4 litres de protoxyde d'azote et 600 centimètres cubes d'oxygène on met un moineau à 2 heures 40.

3 heures 30 même état, pas de changement dans l'allure de l'oiseau ; à 4 heures, il devient haletant ; on recueille de l'air de la cloche, qui donne à l'analyse 9,2 pour 100 d'acide carbonique. L'animal, mis à l'air, revient très-vite.

A 6 heures 45, on place dans une cloche de 2 litres contenant une atmosphère artificielle d'oxygène et de protoxyde d'azote, dans les proportions de 18 d'oxygène et 82 de protoxyde d'azote, un moineau. L'oiseau reste calme jusqu'à 7 heures 45 ; il commence alors à être gêné dans sa respiration. Revu à 9 heures, il est haletant et la mort a lieu à 9 heures 15. L'analyse des gaz de la cloche a donné 12 pour 100 d'acide carbonique, 3 pour 100 d'oxygène.

On fait respirer à un petit chien un mélange de protoxyde d'azote et d'oxygène dans les proportions de l'air atmosphérique. L'animal respire, au moyen d'une muselière de caoutchouc et au travers des soupapes de Müller, le mélange contenu dans un sac, de telle manière que l'animal inspirant les gaz du sac, expire au dehors, et par ce fait il n'y a point complication d'asphyxie par l'acide carbonique. On met l'animal à respirer le mélange de 12 heures 28 à 12 heures 50. c'est-à-dire pendant vingt-deux minutes ; pendant tout ce temps l'animal reste sensible à l'œil et la galvanisation de son nerf sciatique à un faible courant produit une vive douleur; pas de stupeur ni de somnolence : l'animal regarde quand on l'appelle.

Ces expériences montrent donc que des animaux peuvent respirer des atmosphères artificielles contenant 18 à 20 pour 100 d'oxygène et 60 à 80 pour 100 de protoxyde d'azote, pendant un temps suffisamment long, sans présenter de phénomènes manifestes et surtout sans offrir d'anesthésie.

Comme le protoxyde d'azote est très-soluble dans l'eau, qui en dissout les quatre cinquièmes de son volume, il était intéressant de rechercher la quantité de ce gaz qui se dissout dans le sang des animaux qui respirent ces atmosphères artificielles, et qui, cependant, ne présentent aucun trouble de la sensibilité, pour la comparer à celle du sang chez les animaux respirant le protoxyde d'azote pur au moment où l'asphyxie et l'anesthésie se montrent, afin de juger ainsi de la part qu'on pouvait attribuer au protoxyde d'azote dans ce phénomène. Il importait également de déterminer la quantité d'oxygène existant dans le sang au même moment.

Un chien respirant au travers des soupapes de Müller l'air ambiant, et qui avait pour 100 centimètres cubes de sang artériel,

Acide carbonique. . . . . . . . . . . 48,8
Oxygène. . . . . . . . . . . . . . 21
Azote . . . . . . . . . . . . . . . 2

est mis à respirer dans un sac un mélange gazeux renfermant pour 100 :

Protoxyde d'azote. . . . . . . . . . 62
Oxygène. . . . . . . . . . . . . . 21
Azote , . . . . . . . . . . . . . . 17

L'animal met 7 minutes 30 secondes à inspirer 50 litres de ce mélange, et pendant tout ce temps reste sensible à l'œil et au pincement des orteils. L'analyse des gaz du sang faite alors donne pour 100 centimètres cubes de sang artériel bien rouge :

Acide carbonique. . . . . . . . . . . 46
Oxygène. . . . . . . . . . . . . . 19,7
Protoxyde d'azote. . . . . . . . . . 29
Azote . . . . . . . . . . . . . . . 0,3

Le même animal ayant été laissé reposer pendant une demi-heure, est mis à respirer du protoxyde d'azote pur pendant 1 minute 45 secondes : l'animal étant alors gêné dans sa respiration, mais restant toujours sensible, on fait l'analyse des gaz du sang artériel noir, et l'on trouve :

> Acide carbonique. . . . . . . . . . 37
> Oxygène. . . . . . . . . . . . . 5,2
> Protoxyde d'azote. . . . . . . . . 28,1
> Azote. . . . . . . . . . . . . 0,7

Un second chien, respirant par le système que nous avons déjà indiqué, dans un sac de protoxyde d'azote, est trouvé insensible à l'œil et au pincement du doigt après 3 minutes de respiration dans le sac. L'analyse des gaz du sang, faite alors, donne pour 100 centimètres cubes de sang artériel très-noir :

> Acide carbonique. . . . . . . . . . 36,6
> Oxygène . . . . . . . . . . . . 3,3
> Protoxyde d'azote . . . . . . . . . 34,6

Un troisieme chien, inspirant dans un sac de protoxyde d'azote, étant encore un peu sensible à la troisième minute, est trouvé complétement insensible à l'électrisation du nerf sciatique après 4 minutes. L'analyse des gaz du sang artériel très-noir faite alors, a donné :

> Acide carbonique. . . . . . . . . . 34
> Oxygène. . . . . . . . . . . . . 0,05
> Protoxyde d'azote. . . . . . . . . 37

De ces expériences MM. Jolyet et Blanche tirent les conclusions suivantes :

Puisqu'il y a, dans le sang artériel des chiens qui respirent une atmosphère artificielle de protoxyde d'azote et d'oxygène, à peu près la même quantité de protoxyde d'azote dissous qu'on en retrouve dans le sang des mêmes animaux respi-

rant le protoxyde d'azote pur, à l'asphyxie, on ne peut attribuer l'anesthésie qui se montre alors à la présence du gaz
protoxyde d'azote dans le sang artériel. La cause de l'anesthésie se trouve tout naturellement être le résultat de l'asphyxie par privation plus ou moins complète de l'oxygène
du sang artériel. On sait, en effet, que lorsqu'il n'y a plus
que 2 à 3 pour 100 d'oxygène dans le sang artériel, l'anesthésie commence à se montrer (P. Bert).

Les opinions de ces auteurs se résument dans les propositions suivantes :

Le protoxyde d'azote chimiquement pur ne peut entretenir
la respiration des animaux, non plus que celle des végétaux,
la combustion, dans laquelle consiste la respiration, n'étant
pas assez énergique pour décomposer le gaz protoxyde
d'azote.

Respiré pur par les animaux, le protoxyde d'azote est
donc un gaz asphyxiant qui amène la mort en produisant
tous les signes généraux de l'asphyxie par strangulation ou
par respiration de gaz inertes (azote ou hydrogène), et à peu
près dans le même temps.

Respiré pur, si le protoxyde d'azote produit l'anesthésie,
c'est par privation d'oxygène dans le sang ; l'insensibilité se
montre lorsqu'il commence à n'y avoir plus dans le sang
artériel que 2 à 3 pour 100 d'oxygène. Le sang artériel est
alors très-noir et contient 30 à 40 pour 100 de protoxyde
d'azote.

Les animaux peuvent vivre en respirant des atmosphères
artificielles de protoxyde d'azote et d'oxygène dans la proportion des gaz de l'air, le protoxyde d'azote remplaçant
l'azote, sans présenter de troubles de la sensibilité. Le sang
artériel contient alors environ 30 à 35 pour 100 de protoxyde
d'azote. Des oiseaux plongés dans une atmosphère confinée
semblable se comportent comme ceux placés dans une cloche
d'air de même capacité, et meurent après avoir épuisé à peu

près également l'oxygène des cloches et formé autant d'acide carbonique.

Le protoxyde d'azote étant un gaz irrespirable e tne possédant pas les propriétés anesthésiques qu'on lui a attribuées, son emploi ne peut être que dangereux et doit, à ce titre, être proscrit de la pratique médicale.

Telle sont les conclusions de MM. Jolyet et Blanche sur l'anesthésie proto-azotée. On le voit, elles ne sont guère favorables à cet agent anesthésique. Mais nous espérons pouvoir les réfuter et démontrer qu'elles ont été un peu hâtives et surtout appuyées sur des faits étrangers à la clinique.

### Expériences de Zuntz et Golstein.

Les expériences de M. Goltstein, exécutées dans le laboratoire de physiologie de M. Plüger à Bonn avec l'assistance de M. le professeur Zuntz, sont surtout remarquables par la précision des méthodes employées et par la variété des questions posées par l'auteur.

M. Goltstein a commencé par rechercher si l'oxygène dégagé par la décomposition du protoxyde d'azote dans le corps peut être utilisé par l'organisme. Cette question méritait une solution, malgré la justesse de la conclusion de Hermann qui niait la possibilité d'entretenir la respiration en remplaçant l'oxygène de l'air atmosphérique par l'oxygène provenant de la décomposition mentionnée.

En effet, s'il est hors de doute que le protoxyde d'azote ne peut pas être regardé comme un gaz respirable, capable de remplacer l'air, il restait encore à prouver que des petites quantités d'oxygène formées par la décomposition du protoxyde d'azote ne peuvent être utilisées pour l'organisme.

Les difficultés expérimentales que Goltstein a rencontrées dès le premier pas dans ses recherches dirigées sur le point indiqué, l'ont empêché d'arriver à des résultats tout à fait concluants. Pour donner une idée de ces difficultés il suffirait de citer une série de ces expériences. M. Goltstein a enfermé des grenouilles dans des tubes cylindriques dont le bouchon était muni de deux ouvertures. Deux tubes en verre traversaient ces ouvertures ; bouchon et tubes plongeaient dans un bain de mercure. Pendant quelques heures il faisait traverser son verre cylindrique par un courant d'oxygène pur pour être sûr qu'il n'y est restée la moindre trace d'azote. Après quoi il remplaçait l'oxygène par le protoxyde d'azote. Quelques instants après que l'animal respirait ce gaz il pouvait trouver dans le cylindre des traces d'azote.

On aurait pu conclure de cette expérience qu'une décomposition de protoxyde d'azote a eu lieu dans le corps de la grenouille ; mais M. Goltstein a découvert après que le protoxyde d'azote employé n'était pas absolument libre d'air. Il était donc impossible de tirer de ces expériences une conclusion définitive.

Les expériences faites sur des lapins n'étaient pas plus heureuses, quant à la question principale qu'elles devaient élucider. Mais elles ont donné comme résultat la constatation d'un fait qui n'est pas sans intérêt. Les analyses faites par M. Goltstein pendant ses expériences lui ont démontré, que non-seulement le sang mais tous les liquides organiques du corps absorbent le protoxyde d'azote.

Les expériences ayant pour but de déterminer si le protoxyde d'azote est capable de produire une narcose complète ont été exécutées comparativement sur les grenouilles ; les unes respiraient le $N^2O$ pur, les autres respiraient l'hydrogène. Tandis que les premières perdaient cinq minutes après toute sensibilité et ne donnaient plus aucune réaction réflexe par l'excitation de la peau avec de l'acide, les secondes conservaient encore pendant une heure et quart l'excitabilité réflexe.

En même temps, M. Goltstein a pu confirmer l'observation

des autres observateurs qu'au moment de la profonde anesthésie produite par le N²O, il suffisait de donner libre accès à l'air pour immédiatement rappeler la grenouille à la vie, et faire revenir l'excitabilité perdue.

De ce dernier fait M. Goltstein conclut avec raison qu'une narcose complète ne peut être *produite et entretenue* que quand l'action du *protoxyde d'azote* est conduite avec l'*absence* de l'oxygène, c'est-à-dire avec l'asphyxie.

En effet, la quantité minime de l'air qui suffit pour rétablir l'excitabilité indique clairement que ce rétablissement ne peut être dû qu'à l'interruption de l'asphyxie.

Cette dernière expérience nous l'avons souvent nous-même exécutée sur les grenouilles et sur les lapins. Dans toutes ces expériences nous avons pu constater la différence relative qui existe entre l'asphyxie par la respiration d'un gaz indifférent et l'asphyxie produite par la respiration du protoxyde d'azote. Une grenouille conserve pendant des heures entières son excitabilité et son pouvoir réflexe quand elle ne souffre que de l'absence de l'oxygène. Tandis que cette absence combinée avec l'introduction du protoxyde d'azote dans l'organisme produit déjà, après cinq à dix minutes, la perte complète de la sensibilité et des actions réflexes.

Chez les lapins la différence est la même, quoique naturellement elle se produit dans des limites de temps beaucoup plus petites.

Chez les uns et les autres animaux le rétablissement subit de la sensibilité après l'introduction des quantités minimes de l'air atmosphérique ou de l'oxygène, a indiqué clairement que ce n'est que la combinaison de l'asphyxie avec la respiration du N²O qui produit une narcose complète.

M. Goltstein a, en outre, exécuté de nombreuses expériences sur les lapins et les chiens pour étudier comparativement les phénomènes de l'asphyxie pure et de l'asphyxie produite par la respiration du protoxyde d'azote.

Ces expériences lui ont premièrement démontré que dans l'asphyxie provoquée par $N^2O$, il faut distinguer trois phases distinctes. Dans la première, la respiration devient moins fréquente et plus profonde. Cette phase correspond presque complétement à la première phase de l'asphyxie ordinaire, telle que l'a décrite le docteur Högyes.

La seconde phase de l'asphyxie par le protoxyde d'azote diffère de celle produite par l'occlusion de la trachée, en ce que l'aspiration active cesse bien plus vite. Soixante-cinq secondes après l'aspiration de $N^2O$ l'aspiration active a cessé, tandis qu'elle dure cent deux à cent huit secondes après le commencement de l'asphyxie ordinaire.

Tandis que dans cette dernière asphyxie l'animal garde encore sa sensibilité pendant cette seconde phase, elle est déjà complétement disparue dans la première. Ainsi, par exemple, l'excitation de la cornée reste dans cette phase sans effet chez un chien narcotisé par $N^2O$ ; tandis qu'elle est encore très-efficace chez un chien dont la trachée est simplement occluse.

Cette différence est d'une très-grande importance pratique, parce qu'elle permet d'interrompre la respiration du gaz avant que la troisième phase de l'asphyxie, celle qui présente le véritable danger, soit commencée. En effet, l'anesthésie étant déjà obtenue dans cette seconde phase, il est complétement inutile pour le praticien de continuer la narcotisation.

La troisième phase diffère dans le cas de narcotisation par le $N^2O$ en ce qu'elle manque complétement des symptômes convulsifs de l'asphyxie. M. Goltstein explique cette absence de la même manière que M. Hermann. La narcose produite par $N^2O$ empêche l'apparition des convulsions provoquée par la suffocation.

La série d'expériences exécutées par M. Goltstein pour étudier l'influence du protoxyde d'azote sur la pression du sang et sur le nombre des battements du cœur ne présente pas un grand intérêt pratique. Ces expériences ont été faites avec toutes les précautions méthodiques exigées par la physiologie moderne pour de pareilles recherches. Comme résultat général, les recherches de MM. Zuntz et Goltstein ont prouvé que la pression du sang et la fréquence des battements du cœur changent sous l'influence de l'inspiration du $N^2O$ de la même manière que sous l'influence de l'asphyxie par suffocation.

M. Goltstein a aussi essayé de déterminer exactement le moment où commence, chez le lapin et le chien, l'anesthésie sous l'influence de $N^2O$. Il a ainsi démontré que l'anesthésie apparaît de trente à quarante secondes après le commencement de l'inhalation, tandis que l'asphyxie complète ne commence qu'une minute plus tard. Chez l'homme, M. Goltstein a constaté l'anesthésie après soixante à soixante-cinq secondes d'inhalation.

On trouvera, dans les tableaux suivants, un exposé très-précis des belles recherches de M. le docteur Goltstein sur l'action physiologique du protoxyde d'azote et sur l'action de ce gaz comparée à celles d'autres gaz, tels que l'azote, l'hydrogène et l'air.

Nous avons préféré la forme synoptique de ces tableaux, qui résument un nombre considérable d'expériences qu'il nous eût, du reste, été impossible de présenter au lecteur sous une autre forme.

**TABLEAU I.** — Augmentation de la pression et moment où elle atteint son maximum.

| CHIENS | | | | | | LAPINS | | | | | |
| 10 EXPÉRIENCES N°O | | | 5 EXP. N ; 5 EXP. H. | | | 8 EXPÉRIENCES N°O | | | 8 EXPÉRIENCES H. | | |
| NUMÉRO des expériences | AUGMENTATION de la pression en millimètres | MAXIMUM en secondes | NUMÉRO des expériences | AUGMENTATION de la pression en millimètres | MAXIMUM en secondes | NUMÉRO des expériences | AUGMENTATION de la pression en millimètres | MAXIMUM en secondes | NUMÉRO des expériences | AUGMENTATION de la pression en millimètres | MAXIMUM en secondes |
|---|---|---|---|---|---|---|---|---|---|---|---|
| VI | 38 | 43 | V (N) | 119 | 36 | 37 | 9 | 22 | 36 | 29 | 60 |
| VI | 44 | 55 | VIII (N) | 22 | 162 | 39 | 0 | | 38 | 0 | |
| XI | 37 | 32 | X (N) | 31 | 83 | 40 | 44 | 42 | 41 | 41 | 33 |
| XII | 30 | 52 | XVIII (N) | 99 | 38 | 42 | 32 | 43 | 43 | 9 | 40 |
| XIV | 19 | 107 | XXI (N) | 18 | 58 | 44 | 8 | 6 | 45 | 0 | |
| XVII | 57 | 107 | XX (H) | 16 | 72 | 47 | 24 | 35 | 46 | 0 | 16 |
| XIX | 43 | 122 | XXII (H) | 20 | 50 | 50 | 13 | 8 | 48 | 10 | |
| XXIV | 93 | 72 | XXIII (H) | 69 | 59 | 51 | 13 | 20 | 49 | 0 | |
| XXVII | 62 | 42 | XXVI (H) | 11 | 13 | | | | | | |
| XXIX | 40 | 33 | XXVIII (H) | 17 | 11 | | | | | | |
| Moyenne | 46,3 | 66,5 | | 42,4 | 58,1 | | 18 | 25,1 | | 11,1 | 38,2 |

TABLEAU II. — Maximum de la pression sanguine, dans dix expériences pratiquées sur des chiens, dont cinq avec du nitrogène et cinq avec de l'hydrogène.

| NOMBRE des expériences | RESPIRATION normale | 0—15 | 15—30 | 30—45 | 45—60 | 60—75 | 75—90 | 90—105 | 105—120 | 120—135 | 135—150 | 150—165 | 165—180 | 180—195 |
|---|---|---|---|---|---|---|---|---|---|---|---|---|---|---|
| 5 (N.) | 141 | 170 | 176 | 260 | | 196 | 164 | 200 | 180 | 180 | 181 | 176 | 172 | 118 |
| 8 (N.) | 130 | 144 | | 144 | | 120 | | 127 | 117 | 116 | 113 | 152 | 148 | 144 |
| 10 (N.) | 129 | 131 | 140 | 164 | 164 | 159 | 167 | 154 | | | | | | |
| 18 (N.) | 140 | 158 | 238 | 239 | 159 | | 123 | 142 | 120 | | | | | |
| 20 (H.) | | | | 114 | 126 | 130 | 130 | | | | | | | |
| 21 (N.) | 160 | 162 | 162 | 166 | 174 | 178 | 154 | 120 | | | | | | |
| 22 (H.) | 116 | 123 | 124 | 134 | 136 | | | | | | | | | |
| 23 (H.) | 166 | 181 | 181 | 190 | 235 | 233 | 234 | 220 | 214 | | | | | |
| 26 (H.) | 146 | 157 | 156 | 153 | 111 | 94 | 84 | 73 | 65 | | | | | |
| 28 (H.) | 126 | 143 | 135 | 127 | 104 | 70 | | | | | | | | |
| Moyenne. | 139 | 152,1 | 163,9 | 169,1 | 151,1 | 148 | 150,9 | 149,4 | 139,2 | 148 | 147 | 164 | 160 | 131 |

**TABLEAU III.** — Maximum de la pression sanguine, dans dix expériences pratiquées sur des chiens, dont cinq avec du nitrogène et cinq avec de l'hydrogène.

| RESPIRATION | 0—15 | 15—30 | 30—45 | 45—60 | 60—75 | 75—90 | 90—105 | 105—120 | 120—135 | 135—150 | 150—165 | 165—180 | 180—195 | 195—210 |
|---|---|---|---|---|---|---|---|---|---|---|---|---|---|---|
| 5 | 120 | 124 | 170 | 147 | 154 | 150 | | 128 | 124 | 132 | 134 | 144 | 140 | 144 |
| 8 | 100 | | 90 | 68 | 72 | | 87 | 58 | 62 | 68 | 88 | 50 | 54 | 50 |
| 10 | 104 | 98 | 90 | | 92 | 50 | 50 | | | | | | | |
| 18 | 130 | 152 | 152 | 110 | | 86 | 70 | 8 | | | | | | |
| 20 | | | 103 | 102 | 123 | 60 | 27 | | | | | | | |
| 21 | 156 | 158 | 148 | 164 | 152 | 128 | 98 | | | | | | | |
| 22 | 118 | 110 | 124 | 113 | | | | | | | | | | |
| 23 | 160 | 163 | 163 | 486 | 202 | 202 | 206 | 201 | | | | | | |
| 26 | 118 | 121 | 88 | 72 | 61 | 56 | 50 | 46 | | | | | | |
| 28 | 120 | 120 | 84 | 45 | 31 | | | | | | | | | |
| Moyenne. | 125,1 | 129,5 | 121,2 | 104,1 | 110,9 | 106 | 84 | 82,2 | 93 | 100 | 111 | 97 | 97 | 97 |

**TABLEAU IV.** — Maximum de la pression sanguine dans huit expériences pratiquées sur des lapins avec de l'hydrogène.

| NUMÉRO de l'expérience | 15—0 | 15 | 30 | 45 | 60 | 75 | 90 | 105 | 120 | 135 | 150 | 165 | 180 | |
|---|---|---|---|---|---|---|---|---|---|---|---|---|---|---|
| 36 | 107 | 120 | 121 | 128 | 136 | 136 | 111 | 114 | 130 | 132 | 107 | | | Respiration artificielle. |
| 38 | 86 | 85 | 84 | 62 | 76 | 62 | 62 | 78 | 92 | 97 | 104 | | | Respiration artificielle |
| 41 | 100 | 100 | 121 | 141 | 130 | 139 | —80 120 111 | 99 | 85 | | | | | Respiration artificielle |
| 43 | 107 | 102 | 116 | 116 | 104 | 78 | 90 | 80 | 47 | 48 | 39 | 28,5 | —195 23,5 | —225 —295 17, 12, l'animal meurt. |
| 45 | | | 94 | 34 | 23 | 15 | 13 | 10 | 10 | | | | | Respiration artificielle sans succès, l'animal meurt. |
| 46 | 112 | 114 | 104 | 34 | 27 | | | | | 25,3 | | | | Resp. artificielle sans succès, l'animal meurt. |
| 48 | 98 | 106 | 105 | 102 | 95 | 112 | 109 | 144 | 146 | 151 | 140 | —270 141 | | Respiration artificielle. |
| 49 | 115 | 116 | 112 | —33 80 66 | 94 | 114 | 160 | 160 | 129 | | | | | Respiration artificielle. |
| Moyenne | 103,6 | 106,1 | 95,1 | 111,8 | | | | | | | | | | |

Dans ce tableau et dans les suivants, le **trait noir** indique la cessation des inhalations de protoxide d'azote ou d'hydrogène.

Les mots « Respiration artificielle » indiquent que ce procédé a été mis en usage pour ramener l'animal à la vie. Il en est de même dans les autres tableaux.

**TABLEAU V.** — Minimum de la pression sanguine dans huit expériences faites sur des lapins avec de l'hydrogène.

| NUMÉRO de l'expérience | 15—0 | 15 | 30 | 45 | 60 | 75 | 90 | 105 | 120 | 135 | 150 | 165 | 180 | Observations |
|---|---|---|---|---|---|---|---|---|---|---|---|---|---|---|
| 36 | 95 | 72 | 44 | 24 | 76 | 92 | | 97 | 97 | 106 | 98 | | | Respiration artificielle. |
| 38 | 82 | 80 | 62 | 26 | 26 | 28 | 28 | 61 | 78 | 84 | 85 | | | |
| 41 | 85 | 97 | 82 | 104 | 88 | 104 | —79<br>110\|98 | 69 | 66 | | | | | Respiration artificielle. |
| 43 | 100 | 98 | 83 | 80 | 70 | 70 | 74 | 46 | 41 | 39 | 28 | 23 | 17 | 12 \| 12 \| L'an¹ meurt. |
| 45 | | | 24 | 23 | 15 | 12 | 10 | 10 | | | | | | Sans succès, l'animal meurt. |
| 46 | 101 | 94 | 34 | 27 | | | | | | 25 | | | | Sans succès, l'animal meurt. |
| 48 | 95 | 95 | 56 | 54 | 61 | 91 | 93 | 104 | 122 | 140 | 122 | 122 | | Respiration artificielle. |
| 49 | 109 | 97 | 64 | 33<br>66\|50 | 46 | 73 | 126 | 125 | 103 | | | | | Respiration artificielle. |
| Moyenne | 96 | 90,4 | 56,1 | 53,8 | | | | | | | | | | |

TABLEAU VI. — Maximum de la pression sanguine, dans dix expériences pratiquées sur des chiens avec le protoxyde d'azote.

| RESPIRATIONS | NORMALE | 0—15 | 15—30 | 30—45 | 45—60 | 60—75 | 75—90 | 90—105 | 105—120 | 120—135 | 135—150 | 150—165 | 165—180 |
|---|---|---|---|---|---|---|---|---|---|---|---|---|---|
| 6 | 118 | 122 | 126 | 156 | 153 | 140 | 121 | 124 | 130 | 112 | 126 | 130 | 136 |
| 7 | 132 | 144 | 160 | 174 | 174 | 154 | 102 | | | | | | |
| 11 | 121 | 126 | 156 | 158 | 130 | 90 | 94 | 94 | | | | | |
| 12 | 128 | 134 | 143 | 158 | 150 | 114 | 90 | 110 | 92 | 94 | 95 | 93 | 104 |
| 14 | 151 | 164 | 156 | 150 | 155 | 160 | 168 | 170 | 170 | 164 | 160 | 156 | |
| 17 | 146 | 156 | 154 | 170 | 174 | 179 | 183 | 195 | 203 | 155 | 127 | | |
| 19 | 71 | 72 | 73 | 76 | 97 | 108 | 108 | 104 | 109 | 114 | | | |
| 24 | 163 | 170 | 172 | 167 | 208 | 256 | 252 | 221 | 221 | 211 | | | |
| 27 | 137 | 162 | 169 | 199 | 165 | 148 | 119 | | 65 | | | | |
| 29 | 126 | 153 | 166 | | 152 | 120 | 73 | | 58 | | | | |
| Moyenne | 120,3 | 140,3 | 147,5 | 156,4 | 155,8 | 136,9 | 131,2 | 145,9 | 131 | 141,7 | 111 | 126,3 | 120 |

**TABLEAU VII.** — Minimum de la pression du sang dans dix expériences pratiquées sur des chiens avec du protoxyde d'azote.

| Numéro de l'expérience | 0—15 | 15—30 | 30—45 | 45—60 | 60—75 | 75—90 | 90—105 | 105—120 | 120—135 | 135—150 | 150—165 | 165—180 |
|---|---|---|---|---|---|---|---|---|---|---|---|---|
| 6 | 108 | 108 | 112 | 108 | 102 | 74 | 56 | 34 | 40 | 83 | 98 | 106 |
| 7 | 124 | 116 | 120 | 102 | 46 | 50 | | | | | | |
| 11 | 104 | 110 | 106 | 66 | 42 | 45 | 54 | | | | | |
| 12 | 110 | 108 | 120 | 91 | 43 | 43 | 56 | 55 | 56 | 56 | 44 | |
| 14 | 116 | 90 | 78 | 87 | 78 | 86 | 103 | 104 | 116 | 121 | 110 | |
| 17 | 135 | 139 | 144 | 152 | 159 | 159 | 175 | 149 | 109 | 100 | | |
| 19 | 62 | 64 | 70 | 72 | 94 | 82 | 81 | 94 | 96 | | | |
| 24 | 150 | 161 | 154 | 156 | 203 | 311 | 206 | 205 | 193 | | | |
| 27 | 116 | 142 | 147 | 131 | 102 | 48 | 46 | 44 | | | | |
| 29 | 117 | 149 | | 116 | 54 | 49 | 44 | 40 | | | | |
| Moyenne. | 114,2 | 118,7 | 115,7 | 108,1 | 92,3 | 84,7 | 91,2 | 90,6 | 101,7 | 78,6 | 84 | 82 |

**TABLEAU VIII.** — Maximum de la pression sanguine dans huit expériences faites sur des lapins avec le protoxyde d'azote.

| EXPÉRIENCES | —15—0 | —15 | —30 | —45 | —60 | —75 | —90 | —105 | —120 | —135 | —150 | —165 | —180 | —195 | | | | |
|---|---|---|---|---|---|---|---|---|---|---|---|---|---|---|---|---|---|---|
| 37 | 95 | 96 | 104 | 101 | 101 | 128 | 129 | 94 | 89 | 104 | 134 | Respiration artificielle. | | | | | | |
| 39 | 77 | 77 | 76 | 69 | 56 | 28 | 30 | 29 | 30 | 42 | 48 | 48 | 45 | 48 | —255 48 | —315 35 | —375 25 | —405 10,5* |
| 40 | 114 | 120 | 148 | 158 | 156 | —67 139 134 | 157 | 158 | 153 | | | | | | | | | |
| 42 | 100 | 105 | 111 | 132 | 126 | | | 118 | —1 100 91 | | | | | | | | | |
| 44 | 108 | 116 | 97 | 74 | 70 | 40 | 65 | 80 | 81 | | | | | | | | | |
| 47 | 110 | 112 | 120 | 134 | 102 | 128 | 140 | 136 | 120 | 113 | | 123,5 | 119 | 110, | 119, | 108, | 108 | |
| 50 | 99 | 112 | 111 | —39 70 81 | 84 | 49 | 48 | 58 | 74 | Malgré la respiration artificielle pratiquée pendant un quart d'heure, l'animal meurt après avoir spontanément respiré. | | | | | | | | |
| 51 | 117 | 124 | 130 | —40 106 85 | 108 | 146 | | 130 | 106 | | | | | | 300—315 141 | 375—390 131 | 420—435 127 | |
| Moyenne | 102,7 | 107,5 | 112 | 106 | 99 | | | | | | | | | | | | | |

* L'animal meurt.

**TABLEAU IX.** — Minimum de la pression sanguine dans huit expériences pratiquées sur des lapins avec le protoxyde d'azote.

| NUMÉRO des EXPÉRIENCES | 15—0 | 0—15 | 15—30 | 30—45 | 45—60 | 60—75 | 75—90 | 90—105 | 105—120 | 120—135 | 135—150 | 150—165 | 165—180 | 180—195 | | | | |
|---|---|---|---|---|---|---|---|---|---|---|---|---|---|---|---|---|---|---|
| 37 | 86 | 87 | 86 | 58 | 59 | 42 | 92 | 87 | 84 | 85 | 102 | Respiration artificielle. | | | —255 | —315 | —375 | —405* |
| 39 | 73 | 70 | 66 | 46,6 | 17 | 12 | 23 | 16 | 20 | 23 | 38 | 42 | 41 | 40 | 24 | 17 | 10 | 7 |
| 40 | 111 | 110 | 112 | 119 | 122 | —67<br>1 1 \|120 | 128 | 138 | 144 | | | | | | | | | |
| 42 | 97 | 98 | 93 | 101 | 106 | | | 99 | —112<br>90 \|77 | Respiration artificielle. | | | | | | | | |
| 44 | 107 | 95 | 69 | 32 | 19 | 20 | 26 | 56 | 60 | | | | | | | | | |
| 47 | 105 | 98 | 104 | 89 | 49 | 44 | 103 | 101 | 00 | 98 | | 123,5 | 119 | 110, | 119 | 108 | 108 | |
| 50 | 94 | 95 | 50 | —39<br>38 \|66 | 49 | 39 | 36 | 43 | 52 | | | | | | | | | |
| 51 | 106 | 103 | 98 | —40<br>5 5 53 | 44 | 126 | | 103 | 95 | | 375—390<br>136 | 375—390<br>126 | | 220—435<br>121 | | | | |
| Moyenne | 97,5 | 94,5 | 84,7 | 67,2 | 62 | | | | | | | | | | | | | |

* L'animal meurt.

# ANESTHÉSIE CHIRURGICALE.

**TABLEAU X.** — Asphyxie d'un chien par l'oblitération de la trachée.

| DURÉE | PAR 1/4 DE MINUTE | | PRESSION DU SANG | | OBSERVATIONS |
|---|---|---|---|---|---|
| | RESPIRATION | POULS | MAXIMUM | MINIMUM | |
| 0—15 | 6 | 11 | 145 | 106 | |
| 15—30 | 5 | 12 | 146 | 82 | |
| 30—45 | 5 | 9 | 132 | 58 | |
| 45—60 | 5 | 5 | 136 | 72 | |
| 60—75 | 5 | 6 | 144 | 76 | |
| 75—90 | 4 | 7 | 144 | 80 | |
| 90—105 | 3 | 8 | 145 | 78 | |
| 105—120 | 3 | 12 | 2 | 70 | |
| 120—135 | 2 | 9 | 134 | 62 | |
| 135—150 | 3 | 7 | 103 | 50 | |
| 150—165 | 1 | 6 | 94 | 44 | |
| 165—180 | 2 | 5 | 88 | 43 | |
| 180—195 | 1 | 6 | 85 | 38 | |
| 195—210 | 1 | 8 | 98 | 44 | |
| 210—225 | 1 | 11 | 118 | 63 | |
| 225—240 | | 14 | 120 | 80 | |

**TABLEAU XI.** — Inhalation de protoxyde d'azote chez un chien; rétablissement de l'animal.

| DURÉE | PAR 1/4 DE MINUTE | | PRESSION DU SANG | | OBSERVATIONS |
|---|---|---|---|---|---|
| | RESPIRATION | POULS | MAXIMUM | MINIMUM | |
| Normale | | | 146 | | |
| 0—15 | 5 | 44 | 156 | 135 | |
| 15—30 | 7 | 44 | 154 | 139 | |
| 30—45 | 7 | 36 | 170 | 144 | |
| 45—60 | 8 | 28 | 174 | 152 | |
| 60—75 | 8 | 27 | 179 | 159 | |
| 75—90 | 7 | 28 | 183 | 159 | |
| 90—105 | 7 | 22 | 195 | 175 | |
| 105—120 | 2 | 17 | 203 | 149 | |
| 120—135 | 2 | 9 | 155 | 109 | |
| 135—145 | 1 | 7 | 127 | 100 | La trachée est mise en communication avec l'air extérieur. |
| 145—150 | 0 | | 117 | 100 | |
| 150—165 | 0 | | 130 | 106 | |
| 165—180 | 0 | | 134 | 122 | |
| 180—195 | 1 | | 186 | 129 | Aussitôt après la première inspiration d'air, augmentation considérable de la pression du sang. |
| 195—210 | 2 | | 194 | 140 | |
| 210—225 | | | 201 | | |

**TABLEAU XII.** — Asphyxie d'un chien par inhalation de nitrogène, et rétablissement spontané par inhalation d'air.

| DURÉE | PAR 1/4 DE MINUTE | | PRESSION DU SANG | | OBSERVATIONS |
|---|---|---|---|---|---|
| | RESPIRATION | POULS | MÀXIMUM | MINIMUM | |
| Normale | | | 160 | | |
| 0—15 | 7 | 24 | 162 | 156 | |
| 15—30 | 4 | 21 | 162 | 150 | |
| 30—45 | 8 | 25 | 166 | 148 | |
| 45—60 | 12 | 24 | 174 | 164 | |
| 60—75 | 12 | 16 | 174 | 152 | A partir de la 67e seconde, la pression du sang baisse graduellement jusqu'au moment de l'inhalation de l'air. |
| 75—90 | 12 | 13 | 154 | 128 | |
| 90—105 | 7 | 8 | 130 | 98 | L'inhalation de l'air commence. |
| 105—120 | 1 | 7 | 98 | 88 | A partir de la 112e seconde, la pression du sang s'élève. |
| 120—135 | 1 | 9 | 124 | 92 | |
| 135—150 | 1 | 11 | 141 | 122 | |
| 150—165 | 2 | 18 | 184 | 131 | A partir de la 160e seconde, la fréquence du pouls augmente subitement de 131 à 200mm. |
| 165—180 | 2 | 14 | 200 | 120 | A partir de la 170e à la 175e seconde, il y a arrêt du cœur, et la pression s'abaisse à 140mm. |

**TABLEAU XIII.**— Asphyxie d'un chien avec le protoxyde d'azote; rétablissement spontané après respiration d'air.

| DURÉE | PAR 1/4 DE MINUTE | | PRESSION DU SANG | | OBSERVATIONS |
|---|---|---|---|---|---|
| | RESPIRATION | POULS | MAXIMUM | MINIMUM | |
| Normale | | | 71 | | |
| 0—15 | 2—3 | 38 | 72 | 62 | |
| 15—30 | 4 | 37 | 73 | 64 | |
| 30—45 | 9 | 37 | 76 | 70 | |
| 45—60 | 8 | 29 | 97 | 72 | |
| 60—75 | 6 | 25 | 108 | 94 | |
| 75—90 | 7 | 14 | 108 | 82 | |
| 90—105 | 11 | 13 | 104 | 81 | |
| 105—120 | 3 | 14 | 109 | 94 | |
| 120—130 | 1 | 14 | 114 | 96 | La respiration d'air commence. |
| 130—135 | 2 | | 124 | 96 | |
| 135—150 | | | 137 | 109 | |
| 150—165 | | | 137 | 85 | |
| 165—180 | | | 103 | 69 | |
| 180—195 | | | 101 | 82 | |
| 195—210 | | | 100 | 82 | |
| 210—225 | | | | | |
| 225—240 | | | | | |

**TABLEAU XIV.** — Asphyxie d'un lapin par l'hydrogène; rétablissement par la respiration artificielle.

| DURÉE | PAR 1/4 DE MINUTE | | PRESSION DU SANG | | OBSERVATIONS |
|---|---|---|---|---|---|
| | RESPIRATION | POULS | MAXIMUM | MINIMUM | |
| Normale | 15 | 53 | 107 | 95 | |
| 0—15 | 12 | 35 | 120 | 72 | |
| 15—30 | 3 | 11 | 121 | 44 | |
| 30—45 | 0 | 3 | 128 | 24 | |
| 45—60 | 0 | 16 | 136 | 76 | |
| 60—75 | 0 | | 136 | 92 | A partir de la 74ᵉ seconde, respiration artificielle. Toutes les respirations suivantes ont lieu par insufflation d'air. |
| 75—90 | 5 | 38 | 111 | 92 | |
| 90—105 | 4 | 37 | 114 | 97 | |
| 105—120 | 0 | 37 | 130 | 97 | |
| 120—135 | 0 | 35 | 132 | 106 | |
| 135—150 | 9 | 34 | 107 | 98 | |

**TABLEAU XV.**— Inhalation de protoxyde d'azote chez un lapin;
rétablissement par la respiration artificielle.

| DÜRÉE | PAR 1/4 DE MINUTE | | PRESSION DU SANG | | OBSERVATIONS |
|---|---|---|---|---|---|
| | RESPIRATION | POULS | MAXIMUM | MINIMUM | |
| Normale | 15,5 | 50 | 95 | 86 | |
| 0—15 | 14 | 46 | 96 | 87 | |
| 15—30 | 14 | 31 | 104 | 86 | |
| 30—45 | 5 | 17 | 101 | 58 | |
| 45—60 | 0 | 13 | 101 | 59 | La trachée est mise en communication avec l'air. |
| 60—75 | 6 | 12 | 128 | 42 | |
| 75—90 | 2 | 20 | 129 | 92 | Respiration artificielle. |
| 90—105 | 16 | 20 | 94 | 87 | |
| 105—120 | | 22 | 89 | 84 | |
| 120—135 | | 21 | 104 | 85 | |
| 135—150 | | 24 | 134 | 102 | |

Ce n'est qu'après trois minutes que l'animal réagit par l'excitation de la conjonctive.

**TABLEAU XVI**. — Chien. Inhalation successive d'air, de protoxyde d'azote et d'air.

| RESPIRATION | PAR 1/4 DE MINUTE | | PRESSION DU SANG | | OBSERVATIONS |
|---|---|---|---|---|---|
| | RESPIRATION | POULS | MAXIMUM | MINIMUM | |
| Normale | | | 144 | | |
| 0—15 | ? | 37 | 152 | 123 | |
| 15—30 | 6 | 33 | 151 | 126 | Les inhalations de protoxyde d'azote commencent. |
| 30—45 | 3 | 32 | 164 | 116 | |
| 45—60 | 2 | 31 | 156 | 90 | |
| 60—75 | 4 | 18 | 150 | 78 | |
| 75—90 | 4 | 14 | 155 | 87 | |
| 90—105 | 4 | 12 | 160 | 78 | |
| 105—120 | 4 | 8 | 168 | 86 | |
| 120—135 | 3 | 11 | 170 | 103 | |
| 135—150 | 3 | 11 | 170 | 104 | |
| 150—165 | 2 1/2 | 9—10 | 164 | 116 | |
| 165—180 | 2 | 9—10 | 160 | 121 | |
| 180—195 | 2 | 10 | 156 | 110 | L'inhalation de l'air commenc |
| 0—15 | 2 | 12 | 150 | 116 | |
| 15—30 | 1 | 12 | 206 | 116 | |
| 30—15 | 3 | 33 | 219 | 180 | |
| 45—60 | 4 | 15 | 196 | 79 | |
| 60—75 | 7 | 17 | 154 | 99 | |
| 75—90 | 6 | 17 | 163 | 105 | |
| 90—105 | 8 | 19 | 180 | 110 | |
| 180—195 | 8 | 17 | 162 | 122 | |

**TABLEAU XVII.** — Lapin. Inhalation de protoxyde d'azote ;
rétablissement par la respiration artificielle.

| DURÉE | PAR 1/4 DE MINUTE | | PRESSION DU SANG | | OBSERVATIONS |
|---|---|---|---|---|---|
| | RESPIRATION | POULS | MAXIMUM | MINIMUM | |
| 15—0 | 16 | 47 | 108 | 107 | |
| 0—15 | 18 | 51 | 116 | 95 | |
| 15—30 | 15 | 41 | 97 | 69 | |
| 30—45 | 0 | 15 | 74 | 32 | |
| 45—60 | | 6 | 70 | 19 | |
| 60—75 | 14 | 4 | 40 | 20 | A partir de la 60ᵉ seconde, l'animal ne respire que par l'insufflation. |
| 75—90 | 6 | 15 | 65 | 26 | |
| 90—105 | | 26 | 80 | 56 | La première respiration spontanée survient à la 100ᵉ seconde. |
| 105—120 | | 52 | 81 | 60 | |

**TABLEAU XVIII**. — Lapin. Inhalation de protoxyde d'azote; rétablissement après une seule insufflation très-faible d'air.

| DURÉE | PAR 1/4 DE MINUTE | | PRESSION DU SANG | | OBSERVATIONS |
|---|---|---|---|---|---|
| | RESPIRATION | POULS | MAXIMUM | MINIMUM | |
| —14—0 | 17 | 61 | 110 | 105 | |
| 0—15 | 20 | 58 | 112 | 98 | |
| 15—30 | 22 | 33 | 120 | 104 | |
| 30—45 | 21 | 27 | 134 | 89 | |
| 45—60 | 1 | 15 | 102 | 49 | |
| 60—75 | | 11 | 128 | 44 | Insufflation d'air : les respirations spontanées qui suivent ne sont pas enregistrées. |
| 75—90 | | 31 | 140 | 103 | |
| 90—105 | | 28 | 136 | 101 | |
| 105—120 | | 22 | 120 | 106 | |
| 120—135 | | 13 | 113 | 98 | |
| 165—180 | | 52 | 123,5 | 117 | 30 secondes ne sont pas enregistrées. |
| 180—195 | | 50 | 119 | 116 | |
| 195—210 | | 45 | 110 | 105,5 | |
| 210—225 | | 45 | 119 | 107 | L'œil recommence à réagir la 225e seconde, onde de Trau un sommet à toutes les 3 0 secondes. |
| 225—295 | Pas compté. | | | | |
| 295—310 | | 50 | 108 | 105 | |
| 310—370 | Pas compté. | | | | |
| 370—385 | | 56 | 108 | 102 | |

### Expériences de M. Paul Bert.

Nous terminons cet exposé, peut-être un peu long, des travaux de nos devanciers sur la physiologie du protoxyde d'azote, en reproduisant la note si intéressante que M. Paul Bert vient de communiquer à l'Académie des sciences.

Cette note est intitulée :

**Sur la possibilité d'obtenir, à l'aide du protoxyde d'azote, une insensibilité de longue durée, et sur l'innocuité de cet anesthésique (1).**

« Le protoxyde d'azote, dont les propriétés anesthésiques ont été découvertes par Humphry Davy à la fin du siècle dernier, est employé aujourd'hui par un très-grand nombre de praticiens pour obtenir l'insensibilité pendant l'extraction des dents. Mais cette insensibilité ne peut être prolongée, pour cette raison qu'au moment même où elle est suffisante apparaissent des phénomènes asphyxiques qui deviendraient bientôt redoutables. Aussi les chirurgiens américains ne sont parvenus à faire avec le protoxyde d'azote des opérations de longue haleine, qu'en produisant des anesthésies courtes, mais répétées, séparées par des phases de sensibilité.

» Cela tient à ce qu'on ne peut arriver à l'anesthésie qu'à la condition de faire respirer au patient du protoxyde d'azote pur, sans aucun mélange d'air ; il en résulte que l'asphyxie marche de pair avec l'anesthésie.

» Je me suis proposé de remédier à cet inconvénient si grave, et je suis parvenu à obtenir une anesthésie indéfiniment prolongée, en me mettant absolument à l'abri de toute menace d'asphyxie.

» Le fait que le protoxyde d'azote doit être administré pur

(1) Mémoire lu à l'Académie des sciences le 11 novembre 1878.

signifie que la tension de ce gaz doit, pour qu'il en pénètre une quantité suffisante dans l'organisme, être égale à une atmosphère. Sous la pression normale, il faut, pour obtenir ce résultat, que le gaz soit à la proportion de 100 pour 100. Mais, si nous supposons le malade placé dans un appareil où la pression soit poussée à deux atmosphères, on pourra le soumettre à la tension voulue en lui faisant respirer un mélange de 50 pour 100 de protoxyde d'azote et 50 pour 100 d'air; on devra donc obtenir de la sorte l'anesthésie, tout en maintenant dans le sang la quantité normale d'oxygène, et par suite en conservant les conditions normales de la respiration.

» C'est ce qui est arrivé; mais je dois le dire dès maintenant, je n'ai expérimenté que sur des animaux. Voici le dispositif de l'expérience : J'entre dans le cylindre, et là, sous une augmentation de pression d'un cinquième d'atmosphère, je fais respirer à un chien un mélange de cinq sixièmes de protoxyde d'azote et d'un sixième d'oxygène, mélange dans lequel on voit que la tension du gaz dit hilarant est précisément égale à une atmosphère. Dans ces conditions, l'animal est, en une ou deux minutes, après une phase d'agitation très-courte, anesthésié complétement : on peut toucher la cornée ou la conjonctive sans faire cligner l'œil, dont la pupille est dilatée, pincer un nerf de sensibilité mis à nu, amputer un membre, sans provoquer le moindre mouvement; la résolution musculaire est vraiment extraordinaire, et l'animal, n'étaient les mouvements respiratoires qui continuent à s'exécuter avec une régularité parfaite, semble frappé de mort. Cet état peut durer une demi-heure, une heure sans nul changement. Pendant tout ce temps, le sang conserve sa couleur rouge et sa richesse en oxygène, le cœur sa force et ses battements réguliers, la température son degré normal. Pendant tout ce temps, une excitation portée sur un nerf centripète provoque sur la respiration ou la circulation tous les phénomènes d'ordre réflexe qui se produisent chez l'animal sain. En un mot, tous les phénomènes dits de la vie végétative demeurent intacts, tandis que sont absolument abolis tous ceux de la vie animale.

» Lorsque, au bout d'un temps quelconque, on enlève le sac qui contenait le mélange gazeux, on voit l'animal, à la troisième ou à la quatrième respiration à l'air libre, recouvrer tout à coup la sensibilité, la volonté, l'intelligence, comme le prouve le désir de mordre que parfois il manifeste aussitôt. Détaché, il s'enfuit, marchant librement, et reprend immédiatement sa gaieté et sa vivacité.

» Ce rapide retour à l'état normal, si différent de ce qu'on observe avec le chloroforme, tient à ce que le protoxyde d'azote ne contracte pas, comme le chloroforme, de combinaisons chimiques dans l'organisme, mais est simplement dissous dans le sang. Dès qu'il n'y en a plus dans l'air inspiré, il s'échappe rapidement par le poumon, comme me l'ont montré les analyses des gaz du sang.

» L'innocuité d'action du protoxyde d'azote ressort du récit de ces expériences. D'une part, en effet, l'anesthésie, en frappant la sensibilité médullaire, respecte les réflexes de la vie organique, dont la suppression, facile par le chloroforme, peut seule mettre la vie en danger ; d'autre part, le retour immédiat à l'état normal, lorsqu'on revient à l'air libre, fait que l'opérateur est toujours maître de la situation.

Cette innocuité ressort non moins nettement du nombre infiniment petit d'accidents qui ont suivi les inhalations (lesquelles se comptent par centaines de mille) exécutées par les dentistes, souvent en dehors de toute prudence et de toute compétence, et dans les conditions où l'asphyxie vient augmenter les dangers, s'ils existent, de l'anesthésie.

» Je suis donc autorisé, dès maintenant, par mes expériences faites sur les animaux, à recommander très-vivement aux chirurgiens l'emploi du protoxyde d'azote sous pression, en vue d'obtenir une anesthésie de longue durée. Je puis leur affirmer qu'ils obtiendront, en mesurant, comme je l'ai indiqué, la pression barométrique et la composition centésimale du mélange, de manière à avoir, pour le protoxyde d'azote, la tension d'une atmosphère, et pour l'oxygène au moins la tension normale dans l'air, une insensibilité et une résolution musculaire aussi complètes qu'ils le désireront, avec retour immédiat à la sensibilité, avec bien-être consécutif parfait. Le procédé d'application du médicament présente même une commodité singulière, puisque, en présence des petites inégalités qui ne pourront manquer de se produire d'un individu à l'autre, en raison de susceptibilités spéciales, il suffira soit d'augmenter légèrement, soit de diminuer la pression barométrique, ce qui se fait, avec la plus extrême facilité, par le jeu d'un robinet.

» Je ne vois qu'une seule difficulté : elle tient à l'appareil instrumental nécessaire pour l'application du protoxyde d'azote sous tension. Je reconnais que l'obstacle est absolu pour la chirurgie des armées, pour celle de la campagne. Mais la plupart des grandes villes, et c'est là que se font presque toutes les opérations graves, possèdent des établissements de bain d'air comprimé. L'installation d'une salle où pourraient trouver place, aux côtés du patient et de l'opérateur, une douzaine d'assistants ne coûterait pas plus d'une dizaine de mille francs, faible dépense pour les administrations hospitalières.

» Ce sont là, du reste, les difficultés d'ordre secondaire, et dont la solution revient aux chirurgiens ; c'est à eux également qu'il appartiendra de résoudre les multiples questions de détails que soulève toujours l'application d'un nouvel agent thérapeutique. Il doit me suffire, comme physiologiste, d'avoir indiqué cet agent, montré les immenses avantages de son emploi, et insisté, entre autres, sur son innocuité si merveilleuse et si facilement explicable. »

### Conclusions générales.

Les nombreuses recherches faites sur le protoxyde d'azote depuis la remarquable découverte de Humphry Davy, dont nous venons de donner un résumé assez détaillé, les nombreuses expériences que nous avons pratiquées nous-même, les études chimiques auxquelles nous nous sommes livré depuis quinze années, nous permettent maintenant de formuler quelques conclusions sur l'action physiologique de ce gaz.

Posons avant tout les principales questions qui se rattachent à cette action, et voyons ensuite la solution qu'il est permis de lui donner, malgré les contradictions apparentes existant entre les expérimentateurs.

1° Le protoxyde d'azote peut-il remplacer dans l'organisme animal l'oxygène de l'air ; en d'autres termes, le protoxyde d'azote en entrant dans l'organisme y contracte-t-il des combinaisons chimiques ou se dissout-il simplement dans le sang ? Dans le premier cas se forme-t-il de l'oxygène libre capable d'entretenir la vie de l'animal ?

2° Le protoxyde d'azote a-t-il une action directe sur le système nerveux et quelle est cette action ?

3° Peut-on employer le protoxyde d'azote comme anesthésique sans danger d'asphyxie ?

A la première de ces questions la science donne une réponse catégorique : le protoxyde d'azote ne forme pas de combinaison chimique, il se dissout simplement dans les liquides de l'organisme, et il ne peut aucunement servir à remplacer l'oxygène de l'air atmosphérique. Tous les expérimentateurs, comme MM. L. Hermann, Jolyet, Goltstein et Paul Bert, sont d'accord sur ce point.

Toutes les analyses directes pour démontrer une pareille décomposition ont échoué.

Il y a pourtant une autre observation qui démontre sans analyse directe la dissolution simple du protoxyde d'azote dans le sang de l'animal : c'est la disparition subite de tout symptôme d'anesthésie aussitôt après la suppression de l'inspiration de ce gaz.

Le retour immédiat du malade à l'état normal est, en outre, de la plus haute importance pratique, vu qu'il constitue l'avantage principal de cet anesthésique sur le chloroforme, le chloral, etc.

Ce retour rapide à l'état normal caractérise, en effet, l'anesthésie par le protoxyde d'azote et présente, au point de vue pratique, des avantages inappréciables. Chacun sait que, avec l'anesthésie par le chloroforme ou l'éther, le malade est non-seulement dans l'impossibilité de se mouvoir et de se transporter lui-même après l'opération, mais est encore exposé à des vomissements et autres malaises plus ou moins graves. Avec l'anesthésie par le protoxyde d'azote le malade recouvre toutes ses facultés après une demi-minute ; il peut sans inconvénient marcher, parler et même manger immédiatement après l'opération.

La seconde question, l'action du protoxyde d'azote sur le système nerveux, était bien plus difficile à élucider ; quoique à présent nous soyons en état de donner aussi une solution tout à fait satisfaisante.

Dans l'étude de l'action du protoxyde d'azote sur le système nerveux, il y avait deux choses à distinguer : 1° l'action du protoxyde mélangé d'air, et 2° l'action du protoxyde pur. Tous les observateurs étaient d'accord sur la première de ces actions : elle est telle que l'a décrite Humphry-Davy, et se manifeste dans une excitation très-agréable du système nerveux, dans la production de la sensation d'un bien-être extrême et d'une grande hilarité.

Quant à l'action du protoxyde d'azote non mélangé d'air atmosphérique, les uns attribuaient l'anesthésie et l'insensibilité complète obtenues par ce gaz uniquement à l'asphyxie produite par l'interruption de l'accès d'air ; les autres, au contraire, admettaient que l'anesthésie est produite par l'inspiration du gaz lui-même, l'asphyxie n'étant qu'un accident secondaire et nuisible, parce qu'il empêche de prolonger trop longtemps la narcotisation par ce gaz.

L'inexactitude de la première de ces opinions était évidente pour tout homme qui a eu l'occasion de faire usage du protoxyde d'azote comme anesthésique. L'asphyxie complète n'apparaissait que quand l'anesthésie était déjà atteinte ; d'ailleurs, l'action du protoxyde d'azote mélangé d'air sur le système nerveux démontrait suffisamment que ce gaz a une action spéciale sur notre sphère sensible. Cette action se manifestant dès le début par une forte excitation, il est naturel que ce gaz agissant en plus forte dose, devait comme tout excitant produire une diminution d'excitabilité jusqu'à son extinction complète.

Les nombreuses expériences comparatives sur les phénomènes qui suivent l'asphyxie produite simplement par l'occlusion de la trachée et ceux qu'on observe en faisant inspirer le protoxyde d'azote pur, expériences faites par MM. Zuntz et Goltstein et par moi, démontraient à l'évidence qu'on ne peut pas confondre ces deux actions. Il était hors de doute que la respiration du $AzO^2$ exerce une influence narcotisante tout à fait en dehors de l'asphyxie qui l'accompagne.

Il restait pourtant une difficulté grave à résoudre avant de pouvoir se prononcer d'une manière définitive sur la question en litige. Il restait notamment à expliquer pourquoi les effets narcotiques du $AzO^2$ ne se manifestent pas, quand on soumet l'animal à une respiration prolongée de $AzO^2$ mélangé d'air.

C'est grâce aux ingénieuses expériences de M. Paul Bert que cette dernière difficulté a été levée. M. Bert a démontré que, pour que le gaz en question pénètre en quantité suffisante dans l'organisme pour produire une insensibilité complète, il est indispensable que la tension de ce gaz soit égale à une atmosphère; il faut donc que, se trouvant sous la pression normale, il soit à la proportion de 100 pour 100. Il suffit ainsi d'augmenter la pression sous laquelle se fait la respiration de ce gaz d'un cinquième d'atmosphère, et faire respirer un mélange de cinq sixièmes de protoxyde d'azote et d'un sixième d'oxygène, pour provoquer une anesthésie complète.

Ces expériences démontrent par conséquent que le protoxyde est bien un narcotique, mais à la condition qu'il soit respiré sous la tension d'une atmosphère quand il est pur, ou sous une pression dépassant celle d'une atmosphère quand il est inspiré en mélange. La hauteur de la pression dépend du mélange.

La troisième question posée plus haut, celle de l'innocuité de ce gaz, était déjà suffisamment résolue par plusieurs milliers d'observations cliniques. Les expériences remarquables de M. Paul Bert ont définitivement enlevé tout doute sur ce point. Nous ne pouvons que rapporter ici la conclusion que tous les phénomènes dits de la vie végétative demeurent intacts sous l'influence de ce gaz, tandis que sont absolument abolis tous ceux de la vie animale.

Encore une remarque. MM. Zuntz et Goltstein, comme nous l'avons mentionné plus haut, en comparant l'action du protoxyde pur sur la pression du sang et les battements du cœur à celle que détermine l'asphyxie par occlusion, ne sont pas parvenus à y découvrir des différences. Après les expériences de M. Bert qui dit que, pendant la narcotisation complète par ce gaz, « le sang conserve sa couleur rouge et sa richesse en oxygène, le cœur sa force et ses battements réguliers, la température son degré normal, une excitation portée sur un nerf centripète produit sur la circulation et la respiration tous les phénomènes d'ordre réflexe qui se produisent chez l'animal sain », il est facile de comprendre pourquoi Goltstein n'a vu aucune différence entre l'action de ce gaz employé pur et l'asphyxie. Dans leurs expériences comparatives ce n'était que l'asphyxie qui agissait sur la pression du sang et sur les battements du cœur ; le gaz lui-même ne modifiait nullement la circulation.


# CHAPITRE VI

## MODE D'ADMINISTRATION DES AGENTS ANESTHÉSIQUES


Nous avons déjà dit qu'en principe le chirurgien prudent devait renoncer à l'usage du chloroforme d'une manière absolue. Tous nos efforts tendent à faire connaître le danger du chloroforme et l'innocuité relative de l'éther et du prot-oxyde d'azote ; mais, comme nous n'avons pas la prétention d'atteindre immédiatement notre but et de faire adopter tout de suite notre opinion par tous nos confrères ; comme nous avons voulu, d'un autre côté, faire un ouvrage aussi complet et surtout aussi utile que possible, nous avons cru nécessaire de donner sur l'emploi du chloroforme, de même que sur l'emploi des autres anesthésiques, tous les détails cliniques qui nous ont paru de nature à éclairer le chirurgien.

Quoique le mode d'administration de l'éther et du chloro-forme ait plusieurs points communs, nous avons préféré consacrer une description méthodique à chaque agent anes-thésique en particulier. Nous décrirons donc séparément le mode d'administration du chloroforme, de l'éther et du prot-oxyde d'azote. Nous placerons ensuite à la fin de ce chapitre le *modus operandi* de la nouvelle méthode anesthésique par l'éther et le gaz hilarant.

Mais, avant d'entrer directement dans notre sujet, il nous paraît opportun de dire quelques mots des mesures générales qu'il convient de prendre à l'égard du malade qu'on veut anesthésier, mesures qui s'appliquent à tous les agents anesthésiques et à toutes les opérations pour lesquelles ils sont administrés.

### Mesures générales avant l'inhalation.

Tous les chirurgiens savent qu'il faut, autant que possible, administrer l'anesthésique à un moment éloigné du dernier repas, et nous ne saurions trop approuver l'habitude qui existe dans les hôpitaux de Paris d'anesthésier toujours les malades à jeun (1). Cette précaution est surtout utile pour le chloroforme et l'éther, car ce n'est que très-exceptionnellement que le protoxyde d'azote détermine des vomissements, même lorsqu'il est administré immédiatement après un copieux repas.

Il ne faut pas cependant exagérer outre mesure l'importance du vomissement qui ne constitue pas par lui-même un danger sérieux. Nous parlerons de cette complication dans une autre partie de cet ouvrage (voy. *Accidents de l'anesthésie*), et nous verrons que le vomissement n'entraîne généralement aucune conséquence grave et n'a d'autre inconvénient que de retarder l'anesthésie et de gêner l'opérateur. Il faut cependant faire une réserve en ce qui concerne les restaurations plastiques et les opérations pratiquées dans l'abdomen, sur les organes génitaux ou sur les

---

(1) En Angleterre, cette règle est moins suivie et d'une application plus difficile, parce que les opérations sont généralement pratiquées dans l'après-midi dans les grands établissements hospitaliers.

yeux ; les efforts du vomissement peuvent, dans ce cas, faire hernier l'intestin ou relâcher les points de suture. Il faut donc, dans la mesure du possible, éviter cette complication, et l'on ne peut obtenir ce résultat qu'en employant l'anesthésie proto-azotique dont nous donnons le manuel opératoire un peu plus loin.

Quel que soit l'anesthésique qu'on se propose d'employer, la meilleure position pour le malade est le décubitus horizontal ou semi-latéral. On a prétendu que la position assise était dangereuse pour administrer le chloroforme ; mais c'est là une erreur que nous n'aurons pas de peine à réfuter. Les auteurs qui soutenaient cette opinion prétendaient que la position assise affaiblissait la fonction du cœur et s'opposait à la libre arrivée du sang dans le cerveau. Mais l'observation clinique et physiologique a démontré depuis longtemps que les agents anesthésiques activaient la circulation quelle que soit la position de l'anesthésié. Snow et la plupart des autorités qui ont écrit sur ce sujet pensent comme nous que la position assise ne présente aucun inconvénient. Nous dirons même que, en ce qui concerne le protoxyde d'azote, cette position est de beaucoup la plus favorable.

Il arrive souvent que le malade qui est sur le point d'être anesthésié éprouve des appréhensions sur les effets de l'anesthésie et sur ceux de l'opération qu'il doit subir. Il est rare qu'on ne puisse faire disparaître ces craintes avec un peu d'habileté et de tact. Le protoxyde d'azote inspire, surtout en France, des appréhensions qui ont pour point de départ l'injuste prévention qui a existé contre cet excellent anesthésique. Il arrive même parfois que les appréhensions sont entretenues par des médecins qui, quoique ignorant complétement les propriétés du protoxyde d'azote, recommandent à leurs clients de ne pas se soumettre à cet agent sous peine des plus terribles accidents. Ce n'est pas ici le lieu de combattre une semblable hérésie ; nous nous contenterons de dire que lorsqu'un malade, qui est sur le point de subir une opération douloureuse, exprime au chirurgien les craintes qu'il éprouve à l'endroit du protoxyde de nitrogène, il est presque toujours possible de les dissiper par la persuasion. Un moyen excellent, et qui nous a toujours réussi, consiste à inhaler soi-même en présence du malade quelques bouffées de gaz afin de lui démontrer l'innocuité de cet agent ; il est alors bien rare que ce procédé ne fasse disparaître sa résistance et ses craintes.

## Mode d'administration du chloroforme.

La plupart des chirurgiens de Paris trouveront sans doute superflus les développements que nous allons donner sur l'emploi du chloroforme. Nos confrères sont en effet habitués à administrer cet agent de la façon la plus primitive. Un mouchoir, une compresse, un gâteau de charpie, imbibés de chloroforme et placés sous le nez du malade et cela suffit ! Le malade s'endort, on pratique l'opération ; il se réveille, on le porte dans son lit et tout est terminé ! Il existe bien çà et là quelques chirurgiens prudents (ceux généralement qui ont eu des accidents) qui donnent une attention plus personnelle à l'anesthésie et surveillent attentivement le pouls ; mais on nous accordera que c'est là l'exception, et que, le plus souvent, l'inhalation est pratiquée par un élève en médecine plus ou moins avancé dans ses études. Nous convenons sans peine que les élèves de nos hôpitaux surveillent en général l'anesthésie avec le plus grand soin ; mais il arrive cependant assez souvent que l'élève quitte un instant le malade endormi pour diriger ses regards sur le siége de l'opération qui a pour lui beaucoup plus d'attraits que l'anesthésie.

Il ne faudrait pas voir dans ces lignes une critique à

l'égard des confrères de la capitale dont nous apprécions plus que personne le savoir et l'honorabilité. Mais nous pensons que le mode d'administrer l'agent anesthésique dans la plupart de nos hôpitaux de Paris est un peu primitif, surtout lorsqu'on le compare aux méthodes des chirurgiens anglais qui ont élevé l'anesthésie à l'état d'une véritable science. Sans doute nous estimons qu'on doit autant que possible éviter les méthodes et les appareils compliqués, et rechercher l'économie du temps, mais on nous accordera facilement qu'il vaut mieux consacrer quelques minutes de plus à une opération lorsqu'on retrouve en échange une plus grande sécurité dans l'administration de l'agent anesthésique.

Snow a pratiqué de nombreuses expériences qui avaient pour but de démontrer que deux grains (12 centigrammes) de chloroforme dilués dans 100 pouces cubiques d'air pouvaient produire une insensibilité assez complète pour pratiquer des opérations chirurgicales. Mais il avait plus tard reconnu que cette proportion était insuffisante et qu'il fallait, pour produire une anesthésie complète et rapide, employer une quantité beaucoup plus considérable de chloroforme. Cette quantité, qu'il avait évaluée à 30 centigrammes par 100 pouces cubiques d'air, nous paraît en effet représenter la proportion nécessaire.

La méthode qui consiste à donner le chloroforme sur un mouchoir ou une compresse, et qui est presque la seule usitée parmi nous, n'est pas sans inconvénients. Nous allons brièvement exposer les principaux.

En premier lieu, ce procédé ne permet pas de se rendre compte de la proportion d'air et de chloroforme inhalée par le malade. Les partisans de la méthode nous disent, il est vrai, qu'il n'est nullement nécessaire que cette proportion soit connue, et qu'il suffit que le malade ait une quantité d'air suffisante pour respirer et une quantité de chloroforme suffisante pour être anesthésié. C'est là une erreur contre laquelle nous nous élevons de toutes nos forces et qui nous paraît être la source d'un grand nombre des accidents qui ont eu lieu pendant la chloroformisation. Nous pensons en effet, avec Snow, Clover et la plupart des hommes compétents, *que la mort a été souvent produite par l'excès des vapeurs inhalées.*

Outre les dangers qu'elle présente, cette méthode de donner le chloroforme a encore l'inconvénient de fournir des résultats incertains et irréguliers. C'est ainsi qu'on attribue souvent à l'alcoolisme ou à des idiosyncrasies les résultats très-variés qu'on obtient chez certains sujets, tandis qu'ils sont dus le plus souvent à l'inégalité des doses administrées.

Le moyen le plus simple et le plus sûr de doser et d'administrer le chloroforme consiste à introduire dans un ballon dont on connaît la capacité une quantité donnée de chloroforme et à remplir d'air le ballon à l'aide d'un soufflet. En faisant respirer le mélange au malade à l'aide de l'embouchure à soupape que nous décrirons plus loin, on obtient des effets très-uniformes; l'insensibilité s'obtient au bout de quatre à cinq minutes et la période d'excitation est courte.

Ce procédé n'a qu'un défaut, c'est qu'il est d'une application peu pratique. Il faut un ballon d'un certain volume qui n'est pas facile à transporter, et le chirurgien n'a pas toujours sous la main le soufflet et les instruments nécessaires pour le gonfler. On a donc dû y renoncer et recourir à l'emploi d'appareils plus portatifs et plus simples.

Nous ne décrirons pas les nombreux appareils qui ont été préconisés pour l'emploi du chloroforme. La plupart d'entre eux sont tombés aujourd'hui en désuétude; si quelques-uns ont mérité l'oubli, il en est cependant dont l'utilité est incontestable. Tel est l'appareil de Snow que nous choisirions volontiers si nous n'avions depuis longtemps renoncé d'une manière absolue à l'emploi du chloroforme comme agent anesthésique.

Nous préférerions cependant à l'appareil de Snow, qui est un peu compliqué, le simple cornet décrit par M. Berchon, chirurgien de la marine, dans un mémoire adressé à la Société de chirurgie.

Rien de plus simple que cet appareil devenu réglementaire dans la marine, ou, pour mieux dire, que le moyen à l'aide duquel s'administrent dans les hôpitaux maritimes les vapeurs anesthésiques.

Il consiste dans un cornet de carton peu épais, dont la base est largement ouverte pour embrasser exactement les deux saillies du menton et du nez, de manière que les narines et la bouche occupent sa partie moyenne. Ce cornet présente, à la partie supérieure de sa large circonférence, une sorte de bec destiné à se mouler en quelque sorte sur le sommet et les faces latérales de l'éminence nasale : ce qui rappelle la disposition de l'éprouvette des expériences de chimie. Il est naturellement conique dans son corps, tronqué au-dessous de son sommet, et pourvu en ce point d'une ouverture terminale d'environ 4 centimètres de diamètre, tandis que sa base, plus large, mesure environ 14 centimètres dans sa plus grande dimension. Sa longueur totale est de 14 centimètres ; sa capacité intérieure est divisée, à 9 centimètres de la grande ouverture, par un diaphragme à surfaces planes, exactement égal à celle de l'orifice tronqué.

Le pourtour de sa large ouverture est garni de molleton épais pour rendre plus facile et plus immédiate son adaptation aux surfaces avec lesquelles il doit être en contact, et pour s'opposer ainsi d'une manière plus efficace à la perte des vapeurs anesthésiques ou à leur arrivée sur la conjonctive, ce que la disposition du bec supérieur a aussi pour but d'éviter.

Le diaphragme est lui-même formé de deux ou trois rondelles de molleton épais, rendues résistantes par quelques points d'aiguille, et est destiné à recevoir l'éther ou le chloroforme qu'on verse sur la surface la plus large.

Ce diaphragme remplace à merveille l'éponge simple ou creuse, ou la charpie de certains appareils, par sa facilité d'absorption pour les liquides et par l'étendue des surfaces d'évaporation due à la nature du tissu ; mais il présente sur elles l'avantage marqué d'une ouverture centrale dont le diamètre a été calculé approximativement au double de celui du canal qui sert à la respiration.

L'ensemble de ces dispositions si simples, et à la fois si ingénieuses, remplit exactement toutes les conditions exigées par les médecins ou chirurgiens qui ont pris la parole dans la discussion rappelée plus haut.

Le cornet réunit en effet :

1° La simplicité extrême de l'appareil qui, par un mécanisme rappelant celui des chapeaux gibus ou par un simple aplatissement latéral, peut être réduit au volume d'un petit portefeuille ;

2° L'application facile, sans compression ou gène, au pourtour des ouvertures extérieures du nez et de la bouche, *qui restent d'ailleurs parfaitement libres*;

3° L'évaporation commode des vapeurs à une distance assurée et convenable de ces ouvertures, de manière à éviter toute suffocation et tout contact irritant des liqueurs anesthésiques ;

4° L'arrivée prompte de vapeurs *constamment mélangées d'air*, condition reconnue comme favorable pour l'innocuité de l'éther et du chloroforme ;

5° La surveillance aisée des symptômes fournis par l'appareil de la vision et spécialement par les pupilles pendant toute la durée des opérations, ce que d'autres procédés ne permettent pas;

6° La suspension facile de l'inhalation, si le but qu'on se propose est atteint, ou si telles circonstances viennent en contre-indiquer la continuation ;

7° Le cornet est enfin d'une construction tellement élémentaire, qu'il suffit d'avoir sous la main une feuille de papier un peu fort et un morceau de drap ou tissu laineux pour le confectionner en quelques points d'aiguille.

C'est à tous ces avantages que l'appareil que nous venons

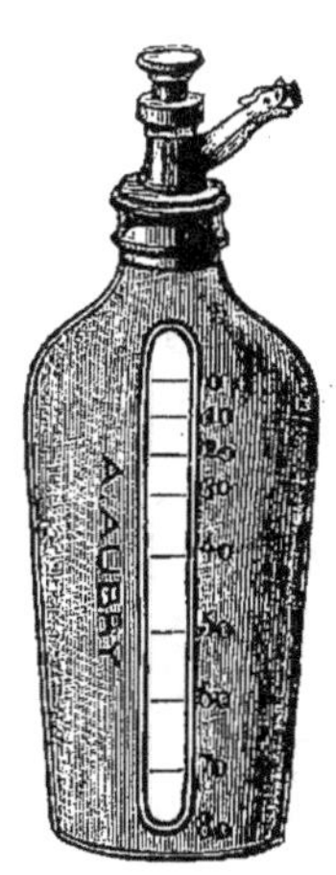

FIG. 11.

Flacon permettant de graduer la quantité de chloroforme ou d'éther employée.

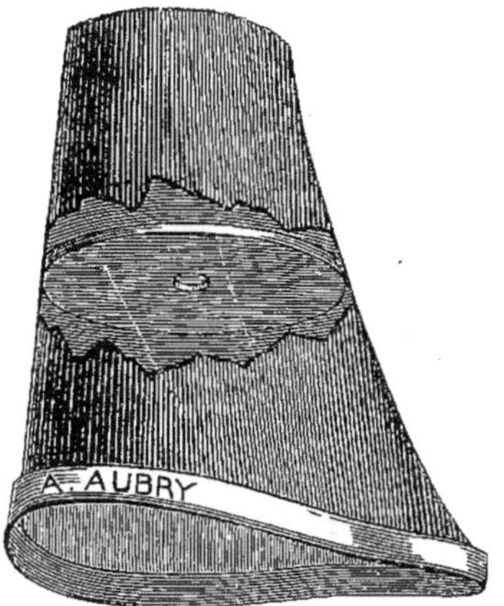

FIG. 12.

Cornet de Duplay pour l'anesthésie.

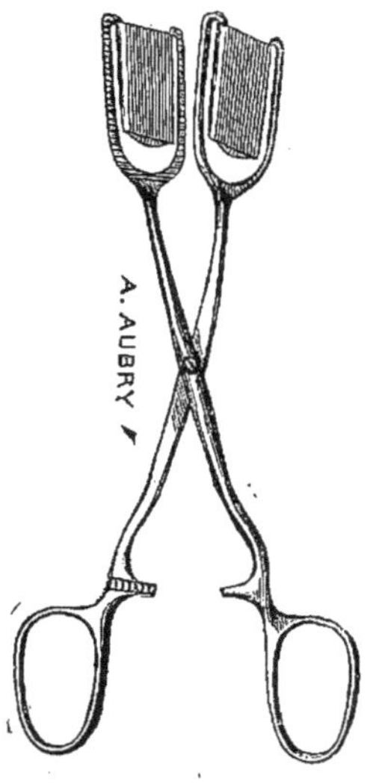

FIG. 13.

Pince destinée à saisir la langue.

de décrire doit d'avoir été promptement accepté par les chirurgiens de la marine, qui l'ont porté en Crimée et dans les stations les plus lointaines.

M. Duplay a également proposé un cornet fort simple qui, avec un flacon et une pince spéciale, constitue une sorte de trousse anesthésique (voy. fig. 11, 12 et 13).

*Manière de pratiquer les inhalations avec le chloroforme.* — Il existe de grandes divergences sur la manière dont on doit pratiquer les inhalations de chloroforme. Quelques chirurgiens pratiquent des *inhalations brusques*, d'autres veulent des inhalations lentes et progressives; d'autres enfin préfèrent les inhalations intermittentes.

Les *inhalations brusques* consistent à administrer d'emblée, et dans le plus court délai, une grande quantité de chloroforme. On obtient ainsi une véritable *sidération chloroformique* et l'on évite souvent la période d'excitation.

Les *inhalations lentes* et progressives consistent à administrer le chloroforme par petites doses, de façon à habituer les organes au contact et à l'influence de l'agent anesthésique.

Les *inhalations intermittentes* consistent à appliquer l'appareil d'une façon continue et à le retirer de temps en temps, pour permettre quelques inspirations d'air pur.

Nous ne saurions conseiller avec le chloroforme les inhalations brusques. C'est là une méthode qui ne peut qu'augmenter les dangers de la chloroformisation. Les préceptes donnés à ce sujet par M. Perrin sont excellents, en tant qu'appliqués au chloroforme. Nous les reproduisons en partie, avec cette réserve qu'ils ne s'appliquent qu'au chloroforme et non pas à l'éther et au protoxyde d'azote.

Voici comment s'exprime à ce sujet l'auteur du *Traité d'anesthésie chirurgicale* :

« On compte aujourd'hui les rares partisans de la sidération chloroformique. C'est une méthode dangereuse à plusieurs titres : non-seulement elle expose à dépasser le but, à provoquer soudainement ces anesthésies profondes, de longue durée, qui dépendent directement de la pénétration d'une trop grande quantité de vapeurs, dans un moment donné, et que nous provoquions chez les animaux en usant de semblables moyens. On peut encore remédier à de tels excès quand ils sont observés à temps. Ce qui nous paraît sérieux, ce sont les troubles dynamiques accidentels que l'on aurait à redouter en surprenant les organes par l'usage de ces doses massives. Nous avons comparé ce qui se passe, pendant l'administration des anesthésiques, à ce que l'on connaît si bien de l'influence sur le système nerveux par les impressions morales, selon qu'elles éclatent d'une façon brusque, inopinée, ou qu'elles agissent lentement, progressivement. Dans ce dernier cas, et de même aussi avec les inhalations graduées, on prépare l'organisme, on le conduit doucement, insensiblement, au but que l'on se propose, sans que l'on ait à se préoccuper beaucoup des secousses ou des complications inattendues. Dans le premier, et de même avec les inhalations brusques, on surprend à l'improviste, on s'expose à ces révoltes violentes dont la cause première nous échappe, mais dont l'effet habituel est un grand trouble ou un arrêt brusque de la circulation. Nous ne saurions trop recommander l'usage des inhalations graduées, en prenant le soin de commencer toujours de façon que l'impression locale des vapeurs soit à peine ressentie. »

Quant aux inhalations intermittentes préconisées par M. Bouisson, nous ne saurions recommander ce procédé qui, du reste, ne peut être considéré comme une méthode d'anesthésie. C'est au médecin chargé de la chloroformisation de suspendre les inhalations lorsqu'il le juge utile, et de les reprendre lorsque le malade indique par ses cris que l'insensibilité n'est plus suffisante.

### Anesthésie par l'éther.

Les indications que nous venons de donner pour le chloroforme sont également applicables à l'éther. Mais il existe cependant entre ces deux anesthésies des différences très-appréciables en ce qui concerne le *modus operandi*.

Nous ferons d'abord remarquer que l'action de ces deux

agents diffère quelque peu au point de vue purement physiologique. La plupart des praticiens s'accordent à dire que, avec l'éther, la période d'excitation est un peu plus longue qu'avec le chloroforme : ce qui constitue sans contredit un inconvénient qui explique sans doute la préférence que beaucoup de chirurgiens accordent au chloroforme, malgré les dangers qui résultent de son emploi.

C'est pour remédier à cet inconvénient que nous avons été conduit, après de longues recherches, à proposer une nouvelle méthode pour l'administration de cet agent anesthésique.

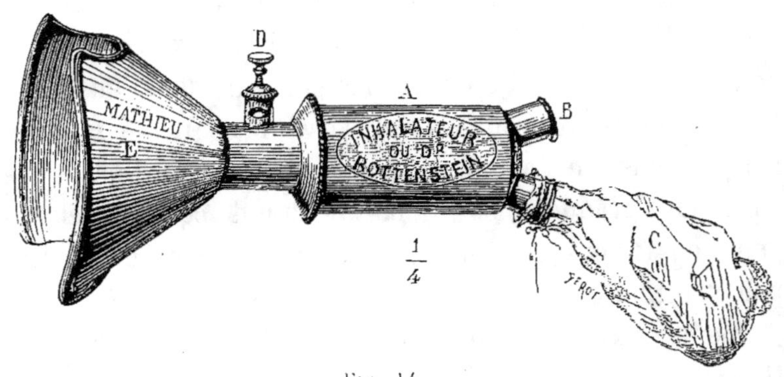


Fig. 14.

*Inhalateur à éther.*

A, Tube destiné à recevoir les éponges imbibées d'éther.
B, Orifice permettant de verser l'éther A et pouvant être obturé avec le doigt.
C, Vessie de caoutchouc.
D, Soupape d'exhalation pouvant être fermée.
E, Embouchure s'adaptant sur le visage.

Nous basant sur ce principe que tous les agents anesthésiques agissent en déterminant un certain degré d'asphyxie, et ayant remarqué que le protoxyde d'azote qui détermine une insensibilité si rapide était l'agent anesthésique dont les effets se rapprochaient le plus de l'asphyxie, nous avons eu l'idée d'administrer l'éther dans un espace confiné, de façon à faire respirer au malade une certaine quantité d'acide carbonique en même temps que d'éther. Par ce procédé on obtient une anesthésie beaucoup plus rapide, et la période d'excitation se trouve réduite de beaucoup, quand elle n'est pas complétement supprimée.

Nous nous servons pour obtenir ce résultat de l'appareil très-simple représenté dans la figure 14. Il se compose d'un tube A rempli de petites éponges et destiné à recevoir l'éther qui est introduit par l'orifice B. Une vessie de caoutchouc C pouvant contenir environ 8 litres d'air se fixe à l'extrémité de l'appareil. Une petite soupape d'exhalation D, constituée par une petite boule d'aluminium et qu'on peut obturer par une simple vis, se trouve placée entre l'embouchure E et le tube central. De petits grillages métalliques sont placés au niveau de chacun des orifices du tube A, afin de s'opposer à la sortie des éponges tout en permettant le libre passage de l'air. L'embouchure E, qui est métallique et entourée d'un bourrelet de caoutchouc rempli d'air, est assez souple pour se mouler sur tous les visages. Le tube A est double et se compose de deux tubes s'emboîtant par frottement. Cette disposition permet de charger facilement l'appareil et d'introduire les éponges.

Après avoir versé une quantité suffisante d'éther dans l'appareil, l'opérateur applique l'inhalateur sur le visage du malade en lui disant de faire quelques grandes inspirations. Il ferme alors la soupape d'exhalation D et obture l'orifice B avec le pouce. Le malade respire les vapeurs éthérées et l'air qu'il exhale va remplir le ballon C où il ne tarde pas à se charger d'acide carbonique. L'anesthésie se produit par ce procédé très-rapidement, et la période d'excitation se trouve notablement diminuée ; dans quelques cas elle est même supprimée complétement. Il est néanmoins nécessaire de prendre les mesures nécessaires pour contenir le malade.

Lorsque l'anesthésie est avancée et que l'on n'a plus à redouter la période d'excitation, on laisse ouvert l'orifice B et l'on permet le fonctionnement de la soupape d'exhalation D.

L'anesthésie est alors prolongée dans les circonstances ordinaires pendant tout le temps nécessaire à l'opération. Il est facile alors de comprendre le fonctionnement de l'appareil : le malade respire l'air chargé de vapeurs éthérées qui traverse le tube A ; l'air qu'il exhale s'échappe par la soupape D et le sac C devient inutile.

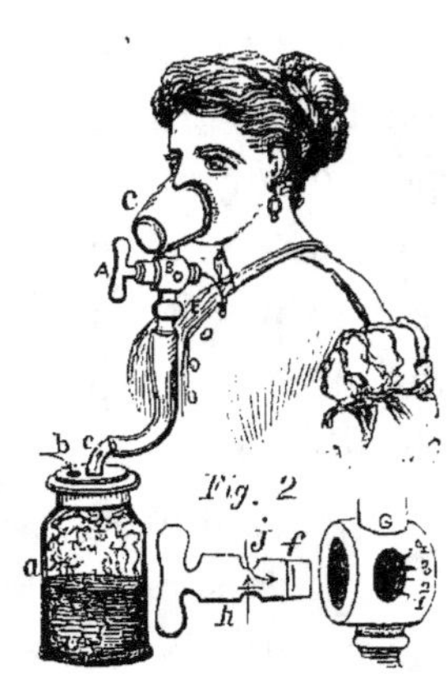


FIG. 15.

Inhalateur pour l'éther. — *a*, flacon muni de deux orifices et destiné à recevoir l'éther ; *b*, orifice par lequel l'air pénètre dans le flacon ; *c*, tube conduisant les vapeurs éthérées (voy. fig. 28).

Comme on le voit, cet appareil est d'un fonctionnement très-simple et peut être employé aussi bien pour l'éther que pour le chloroforme, si l'opérateur ne juge pas à propos d'appliquer la méthode que je préconise.

Un grand nombre d'inhalateurs ont été proposés pour l'éthérisation ; mais un petit nombre sont employés aujourd'hui. Celui que nous représentons dans la figure 15. est très-simple et mérite encore la confiance de quelques chirurgiens ; ce n'est du reste qu'une modification de l'appareil à deux tubulures de Morton. L'air aspiré par le malade traverse le flacon d'éther avant d'arriver aux narines.

## Anesthésie par le protoxyde d'azote.

L'anesthésie par le protoxyde d'azote dont les effets sont si rapides nécessite des appareils relativement plus compliqués que celle par le chloroforme ou l'éther. Il est en effet moins facile de recueillir le protoxyde d'azote et de le manipuler que d'employer un agent liquide. Disons cependant que les procédés de liquéfaction dont nous avons parlé dans un autre chapitre (page 50) ont de beaucoup simplifié l'administration de cet agent anesthésique. On peut, en effet, par ces procédés, recueillir dans des appareils peu volumineux et même élégants le protoxyde d'azote liquide et le conserver indéfiniment (fig. 19, 20, 22, 24).

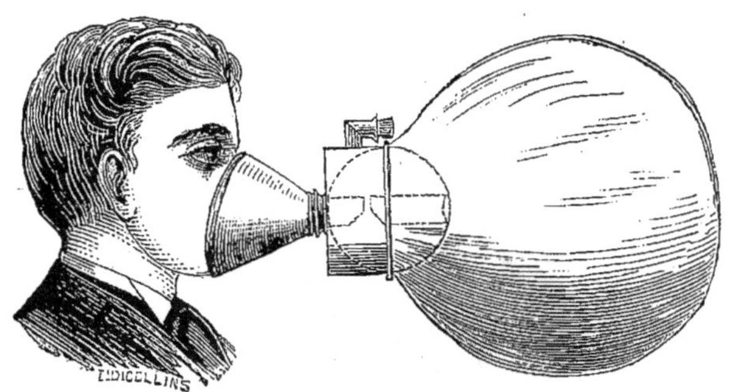


Fig. 16.

Ballon employé par les premiers anesthésistes pour inhalation du protoxyde d'azote.

Ces appareils sont en métal très-épais; ils sont munis d'une soupape qui permet de diminuer la pression contenue dans la bouteille métallique; lorsque cette pression diminue, le liquide retourne à l'état gazeux, et s'échappe en sifflant par l'orifice et en dégageant un froid très-intense.

Les appareils qu'il convient d'employer pour l'administration du protoxyde d'azote sont de deux sortes. Les uns sont destinés à être employés dans les hôpitaux et les cabinets de médecins ou de dentistes; les autres sont destinés a être transportés et servent plus spécialement pour les opérations à pratiquer en ville.

Pour être très-complets, les premiers doivent être munis d'un gazomètre (fig. 20 et 21). De cette façon le gaz peut être recueilli aussitôt qu'il sort de son récipient métallique, et

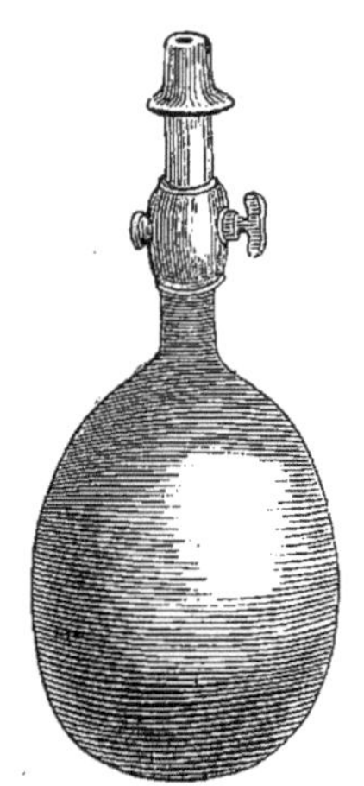

Fig. 17.

Ballon muni de son robinet pour les inhalations de protoxyde d'azote.

l'opérateur n'est pas exposé à en perdre ou à le voir se mélanger à l'air, ce qui présente quelques inconvénients.

Les appareils que nous venons de décrire sont peu portatifs et ne pouvaient guère être utilisés pour la pratique de la ville. Les chirurgiens anglais et américains se sont efforcés de remédier à ces inconvénients, et ont fait construire

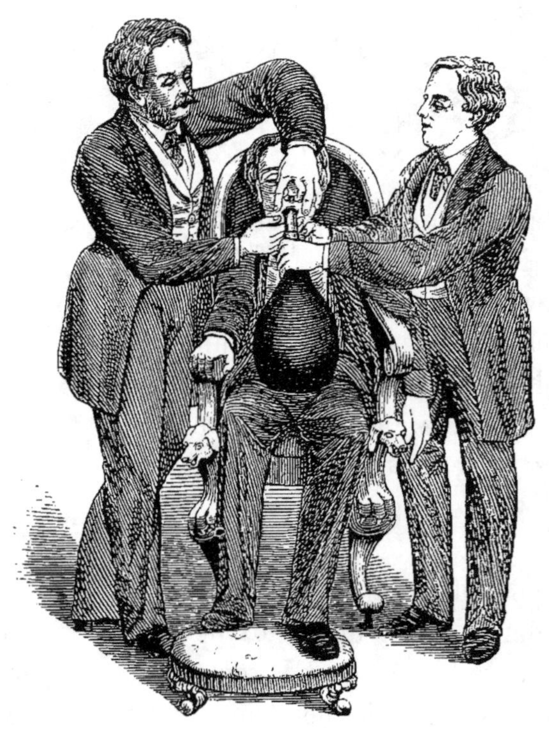

Fig. 18.

Procédé ancien d'anesthésie par le protoxyde d'azote à l'aide d'un ballon.

des appareils qui permettent de conserver et de transporter, sous un petit volume, des quantités considérables de protoxyde d'azote. Les figures 22, 23 et 24 donnent une idée assez exacte de ces différents appareils qui se composent tous d'une cornue en fer contenant le gaz liquéfié, d'un ballon

en caoutchouc ou en toile gommée, destiné à recueillir
une certaine quantité de gaz, et d'un inhalateur.

L'embouchure ou l'inhalateur, qui ne sont pas indispensables pour l'éther ou le chloroforme, le deviennent pour

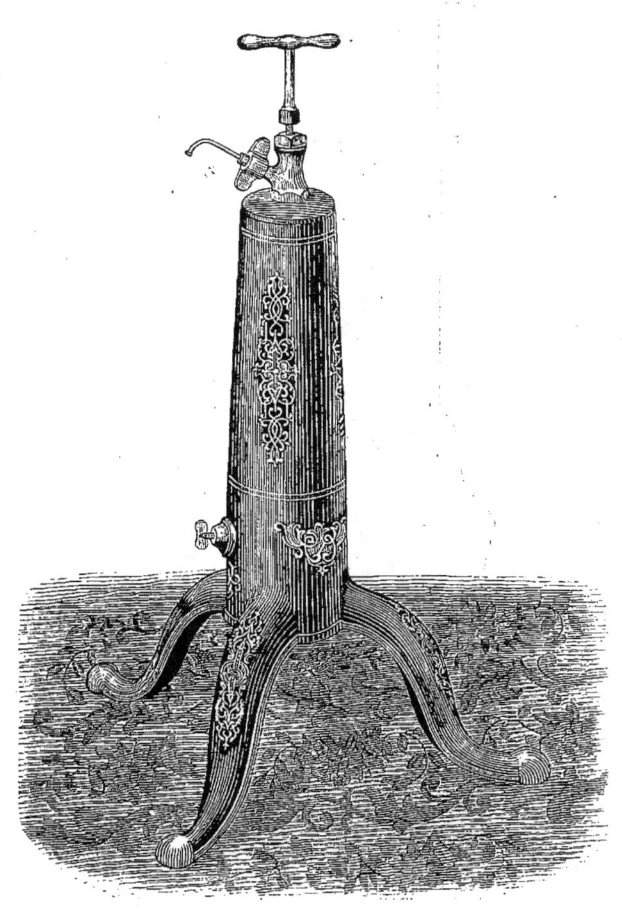

Fig. 19.

Appareil pour la conservation du protoxyde d'azote liquide.

le protoxyde d'azote. Il importe, en effet, que cet agent soit
administré pur, sans mélange d'air, et l'on ne peut obtenir
ce résultat qu'avec des appareils qui conduisent directement le gaz dans la bouche ou les narines du malade.

Les appareils employés à cet effet sont des inhalateurs qui,

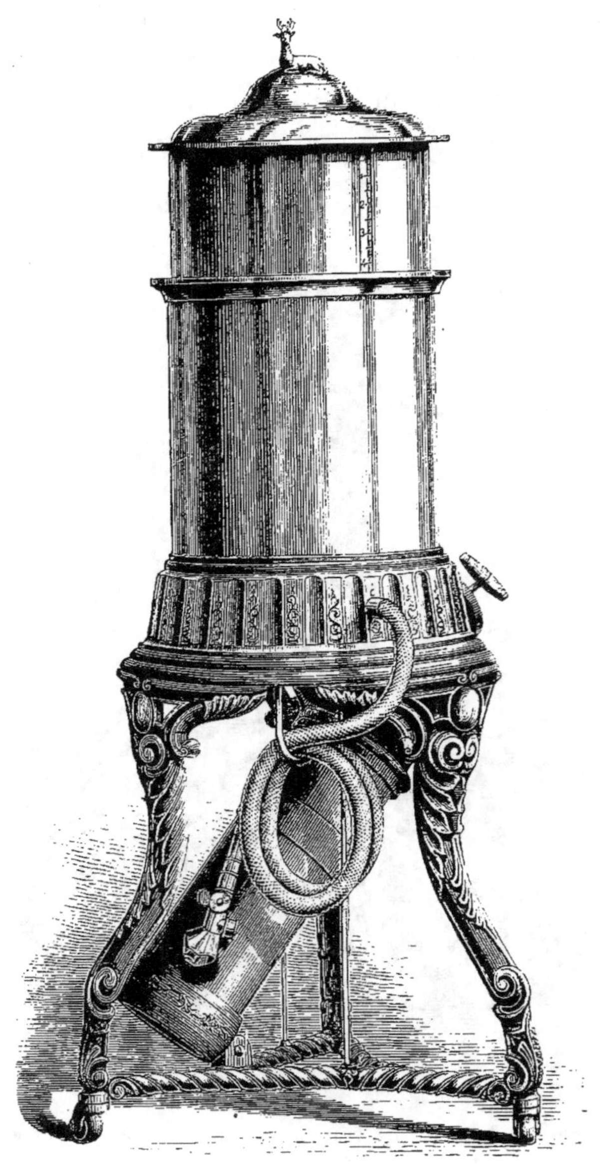

Fig. 20.

Appareil de Johnston pour la conservation du protoxyde liquide, muni
d'un gazomètre.

pour être bien faits, doivent se mouler aussi exactement que possible sur le visage et embrasser seulement la bouche et les narines (fig. 25, 27 et 28).

On en emploie de différents mo-dèles; mais nous préférons ceux dont les bords sont revêtus d'un tube de caoutchouc rempli d'air, parce qu'ils se moulent beaucoup mieux sur le visage du patient.

Certains anesthésistes, parmi les-quels nous citerons Colton, préfèrent remplacer l'inhalateur par un simple robinet. C'est là une simplification que nous n'avons pas employée, pour les raisons que nous allons exposer :

1° Beaucoup de malades n'aiment pas à introduire dans leur bouche un robinet qui a déjà été employé pour d'autres personnes.

2° Il faut, avec le robinet, pincer le nez avec les doigts ou avec une sorte de pince-nez, que nous représentons dans la figure 33 ;

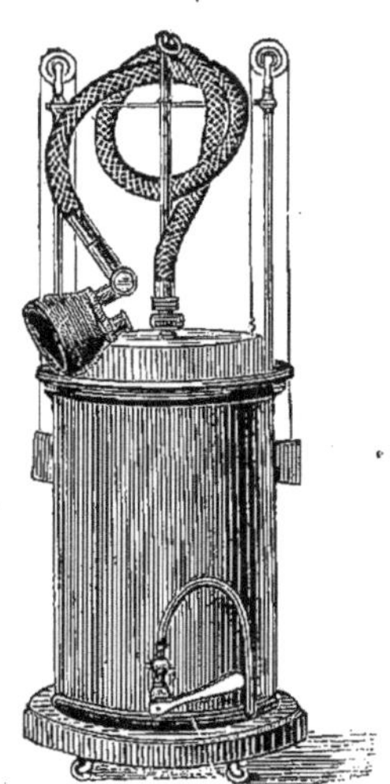

FIG. 21.

Gazomètre destiné à la conservation du pro-toxyde d'azote à l'état gazeux.

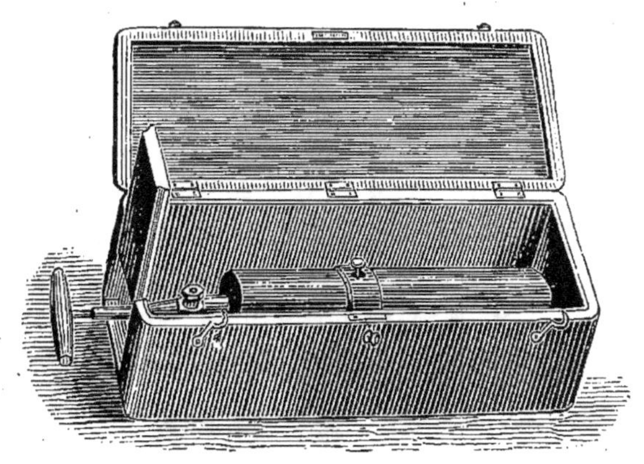

FIG. 22.

Appareil portatif pour le protoxyde d'azote.

3° Outre l'emploi du pince-nez, il faut encore, lorsqu'on

emploie le robinet, appliquer les lèvres du malade contre l'instrument, afin d'empêcher la pénétration de l'air atmosphérique dans les bronches.

Telles sont les raisons qui nous ont fait abandonner le robinet pour l'inhalateur. Disons cependant que, lorsque le robinet est bien appliqué, on perd une quantité moins considérable de gaz.

M. Johnston a imaginé un robinet très-ingénieux (fig. 32) auquel est adapté un inhalateur qui embrasse une partie du visage. C'est certainement à cet instrument que nous donnerions la préférence, si nous n'employions pas habituelle-

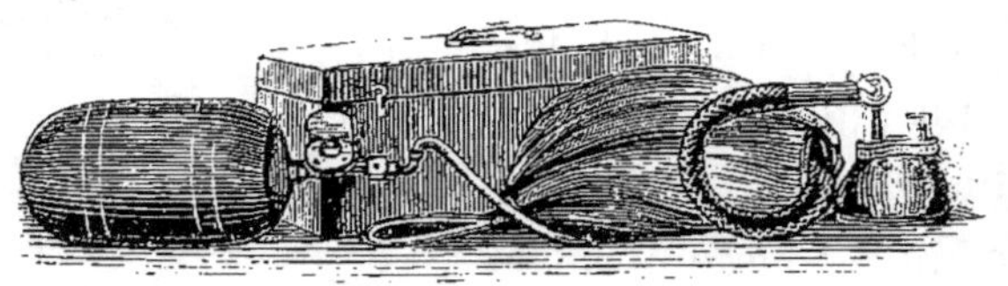

Fig. 23.

Appareil portatif complet.

ment l'inhalateur simple pour les raisons que nous venons d'exposer.

Pour les opérations dentaires, l'inhalateur exige, comme complément indispensable, l'emploi de petits instruments destinés à maintenir l'écartement des dents pendant l'opération. Ceux-ci se font généralement en bois ou en caoutchouc durci (fig. 34 et 35) ; mais on peut, à la rigueur, les remplacer par de simples bouchons de liége qu'il est toujours facile de se procurer.

Avant de clore la liste des nombreux appareils employés pour l'anesthésie proto-azotée, nous décrirons encore un nouvel instrument récemment construit par un habile fabricant de Londres, M. Georges Barth, à qui la science anes-

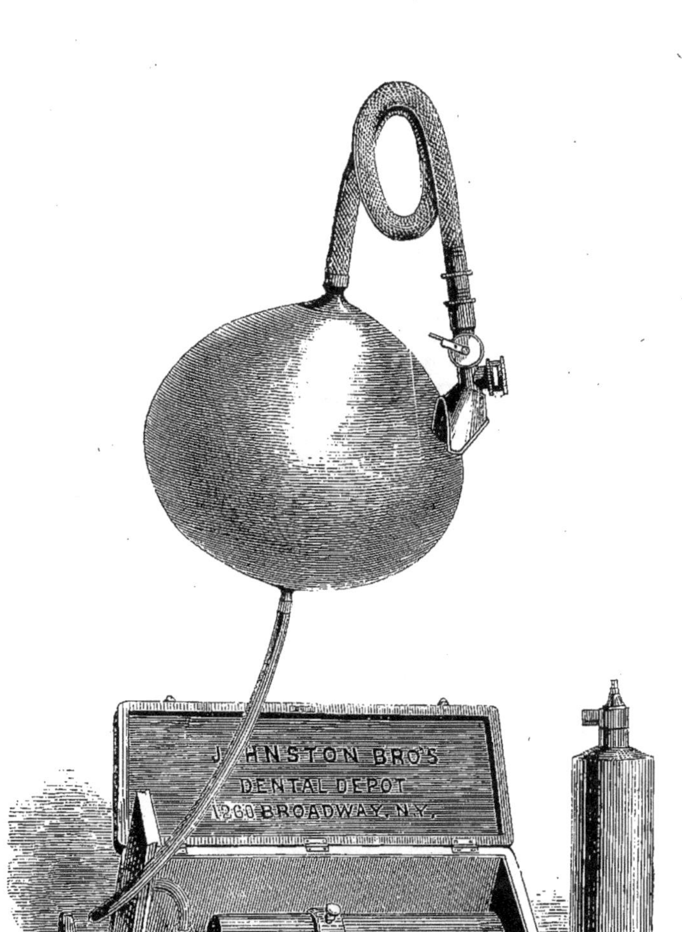

FIG. 24.

Appareil de Johnston pour le protoxyde d'azote.

thésique doit déjà de nombreux perfectionnements. Cet
instrument se compose (fig. 36) :

1° De deux cornues métalliques contenant le protoxyde
d'azote liquéfié ;

2° D'un ballon destiné à recueillir le gaz et s'adaptant à
un robinet A ;

3° D'un inhalateur B muni d'un exhalateur.

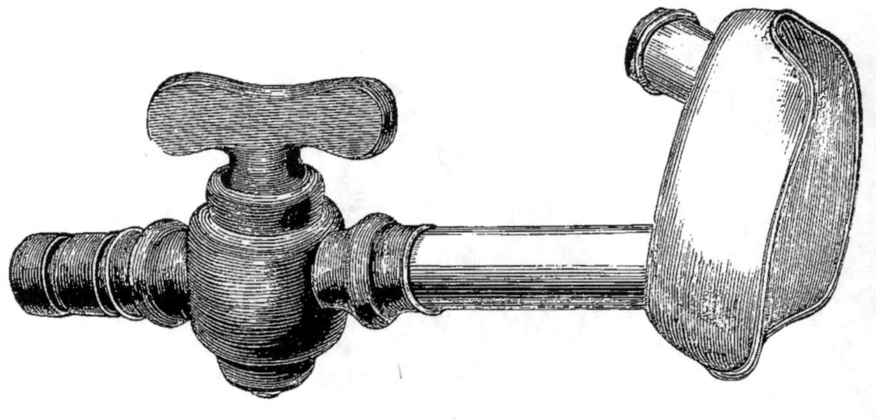

Fig. 25.

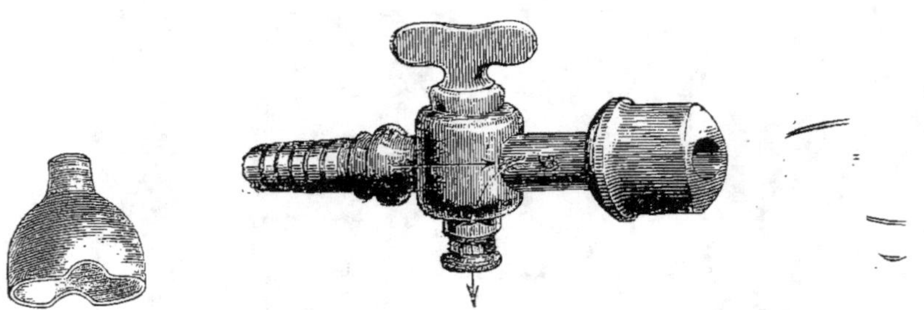

Fig. 26.                          Fig. 27.

Différentes formes d'embouchures pour le protoxyde d'azote.

Cet appareil contient plusieurs perfectionnements. En
premier lieu, la réunion de deux cornues met l'opérateur à
l'abri des inconvénients qui résultent du manque de gaz,
lorsqu'une cornue vient à être vide, ce qu'il est difficile de
prévoir exactement. En second lieu, la réunion du ballon à

gaz au robinet $a'$ permet plus facilement l'arrivée du gaz dans la poitrine du malade.

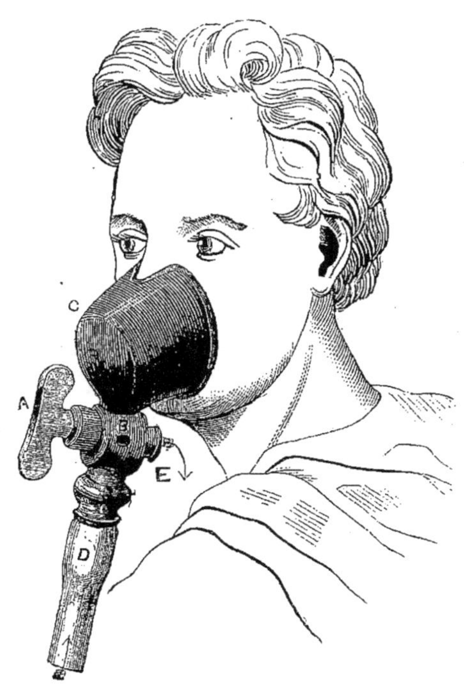

FIG. 28.

Inhalateur de Goodwiller pour l'éther.

**Précautions à prendre pour l'anesthésie proto-azotée.**

Nous avons déjà fait connaître les effets pathologiques et physiologiques qui résultent de l'anesthésie par le protoxyde d'azote. Nous allons maintenant résumer en quelques lignes le *modus operandi* de cette anesthésie.

1° Le gaz employé doit être aussi pur que possible et il faut toujours éviter qu'il se mélange avec l'air atmosphérique.

2° Les inhalations doivent s'ajuster parfaitement sur le

visage du patient, et il faut toujours s'assurer du fonctionnement régulier des soupapes d'exhalation.

3° La position du malade pendant l'anesthésie a quelque

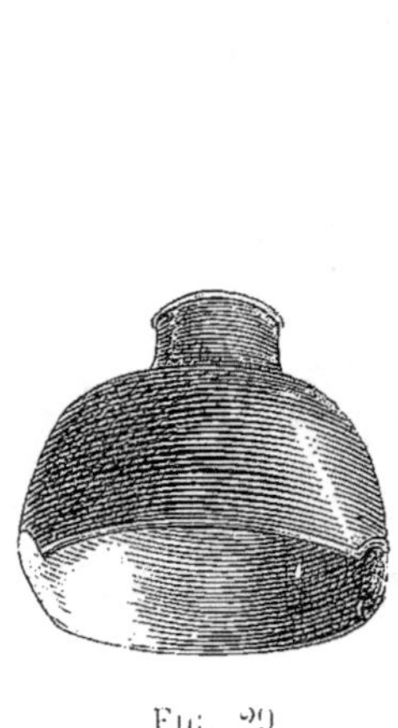

Fig. 29.

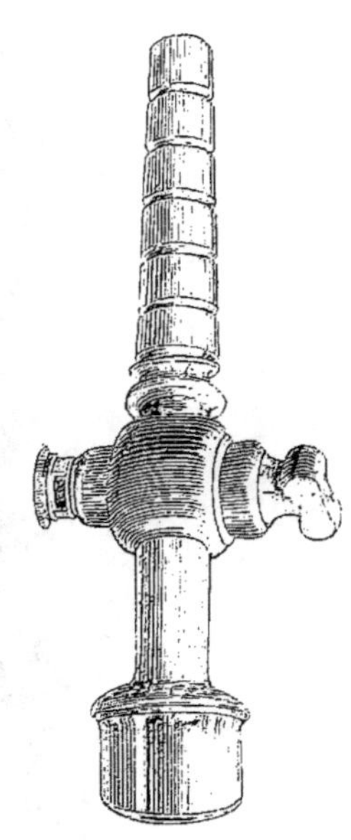

Fig. 30

Robinet simple pour
l'anesthésie proto-
azotée,

importance. Que celui-ci soit couché ou assis, il faut toujours
avoir la précaution de soulever la tête ou de la placer en
avant. Cette recommandation est
surtout importante pour les opérations pratiquées dans la bouche,
car elle a pour but d'empêcher
le sang de couler dans l'arrière-
gorge où il pourrait produire
des accidents de suffocation.

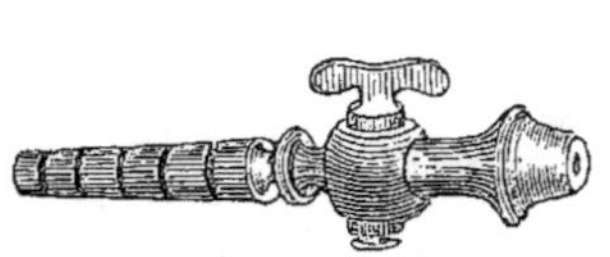

Fig. 31.
Autre modèle de robinet.

4° La pièce où l'on opère doit être spacieuse et bien aérée.
Il faut autant que possible rassurer le malade et l'engager
dans une conversation plaisante au moment de commencer

l'administration du gaz. Les préparatifs doivent être faits simplement de manière à ne pas l'effrayer. Une fois que les

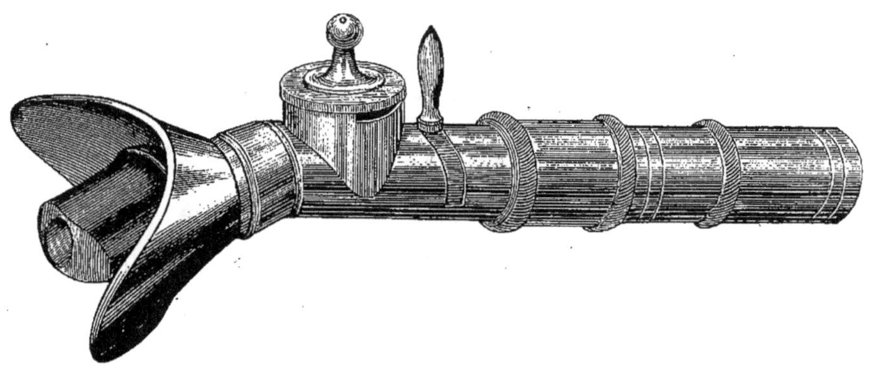

Fig. 32.

Robinet de Johnston pour le protoxyde d'azote et l'éther.

inhalations ont commencé il faut qu'un silence complet règne dans la pièce.

5° Si l'opérateur n'a pu atteindre le but désiré rapidement,

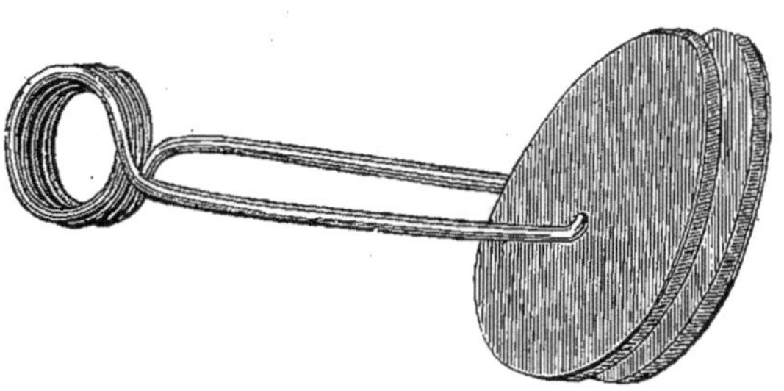

Fig. 33.

Pince-nez pour l'anesthésie proto-azotée.

et si le malade indique par ses mouvements un retour à la sensibilité, il faut cesser l'opération et redonner une nouvelle dose de gaz. L'emploi successif du protoxyde d'azote chez la même personne n'a aucun inconvénient; chez les enfants surtout, où les effets de l'anesthésie se dissipent très-rapidement, on peut donner le gaz un grand nombre de fois. Je possède un nombre considérable d'observations cliniques qui démontrent l'innocuité de cet agent lorsqu'il est employé successivement chez la même personne.

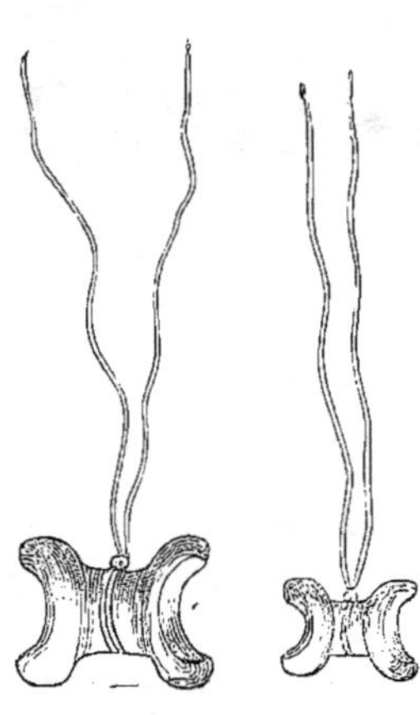

Fig. 34.     Fig. 35.

6° Les remarques qui précèdent s'appliquent surtout aux opérations dentaires. Il est encore une autre recommandation que je prends la liberté de faire aux dentistes qui emploieront le protoxyde d'azote : c'est de ne jamais retirer le tampon placé entre les dents avant que le malade soit parfaitement revenu à lui. Il m'est arrivé souvent de rencontrer des malades qui, étant encore dans le demi-sommeil anesthésique, croyaient qu'on leur arrachait leur dent pendant qu'on retirait le tampon et qui assuraient en avoir éprouvé une vive douleur.

7° Une dernière recommandation. Il importe d'éloigner les amis et les parents du malade et de ne conserver dans la chambre d'opération que les aides indispensables. Outre les inconvénients qui résultent pour l'opérateur de la présence de témoins inutiles, ceux-ci pourraient être inutilement alarmés par les effets anesthésiants et asphyxiants du protoxyde d'azote.

### Anesthésie par le protoxyde d'azote et l'éther.

Nous avons dit plusieurs fois dans le courant de cet ouvrage que l'anesthésie proto-azotée, dont les effets étaient si rapides, ne pouvait sans inconvénients être prolongée et que, par conséquent, elle ne convenait qu'aux opérations de courte durée. Nous avons dit également que l'éther, qui offrait sur le chloroforme des avantages si considérables au point de vue de la sécurité, présentait l'inconvénient d'une période d'excitation souvent longue et pénible pour le malade.

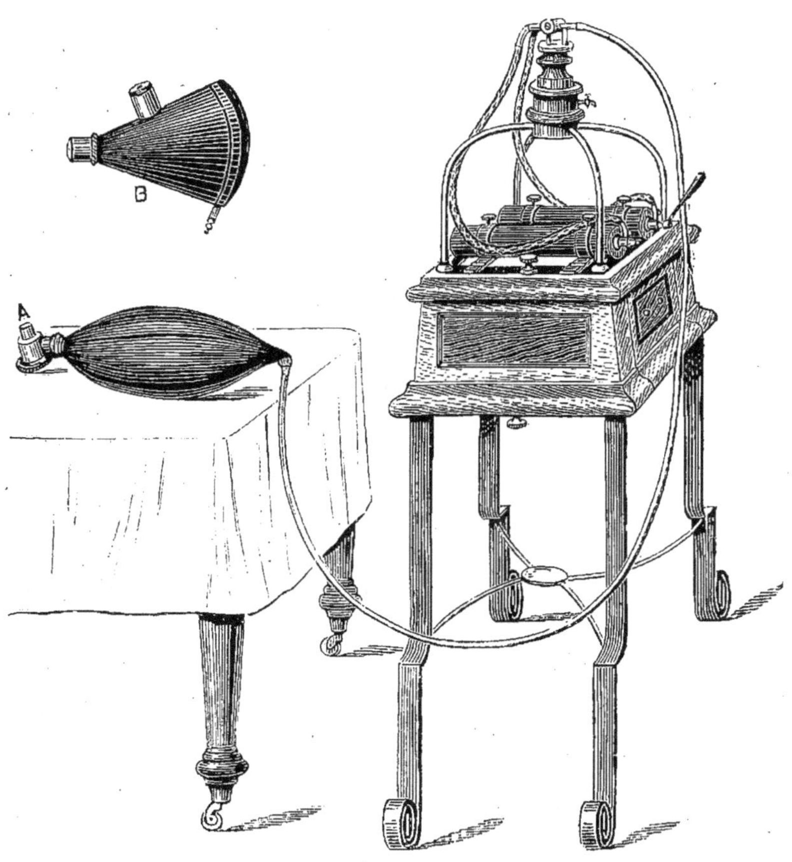



Fig. 36.

Appareil de Barth pour l'anesthésie proto-azotée.

C'est pour obvier à ces deux inconvénients qu'un anesthésiste anglais distingué, M. Clover, a proposé l'emploi d'une méthode d'anesthésie mixte qui consiste *à sidérer le malade avec le protoxyde d'azote et à continuer ensuite sans transition l'anesthésie par l'éther.*

Grâce à ce procédé très-ingénieux on peut éviter la période d'excitation de l'éther, placer en quelques secondes le malade sous l'influence de l'anesthésie et prolonger la narcose aussi longtemps que l'exige l'opération. On a donc les avantages suivants :

1° *Bien-être du malade*, qui évite la période si pénible de suffocation et d'excitation ;

2° *Avantage pour le chirurgien et ses aides*, qui ne sont pas obligés de maintenir le malade par la force ;

3° *Économie de temps*, puisque l'opération peut être commencée immédiatement.

De tels avantages ne pouvaient rester inappréciés. Aussi la méthode d'anesthésie de Clover ne tarda pas à se généraliser chez nos voisins d'outre-Manche, toujours empressés à saisir les inventions pratiques et utiles. La plus grande partie des hôpitaux de Londres, et plusieurs chirurgiens éminents, parmi lesquels il nous suffira de citer sir Henry Thompson, en font journellement usage.

Nous avons été nous-même frappé des avantages de cette méthode, et nous avons été le premier à l'appliquer en France pour des opérations de grande chirurgie. Elle nous a donné d'excellents résultats, et nous l'employons chaque jour en en appréciant de plus en plus la supériorité.

Avant de faire connaître les modifications que nous avons apportées à ce procédé, nous allons donner la description de l'appareil actuellement employé par M. Clover.

Cet appareil se compose d'une bouteille métallique contenant du protoxyde d'azote (fig. 37), analogue à celle que nous avons décrite plus haut, mais un peu plus petite. Cette bouteille est surmontée d'une sorte de clef (K) qui permet de donner issue aux gaz en imprimant un mouvement de rotation avec le pied. Un récipient (R) annexé à cette bouteille est destiné à recevoir un peu d'eau chaude pour combattre les effets frigorifiques du protoxyde d'azote. Cette première partie de l'appareil diffère peu de ceux que nous avons décrits pour l'anesthésie proto-azotée.

La seconde partie de l'appareil se compose d'un récipient (E) destiné à contenir l'éther et pouvant être suspendu au cou de l'anesthésiste à l'aide du crochet (H). Ce récipient communique avec une embouchure ordinaire à l'aide d'un tube recouvert d'un ballon de caoutchouc (C) destiné à rece-

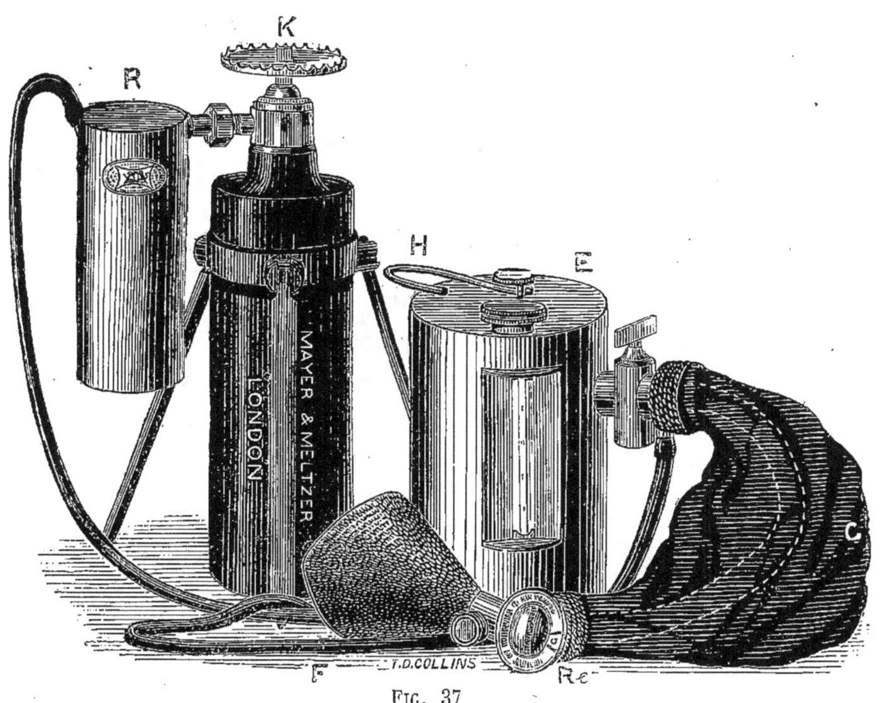


Fig. 37

Appareil de Clover pour l'anesthésie mixte par le protoxyde d'azote.

voir le gaz. En Re, se trouve un robinet très-perfectionné qui permet de donner alternativement au malade, soit du protoxyde d'azote, soit de l'éther, soit de l'air, en faisant fonctionner une simple soupape.

Il n'est pas nécessaire d'entrer dans de longs détails sur le fonctionnement de cet appareil. Le gaz contenu dans la bouteille métallique se rend par un tube (F) dans le ballon (C) où il est inhalé par le patient. Lors de l'anesthésie proto-azotée l'anesthésiste ferme le robinet du gaz, laisse arriver les vapeurs éthérées, et continue ainsi l'anesthésie pendant le temps nécessaire.

Les diverses pièces qui constituent cet appareil sont contenues dans une boîte métallique qui le rend assez portatif.

Nous avons cherché, pour notre part, à simplifier un peu l'appareil de Clover, et voici les quelques modifications que nous y avons apportées.

En premier lieu, nous avons supprimé le récipient d'eau chaude annexé à la bouteille métallique. Cet appendice était assez volumineux et ne nous a pas paru indispensable.

Nous avons également modifié l'embouchure et le robinet. Le mécanisme que nous avons adopté permet de faire arriver successivement l'éther et le protoxyde d'azote. Lorsqu'on désire faire respirer de l'air au malade, il suffit de retirer l'embouchure. Nous avons remplacé le récipient métallique à éther par un bocal en verre à deux tubulures, qui est placé au fond de la boîte, au lieu d'être suspendu au cou de l'opérateur. Ce récipient n'est autre chose que l'appareil primitif employé par Morton dans ses premières anesthésies par l'éther.

L'ensemble de notre appareil est contenu dans une boîte en bois qui est peu volumineuse. Nous le répétons, notre intention n'a pas été de diminuer en rien le mérite de M. Clover; nous avons simplement voulu donner une forme plus simple et plus portative à un instrument qui repose sur un principe excellent et que nous avons été le premier à faire connaître en France.

# CHAPITRE VII

ACCIDENTS QUI PEUVENT SURVENIR AVANT ET APRÈS
L'ANESTHÉSIE.

Que faut-il entendre par accidents anesthésiques? Faut-il
désigner sous cette dénomination les vomissements, la congestion de la face, les troubles nerveux, qui accompagnent
presque toujours l'emploi du chloroforme, ou faut-il la réserver pour les accidents graves et même mortels ? Telle est
la question que nous nous sommes posée et que nous avons
résolue de la manière suivante.

En premier lieu, nous dirons que les phénomènes décrits
par les auteurs sous le nom d'accidents légers ne sont en réalité qu'une exagération des phénomènes physiologiques et
cliniques de l'anesthésie. Tels sont la congestion de la face
qu'on observe avec le protoxyde d'azote, le vomissement qui
suit quelquefois les inhalations d'éther et de chloroforme
chez l'individu dont l'estomac est à l'état de réplétion, etc.

Il n'en est pas moins vrai cependant que l'exagération des
phénomènes habituels de l'anesthésie peut être portée au
point d'inquiéter le chirurgien ou d'entraver l'opération.
C'est ainsi que Robert (1) a rapporté quelques observations
dans lesquelles les malades furent pris pendant la chloroformisation d'un délire furieux et de mouvements désordonnés.
Tous les chirurgiens ont observé des faits de ce genre ; mais
nous ferons remarquer qu'ils tiennent le plus souvent à un
défaut dans l'application de l'anesthésie. Nous avons dit, dans

_____________

(1) *Bulletin de l'Académie,* t. XIV, p. 1093.

une autre partie de cet ouvrage, que pour obtenir un sommeil rapide et éviter les phénomènes nerveux, il faut veiller autant que possible à ne pas mélanger l'air au gaz ou aux vapeurs anesthésiques.

Nous ne nous inquiéterons pas non plus du *vomissement*, qui n'existe jamais avec le protoxyde d'azote et qui peut toujours être évité avec la méthode azoto-éthérée que nous préconisons. Cette règle souffre cependant quelques rares exceptions. Chez une malade opérée par le docteur Pratt, et que nous avons maintenue pendant trente minutes sous l'influence du protoxyde d'azote, nous avons observé des vomissements. Il faut ajouter que cette malade venait de manger au moment où elle a été anesthésiée.

*Le renversement de la langue* en arrière, signe dont plusieurs chirurgiens ont exagéré l'importance, ne saurait être considéré comme un accident sérieux. Il suffit, du reste, lorsque ce phénomène se produit, d'attirer la langue en dehors à l'aide d'une pince. On fait ainsi disparaître immédiatement les phénomènes de suffocation qui pouvaient être dus à l'occlusion des voies respiratoires par l'affaissement de cet organe.

Après ce court exposé préliminaire nous arrivons à l'étude des accidents véritables de l'anesthésie. Nous les diviserons en *accidents immédiats* et en *accidents tardifs*.

### A. — Accidents immédiats.

Par accidents immédiats nous désignerons ceux qui surviennent pendant l'inhalation ou avant que le malade ait repris l'usage de ses sens, c'est-à-dire avant que les phénomènes normaux de la sensibilité et du mouvement aient fait leur apparition régulière.

Les accidents les plus à redouter pendant le sommeil anesthésique sont l'asphyxie et la syncope; ils sont d'une gravité exceptionnelle, et l'on peut même dire que, dans la grande majorité des cas, ils constituent des symptômes de mort imminente. Hâtons-nous de dire que le premier de ces accidents — l'asphyxie — se présente rarement, et que le second — la syncope — peut être évité d'une façon à peu près certaine par l'emploi des nouvelles méthodes anesthésiques.

Il est du reste difficile, dans le plus grand nombre des cas, de déterminer avec certitude la cause de la mort dans l'anesthésie. Les accidents mortels ont lieu le plus souvent à la suite des causes complexes se rattachant à la fois à l'asphyxie et aux perturbations dynamiques dont la syncope est l'indice habituel.

C'est la syncope qu'on a invoquée avec raison comme explication principale des morts subites pendant l'éthérisation et la chloroformisation. Comment expliquer autrement la mort qui survient brusquement après les premières inhalations et sans que le malade ait montré le plus petit symptôme d'asphyxie ? Du reste, plusieurs circonstances, indépendantes de l'anesthésie, semblent prédisposer le malade à cet accident. L'état organique des opérés est souvent défectueux et mal préparé à l'opération et à l'anesthésie. Le système nerveux ne présente plus la résistance nécessaire à cause des ébranlements qu'il a presque toujours subis antérieurement.

Parmi les circonstances inhérentes à l'opération et prédisposant à la syncope, il faut en signaler une qui domine toutes les autres. C'est l'hémorrhagie, qui à elle seule était suffisante pour produire souvent la syncope avant que l'anesthésie ait été appliquée à la chirurgie générale. Il n'est pas en effet étonnant que l'arrêt de la circulation, qui peut quelquefois résulter d'une simple saignée, puisse facilement avoir lieu lors de la diminution déterminée dans la résistance vitale par les agents anesthésiques.

En somme, les accidents immédiats et mortels les plus

fréquents sont dus à l'arrêt subit de la circulation. Tantôt la syncope survient dès le début avant la période chirurgicale, c'est la *syncope initiale* signalée par Cl. Bernard, et due à un arrêt brusque du cœur (elle n'a été observée jusqu'à ce jour que dans l'anesthésie par le chloroforme) ; tantôt elle est *secondaire* et survient plus ou moins rapidement pendant le cours de l'anesthésie et principalement pendant la période chirurgicale, lorsque le malade est soumis aux causes déprimantes résultant de l'opération, de l'hémorrhagie, de l'épuisement nerveux, etc.

Nous ne saurions trop répéter aux chirurgiens que la mort par syncope est presque le privilège exclusif de l'anesthésie par le chloroforme, qu'elle n'a jamais été observée par l'éther et qu'elle est absolument impossible pendant l'anesthésie proto-azotique.

On peut résumer de la façon suivante les causes des accidents mortels et immédiats qui peuvent survenir pendant l'emploi de l'éther et du chloroforme.

1° État pathologique du système nerveux antérieur à l'anesthésie facilitant une sidération rapide et anormale, soit du système nerveux tout entier, soit de l'un des points les plus importants du système :

2° Syncope initiale survenant dès le début de l'anesthésie et attribuée par quelques auteurs à un état défectueux de l'innervation, et par nous à une action spéciale du chloroforme sur le cœur : c'est la syncope initiale par arrêt du cœur.

3° Syncope secondaire due aux effets combinés de l'anesthésie et des autres circonstances tendant à déprimer la résistance vitale pendant le cours de l'opération.

4° Asphyxie due à la fermeture de la glotte et du larynx par la chute de la langue. Nous avons dit que cet accident pouvait toujours être évité et qu'il suffisait pour y parer de surveiller la respiration.

5° Action toxique du chloroforme sur les éléments constitutifs du sang.

6° Réunion de plusieurs de ces causes.

### B. — Accidents tardifs et consécutifs.

Quelques auteurs ont décrit sous ce nom une série d'accidents plus ou moins graves qui auraient compromis la vie des malades pendant huit, dix et même trente jours après l'administrattion de l'agent anesthésique. Ces accidents, qui auraient même occasionné la mort de plusieurs individus, n'ont pas attiré beaucoup l'attention des chirurgiens, et nous devons dire, après nous être livré à une étude approfondie de la question, qu'ils ne méritaient pas en effet d'occuper sérieusement l'attention du monde chirurgical.

Nous sommes loin de nier que les accidents légers ne peuvent succéder à l'emploi des agents anesthésiques ; il y en a même quelques-uns, le vomissement, le frisson, la stupeur anesthésique, qu'on observe dans la grande majorité des cas, et dont nous parlerons un peu plus loin. Mais quant à des accidents très-graves, à des accidents tardifs mortels, nous n'avons pu en rencontrer un seul cas où ils aient été bien constatés et où il fût possible de les attribuer exclusivement à l'emploi du chloroforme.

Deux thèses ont été récemment soutenues à la Faculté de médecine de Paris *sur les accidents tardifs de l'anesthésie* (1). Elles étaient, croyons-nous, inspirées par M. le professeur Richet et contenaient huit ou dix observations dans lesquelles le chloroforme était accusé d'avoir produit tardivement des accidents graves, tantôt la mort. Quoique l'agent incriminé soit le chloroforme que nous sommes loin de défendre et que nous abandonnons volontiers à la vindicte des chirurgiens,

_______

(1) Rochet, *Des accidents tardifs de l'anesthésie chirurgicale.* Thèse de Paris, 1873 ; de la Roche-au-Lion, *idem.* Thèse de Paris, 1873.

nous voulons cependant, dans l'intérêt de la justice, réfuter les accusations injustes dont il a été l'objet.

Si nous analysons avec soin les observations reproduites dans les thèses de MM. Rochet et de la Roche-au-Lion, nous trouvons que les conclusions qu'on en a déduites ne sont pas suffisamment appuyées. La plupart des accidents tardifs non mortels se rapportent ou à des troubles nerveux de peu d'importance, ou à des congestions du parenchyme pulmonaire. Mais il faut vraiment avoir envie d'accuser le chloroforme pour lui attribuer tous les états pathologiques qui peuvent survenir chez le malade pendant les quarante-huit heures qui suivent l'opération. L'opéré est souvent exposé au refroidissement avant, pendant et après l'anesthésie, et il nous paraît plus rationnel d'expliquer la congestion pulmonaire par cette cause que par l'action de l'agent anesthésique.

On cite comme un fait très-concluant, parmi les exemples d'*accidents tardifs mortels*, le cas d'un malade opéré par M. Richet pour une hernie étranglée et qui a succombé vingt jours après l'anesthésie. L'autopsie n'a pas été pratiquée et l'on a attribué la mort à l'action tardive du chloroforme. Malgré le respect que nous professons pour M. Richet nous ne saurions accepter ses conclusions.

On a récemment accusé le protoxyde d'azote de déterminer, non-seulement des accidents immédiats d'une gravité extrême, mais encore des accidents tardifs. Un médecin distingué de Paris, M. le docteur Bordier, a publié dans le *Journal de thérapeutique* (décembre 1876) une observation de ce genre. Quoique le fait qu'il rapporte soit unique dans la science, et ne prouve par conséquent rien, je crois devoir le rapporter, ainsi que la polémique que j'ai eu l'honneur de soutenir, contre M. le docteur Bordier, dans ce même journal.

Après avoir parlé de ces accidents tardifs, le docteur Bordier s'exprime ainsi :

« J'ai été témoin, il y a quelques mois, d'un fait de ce genre, qui, par sa cause, mériterait suffisamment d'être signalé, tant il importe, à mon avis, que chacun rende compte des accidents qu'il a pu observer. Ce serait le seul moyen de mettre un frein à l'abus de ce procédé d'anesthésie.

» La nature des symptômes que j'ai observés, leur marche, enfin la rapidité même des succès obtenus par les moyens que j'ai cru devoir employer peuvent, en outre, contribuer à jeter une certaine lumière sur le mode d'action, encore peu connu ou du moins diversement interprété, du protoxyde d'azote. » Voici le fait :

OBSERVATION. — M. X..., jeune homme de dix-huit ans, d'une forte constitution, mais d'un tempérament très-nerveux, sans qu'il ait jamais présenté aucun phénomène morbide capable de faire préciser davantage, se rend, accompagné de sa mère, chez un dentiste connu pour se servir habituellement de protoxyde d'azote, décidé à se faire extirper une petite molaire qui le faisait horriblement souffrir depuis plusieurs nuits.

L'anesthésie et l'opération furent pratiquées facilement, sans qu'aucun phénomène exceptionnel se soit présenté ; la mère du jeune homme, qui n'avait pas voulu être témoin de tous les détails, n'a pu me dire si son fils avait eu de la cyanose ou de la pâleur pendant l'anesthésie; quoi qu'il en soit, la dent fut arrachée, *sans douleur*, et le jeune homme promptement réveillé revint chez lui en voiture, complétement en possession de lui-même et très-satisfait du résultat heureux de sa visite chez le dentiste.

Il était rentré depuis une heure environ, lorsque sa mère le vit tout à coup fondre en larmes. Elle le pressa de questions sur les motifs de son chagrin ou de sa douleur, sans pouvoir en obtenir d'autre réponse que des explosions de sanglots et de torrents de larmes, signes dont le caractère *nerveux* ne lui échappa pas et qu'elle mit sur le compte de l'appréhension que son fils avait eue dans la matinée ainsi que de son caractère impressionnable.

Elle laissait donc au temps et à quelques plaisanteries toutes maternelles le soin de calmer cet état nerveux, lorsqu'elle vit les larmes, au bout d'une demi-heure environ, cesser de couler, la physionomie prendre une expression de tristesse, et son fils, qui s'était assis sur son lit, s'y laisser tomber endormi.

Il semblait que ce fût la fin prévue et espérée de la crise. Elle respecta donc ce sommeil, se bornant à le surveiller. Mais lorsqu'au bout de trois heures elle s'approcha de lui pour le réveiller, elle ne put y parvenir, quelque instance qu'elle mît à lui parler, à l'appeler et à le secouer sur son lit.

En proie à la plus vive inquiétude, elle me fit alors appeler.

Je trouvai le jeune malade tout habillé sur son lit, dans le décubitus dorsal, dormant d'un sommeil profond.

La face, sans être vultueuse, était fortement colorée, surtout eu égard au teint pâle, qui est habituel à ce jeune homme ; les sclérotiques étaient injectées et les *pupilles* aussi contractées que possible, littéralement *punctiformes*, bien qu'il ne régnât plus dans la chambre qu'un jour presque crépusculaire ; le front très-chaud.

Ni ma présence, ni ma voix, ni les pincements, les claques mêmes sur les joues, ni les secousses plus énergiques que j'imprimai au bras du malade, ne pouvaient le faire sortir de sa torpeur ; une lumière placée devant ses yeux, dont je tenais les paupières écartées, sembla, au bout d'un certain temps, le gêner légèrement et le détermina enfin à tourner la tête en poussant une sorte de gémissement.

Assis de force sur son lit, il retomba inerte et endormi.

Ce n'est qu'après de longs efforts, l'insistance prolongée de sa mère, de ses frères et de moi-même, que nous parvînmes à obtenir de lui une sorte de regard étonné de nous voir autour de lui, et un : *Bonjour, monsieur!* dont les dernières syllabes n'étaient même plus prononcées ; il s'était déjà rendormi.

La peau était chaude, légèrement moite.

Enfin le pouls, compté à plusieurs reprises, marquait 120 par minute.

La respiration était ralentie, oubliée pour ainsi dire, pendant un certain temps ; puis suspirieuse, large et profonde ensuite ; l'anesthésie était, comme on le voit, sinon complète au moins très-marquée.

Peu inquiet, je dois l'avouer, malgré la nature de ces symptômes, parce que je savais qu'en général les troubles de ce genre, dus aux inhalations du protoxyde d'azote, se dissipent seuls, je crus cependant, en raison de la fréquence du pouls, qu'il était utile d'agir ; l'état de congestion encéphalique, l'étroitesse des pupilles, ainsi que l'injection de la conjonctive, me firent penser au *sulfate de quinine*.

Des paquets de ce médicament se trouvaient précisément dans la maison. Une infusion de café noir très-forte fut préparée, 50 centigrammes de sulfate de quinine y furent versés et agités, le malade fut alors, avec de nouveaux efforts, réveillé tout juste assez pour ouvrir la bouche et déglutir, sans manifester la moindre sensation d'amertume, le contenu d'une tasse qu'on lui versa tant bien que mal.

Une seconde après il était rendormi.

Je prescrivis d'élever avec des coussins la tête du malade ; de maintenir en permanence sur le front des compresses trempées dans l'eau fraîche et fréquemment renouvelées ; enfin d'appliquer un sinapisme sur chaque mollet.

Le lendemain matin, le jeune malade vint lui-même au-devant de moi, me disant qu'il n'avait aucun souvenir de ce qui s'était passé depuis qu'il était rentré chez lui.

Il s'était réveillé environ une heure après mon départ, s'était recouché ensuite assez tard, et avait passé la nuit comme d'habitude.

Les pupilles étaient énormément dilatées.

Depuis lors il n'est resté aucune trace de cet accident.

« Dans l'observation qu'on vient de lire, dit le docteur Bordier, comme dans celles du même genre, il serait difficile de regarder comme étant, en quelque sorte, des réactions de l'état asphyxique antérieur, les symptômes variés qui se sont présentés.

» Jolyet et Blanche admettent d'ailleurs eux-mêmes une action qu'ils qualifient de *mal déterminé* sur le cerveau ; et, dès le début de l'entrée du protoxyde d'azote dans la pratique, l'action de ce gaz sur le système nerveux avait été comparée, par le docteur Barker, à celle de l'alcool qui donne d'abord l'ivresse, puis le narcotisme ; et par Preterre, à celle de l'opium et des autres narcotiques.

» Mais tous ces auteurs s'appuient généralement sur des expériences où il s'agit d'animaux auxquels le gaz a été donné avec une libéralité dont on n'use heureusement pas chez l'homme, et il est au moins sous-entendu, dans leurs conclusions, que dans la pratique on ne met en usage que la simple asphyxie, ne donnant pas aux symptômes spéciaux le temps de se produire.

» L'observation précédente, relative à un jeune homme anesthésié par un dentiste occupé, qui s'est servi de ses appareils et de son gaz habituels, et vraisemblablement de la manière habituelle, doit faire mettre de côté toute imputation qui rejetterait les phénomènes observés sur l'impureté du gaz ; elle montre donc à quelle intensité peuvent s'élever brusquement les phénomènes spéciaux produits par le protoxyde d'azote sur les centres nerveux.

» Cette action spéciale a été caractérisée chez mon malade par une vive congestion encéphalique, ainsi que le montrent la rougeur, la chaleur de la face, l'injection des conjonctives et l'étroitesse des pupilles. C'est cette congestion qui, d'abord légère, a amené les larmes et l'état nerveux du début, et qui, arrivée à son summum, a jeté le malade dans un état de narcotisme voisin du coma.

» Il me paraît vraisemblable que cette congestion, reflet d'un état paralytique du système nerveux vaso-moteur, doit coïncider avec une diminution de tension qui expliquerait en partie le chiffre 120 des pulsations ; mais je ne saurais insister sur ce point, la tension n'ayant pas été mesurée. »

L'observation qui précède et les réflexions qui l'accompagnent ont conduit M. Bordier à poser les conclusions suivantes :

« 1° Si le protoxyde d'azote produit l'anesthésie à titre de gaz inerte et par l'intermédiaire de l'asphyxie qu'il détermine, il possède aussi une action spéciale dont les effets peuvent se faire sentir, en quelque sorte, après une période d'incubation et quelque temps après la cessation de l'asphyxie momentanée.

» 2° Cette action, en ce qui regarde le système nerveux, se dénote : par de la congestion encéphalique avec resserrement des pupilles et pouvant produire une véritable narcose ; par une augmentation dans la fréquence des battements du cœur, qui peuvent s'élever au chiffre considérable de 120 par minute.

» Il est permis de supposer qu'il se produit ici des phénomènes de paralysie vaso-motrice et que la tension est diminuée, hypothèse qui aurait son importance chez les personnes atteintes d'asystolie cardiaque.

» 3° Il convient d'éviter l'emploi du protoxyde d'azote chez les sujets disposés à la congestion encéphalique, ainsi que chez ceux dont le système nerveux central est impressionnable.

» 4° Le sulfate de quinine, le café et leurs synergiques : digitale, ergot de seigle, etc., les révulsifs sur les extrémités, sont indiqués pour combattre les accidents tardifs occasionnés par l'inhalation du protoxyde d'azote ».

Les accusations du docteur Bordier contre le protoxyde d'azote ne pouvaient rester sans réponse ; ses conclusions ne reposaient du reste que *sur un seul fait.* Voici en quels termes j'ai réfuté dans le même journal sa communication (février 1877) :

« Le *Journal de thérapeutique,* dans son numéro du 10 décembre dernier, publie une *Note sur les effets narcotiques du protoxyde d'azote,* par le docteur A. Bordier ; cette note contient plusieurs erreurs.

» Étant moi-même occupé en ce moment de recherches sur ce même sujet, je suis arrivé à des conclusions diamétralement opposées à celles du docteur Bordier : le protoxyde d'azote est l'agent anesthésique dont l'usage présente le moins de dangers, en pratique, quoique, en théorie, il y ait plusieurs phénomènes à lui particuliers qui, jusqu'à ce jour, n'ont pu être plausiblement expliqués, et qui font apparaître ce gaz comme l'agent anesthésique le plus dangereux.

» Pour ma part, je crains fort que le vœu émis par M. Bordier : « Qu'on ne lui (le protoxyde d'azote) confie jamais » le rôle chirurgical qu'on sollicite pour lui, » ne soit pas exaucé ; car en ce moment même, il existe en Angleterre et en Amérique un puissant courant en faveur de cet agent, tandis que le chloroforme est condamné par un grand nombre de chirurgiens.

» J'ai moi-même administré le protoxyde d'azote et maintenu ses effets pendant quinze minutes, dans une opération pratiquée par le docteur Marion Sims, au Grand-Hôtel, l'été passé ; ce chirurgien m'a assuré qu'en Amérique le protoxyde d'azote est très-fréquemment employé comme anesthésique dans les grandes opérations, et que lui-même l'avait fait administrer et avait maintenu son malade sous l'influence de cet agent pendant une heure et demie, temps pendant lequel il pratiquait l'ovariotomie ; pour les opérations d'une très-longue durée, l'emploi du protoxyde d'azote continué dans ses effets par l'éther sulfurique mérite toute l'attention des chirurgiens, et sera, je pense, adopté par ceux qui ne craindront pas un petit excès de travail et de dépense, plutôt que d'exposer leurs malades aux accidents si fréquents qui suivent l'emploi du chloroforme.

» Pour le moins, le seul cas rapporté par le docteur Bordier ne prouve absolument rien contre le protoxyde d'azote, et en citant les trois décès qui ont suivi son administration, ce médecin prouve lui-même l'innocuité de cet agent, si nous considérons les *millions* de cas dans lesquels il a été administré sans accidents dans toutes les parties du globe ; on peut compter à Paris seul trois décès par an par le chloroforme, et cela non pas toujours dans de grandes opérations, mais dans de petites, telles que celles pour le strabisme, l'amputation d'un doigt, etc.

» Le docteur Bordier devrait aussi ne pas perdre de vue jusqu'à quel point l'extraction dentaire est redoutée par les malades, d'où des complications fort graves, telles que kystes du sinus maxillaire, nécrose du maxillaire, etc., peuvent en résulter, ce qui fit que le besoin urgent d'un anesthésique pour la pratique dentaire se fit tant sentir, et que ce furent des dentistes qui dotèrent la chirurgie et l'humanité des agents anesthésiques employés aujourd'hui, et qui indiquèrent la manière de l'administrer.

» En outre, il n'est point justifiable de condamner un

agent thérapeutique de cette importance sur un raisonnement si peu basé que celui du docteur Bordier ; pour arriver à de telles conclusions, il faut plus d'expériences et d'observations. Cet auteur divise les accidents auxquels expose l'inhalation de ce gaz en deux périodes différentes ; selon lui, « l'une est primordiale, elle expose à la mort presque instan- » tanée. » A cela nous répondrons : Combien de fois a-t-on vu la mort résulter de l'administration du protoxyde d'azote ? A Paris et à Londres pas une seule fois depuis 1867, époque durant laquelle le gaz fut d'un usage journalier chez les dentistes de ces villes ; malgré son emploi par des personnes qui préparent elles-mêmes leur gaz et qui, pour la plupart, ne se doutent pas combien il est nécessaire que le gaz administré soit absolument pur, nécessité que nous démontrerons plus loin ! Nous pourrons opposer à ces chiffres le grand nombre de morts occasionnées par le chloroforme pendant le même laps de temps. « L'autre, continue le » docteur Bordier, est secondaire et ses symptômes se ma- » nifestent un certain nombre d'heures après l'inhalation. » Le docteur ne cite qu'une seule observation à l'appui de ce qu'il avance et affirme que ces accidents tardifs sont assez nombreux, et que « pour n'avoir pas entraîné la mort jus- » qu'ici, ils constituent du moins pour nous un grand incon- » vénient », et que le docteur Ernest Labbée déclare que, « sur dix cas d'inhalation, huit fois il s'est présenté quelque » accident consécutif ». N'est-il point étrange que la proportion des accidents soit si considérable, lorsque, après dix ans d'un grand usage, pas un seul de ces accidents ne s'est présenté à mon observation, et que dans les milliers d'observations rapportées par le *New-York anesthetic institut*, ce genre d'accidents ne soit pas même mentionné. J'en déduis ceci : que le gaz employé par le docteur Labbée n'était pas du protoxyde d'azote *pur*.

» La préparation du protoxyde d'azote réclame les soins les

plus minutieux et ne doit pas être confiée à des personnes n'ayant pas quelques notions de chimie et ne connaissant pas les propriétés des différents composés formés par l'union chimique de l'azote et de l'oxygène.

» Les composés de l'azote et de l'oxygène sont au nombre de.cinq. Nous n'avons à nous occuper spécialement que des deux suivants :

$$Le\ protoxyde\ d'azote\ ou\ AzO$$
$$Le\ deutoxyde\ d'azote\ ou\ AzO^2$$

» Ces deux composés sont neutres, tandis que les trois autres sont acides. Pour que nous puissions faire usage de AzO avec sécurité comme anesthésique, il nous faut avoir une idée exacte des propriétés particulières de $AzO^2$, car ce dernier se trouve toujours en combinaison avec AzO lors de la production de celui-ci, et il est absolument nécessaire de l'en séparer pour que AzO soit propre à l'inhalation. Le meilleur procédé pour accomplir cette séparation consiste à liquéfier le composé par la compression, car $AzO^2$ n'ayant jamais pu être liquéfié, et n'étant que très-peu soluble dans l'eau, cette méthode constitue, pour moi, la seule garantie réelle. La propriété la plus dangereuse de $AzO^2$ est sa grande affinité pour l'oxygène, avec lequel il entre immédiatement en combinaison lorsqu'il est exposé à l'air. $AzO^2$ est fatal à la vie animale, mais il serait difficile de définir ses effets spécifiques ; car, les cellules pulmonaires contenant de l'air, il s'unit à ce dernier pour former de l'acide nitreux, lequel constitue un poison des plus violents.

» Lorsque l'on respire AzO contenant $AzO^2$, il se produit une sensation de chaleur interne et de.suffocation, et un goût cuivreux se dégage, alors le gaz est impropre à l'usage ; AzO pur, au contraire, a un goût douceureux, presque sucré même.

» Comme je me propose de traiter à fond les différentes

combinaisons et qualités du protoxyde d'azote dans un autre travail, je terminerai cette lettre en affirmant au docteur Bordier que les phénomènes suivants qu'il décrit comme étant ressentis par le patient qui respire le protoxyde d'azote : « l'un verse des larmes, un autre devient furieux et est sur » le point de commettre un meurtre », sont des symptômes qui appartiennent plutôt au chloroforme, et que, pour ma part, je ne les ai jamais observés lorsque le protoxyde d'azote a été bien administré. Je dirai également que « l'étrange » aventure de ce dentiste américain, accusé de viol par une » cliente qu'il avait endormie et qui n'avait été victime que » des hallucinations spéciales provoquées par le protoxyde » d'azote », mentionnée dans la note de M. Bordier, pèche par la base : le docteur Béal (de Philadelphie), qui avait été dans ces cas injustement accusé, ne se servait pas de *protoxyde d'azote* mais bien de *chloroforme.* »

Le seul cas de mort qui ait été observé en Angleterre à la suite de l'anesthésie par le protoxyde d'azote se rapporte également à une opération de hernie étranglée ; mais tous les chirurgiens qui ont assisté à l'opération ont été unanimes à reconnaître que la mort était le résultat de l'opération et de l'état du malade et non de l'anesthésie.

Naus ne citerons pas les autres observations qui se rapportent toutes à des accidents survenus longtemps après l'anesthésie et après que le malade avait repris le fonctionnement régulier de tous ses organes. Dans quelques cas beaucoup plus rares le malade revient à lui, mais la réaction consécutive à l'opération se fait mal et le malade finit par succomber dans le collapsus. Ces cas ne doivent pas être attribués à l'action de l'agent anesthésique, mais plutôt au *shock* traumatique qui a existé de tous temps.

Nous ne nierons pas cependant que l'administration du chloroforme ne puisse être suivie de quelques états morbides mal définis, et que ces complications ne soient imputables à l'anesthésie. Nous décrirons les deux seules complications de ce genre qui nous paraissent présenter quelque importance : le frisson et la stupeur anesthésique.

*Frisson anesthésique.* — Chassaignac (1) a le premier appelé l'attention sur cet accident ; il en avait parfaitement mesuré la portée et n'en avait pas exagéré l'importance, comme l'ont fait depuis quelques chirurgiens.

« Il est un certain nombre de sujets, disait Chassaignac, qui, après l'emploi du chloroforme, sont saisis d'un frisson de courte durée chez quelques-uns et qui, chez d'autres, peut aller en s'aggravant, se convertir enfin en un refroidissement progressif et même mortel, si le chirurgien ne lutte pas de bonne heure et très-énergiquement contre cette fâcheuse tendance. J'ai déjà appelé l'attention de mes collègues à la Société de chirurgie sur ce genre d'accidents. La première fois que je l'ai observé, c'était sur un malade de l'hôpital Saint-Antoine à qui j'avais pratiqué une opération ; il avait parfaitement repris connaissance, j'avais seulement recommandé à mes internes de surveiller l'état du malade. Toutefois au moment de quitter l'hôpital je voulus revoir encore une fois mon opéré. Je le trouvai en proie à un frisson tellement intense, déterminant une prostration si profonde, que je ne doutai pas qu'un état semblable n'eût infailliblement amené au bout d'une demi-heure, d'une heure peut-être, la perte du malade. Je m'occupai donc de rétablir la calorification par tous les moyens : frictions avec de l'eau-de-vie camphrée chaude, alèzes brûlantes, bouteilles d'eau chaude aux pieds, vin sucré à l'intérieur. Je parvins à ranimer le malade et je ne quittai l'hôpital qu'en le laissant dans des conditions rassurantes. Cet homme a parfaitement guéri. »

Il est incontestable que, dans beaucoup de cas, le frisson attribué par le chirurgien à l'agent anesthésique est simple-

---

(1) *Recherches cliniques sur l'emploi du chloroforme.* Paris, 1853

ment consécutif à l'opération elle-même. Cependant, comme le frisson anesthésique a été quelquefois observé à la suite d'opérations de peu d'importance, nous devons admettre son existence.

Quoi qu'il en soit, cette complication est rare et tous les cas observés appartiennent au chloroforme. Nous ne l'avons jamais remarquée à la suite de l'anesthésie par l'éther. Quant au protoxyde d'azote nous ne l'avons jamais entendu accuser de produire le frisson anesthésique, et nous n'avons pas vu cet accident signalé dans les cent mille observations qui ont été publiées jusqu'à ce jour.

*Stupeur anesthésique.* — Il arrive quelquefois que l'anesthésié ne revient à lui-même que très-lentement et reste pendant un temps plus ou moins long dans un état de prostration et de demi-stupeur. C'est cet état que les auteurs ont désigné avec raison sous le nom de *stupeur anesthésique.*

Il n'est pas rare, en effet, de voir le malade rester pendant quelques minutes en proie à cette sorte de stupeur qui suit presque toujours l'emploi du chloroforme ou de l'éther. Mais si cet état menacé de se prolonger, il est toujours facile de le faire cesser en excitant le malade, en le frictionnant, en le plaçant au grand air, en un mot par l'application des procédés habituellement mis en usage dans la lipothymie.

Nous ne saurions donc admettre que la stupeur anesthésique puisse devenir mortelle, et les faits qui ont été émis à l'appui de l'opinion contraire sont loin d'être concluants. Dans tous les cas de stupeur anesthésique mortelle rapportés par les auteurs, il s'agissait de malades placés dans une condition grave par ce fait même de l'opération qui à elle seule, pouvait parfaitement expliquer la prostration et le coma. Tel est le cas de M. Denonvilliers. Ce chirurgien eut à lutter pendant trente-six heures contre un état de stupeur et d'assoupissement survenu à la suite d'une chloroformisation prolongée chez un malade auquel il avait pratiqué l'ablation d'un cancer développé dans les muscles du mollet.

En résumé, les accidents tardifs de l'anesthésie n'ont pas l'importance qu'on a cherché à leur donner, et les complications qui ont été décrites sous ce nom doivent être attribuées non pas à l'anesthésie, mais à l'opération elle-même.

Il va sans dire que ce que nous venons de dire à propos de l'anesthésie par le chloroforme s'applique à plus forte raison à l'anesthésie proto-azotique dont les effets sont si rapides qu'il ne saurait être question ni de frisson ni de stupeur anesthésique.

**Accidents anesthésiques résultant de l'impureté du chloroforme.**

Dans une récente communication faite à l'Académie de médecine (décembre 1878), M. le docteur Maurice Perrin, l'auteur du *Traité d'anesthésie chirurgicale* que nous avons eu si souvent l'occasion de citer, a appelé l'attention sur les accidents qui pouvaient résulter de l'emploi du chloroforme impur. Nous ne nions pas l'importance de ces accidents, mais nous considérons néanmoins la communication de M. Perrin comme une reconnaissance implicite des dangers qui résultent de la chloroformisation. Que M. Perrin emploie l'éther, comme font aujourd'hui ses confrères anglais et américains, et il n'aura plus à redouter de semblables accidents.

La communication de M. Perrin nous a paru trop importante pour être seulement signalée. Nous la mettons en partie sous les yeux de nos lecteurs, ainsi que l'intéressante discussion à laquelle elle a donné lieu à l'Académie :

« Autant que j'en puis juger par mon observation personnelle, le chloroforme employé comme anesthésique est devenu un agent beaucoup moins fidèle et plus dangereux depuis ces dernières années, et peut-être serait-il exact de dire : depuis l'élévation de l'impôt sur l'alcool.

» Il y aura bientôt trente ans que je l'emploie ou que je le vois employer. Ses effets s'étaient toujours montrés les mêmes. Cinq à six minutes d'inhalations méthodiques suffisaient pour atteindre, dans l'immense majorité des cas, la tolérance anesthésique. Aujourd'hui c'est tout autre chose. Il arrive fréquemment que l'on ait besoin de vingt, de trente et même de soixante minutes pour obtenir le sommeil.

» Chez un colonel auquel je devais pratiquer l'ablation partielle de la langue, je poursuivis les inhalations pendant cinq quarts d'heure sans résultat. J'accusai d'abord le chloroforme dont je me servais ; j'en fis chercher, séance tenante, dans une autre pharmacie : même insuccès. Je fus contraint, à mon grand regret, de renoncer à l'anesthésie et de passer outre, pour échapper à des ajournements. Chez une enfant de quatre ans, que je voulais débarrasser d'un sarcome mélanique de l'œil, quarante-cinq minutes furent employées à la chloroformisation. Chez un autre, âgé de cinq ans, il me fallut une demi-heure.

» Je sais bien que de tout temps on a signalé des réfractaires à l'action du chloroforme. Mais ces exemples doivent être bien rares, surtout chez les enfants ; car dans une période de plus de vingt ans, je n'en ai pas vu un seul exemple, tandis que depuis lors ils se multiplient de plus en plus.

» Le chloroforme, autrefois, ne provoquait que très-rarement des troubles du côté de l'estomac : le patient étant à jeun, la tolérance anesthésique était obtenue sans autre incident que la légère toux du début, et l'agitation convulsive plus ou moins violente, plus ou moins durable de la période d'excitation. Aujourd'hui, les vomituritions et les vomissements avec l'état lipothymique qui les accompagne, sont la règle. Leur apparition très-fréquente, pour ne pas dire constante, qui oblige à suspendre les inhalations, est pour beaucoup dans le labeur parfois interminable de la chloroformisation actuelle.

» Mais ces troubles nerveux ne sont pas limités à la durée de l'opération, ils se prolongent pendant vingt-quatre heures, et quelquefois pendant deux et même trois jours.

» Les crises de vomissements se sont montrées parfois si violentes, qu'elles ont motivé l'emploi des ressources thérapeutiques usitées en pareil cas.

» Elles occasionnèrent deux fois, chez des malades auxquels j'avais pratiqué l'énucléation de l'œil, des suffusions sanguines sous-conjonctivales et palpébrales qui maculèrent de bleu tout le côté correspondant de la face.

» Pendant la durée de cette phase, le malheureux patient est plus malade de *son chloroforme* que de *son opération*; il est abattu, anéanti; il a soif; il refuse toute nourriture, et il est décœuré par une odeur nauséabonde de chloroforme.

» Non-seulement cet agent s'est montré moins fidèle dans ses effets, mais deux fois, au cours de cette année, il a exposé mes opérés à des dangers très-sérieux que je n'avais jamais observés jusqu'alors.

» Pour en donner une plus juste idée, que l'Académie me permette de lui lire la courte note rédigée à ce propos par mon chef de clinique, M. le docteur de Santi, médecin aide-major.

OBSERVATION 1. — M. G..., âgé de vingt-deux ans, d'une bonne santé, est chloroformisé le 28 mai 1878, pour subir une opération d'évidement, celle dont il a déjà été question plus haut.

La résolution est obtenue dès les premières inhalations; la chloroformisation est continuée, mais au bout de vingt à vingt-cinq minutes la respiration s'arrête brusquement, et le pouls n'est plus accusé que par des battements filiformes; aussitôt le malade est placé en travers du lit, la tête dans une situation déclive; les membres inférieurs sont maintenus solidement par un aide, et le chirurgien, sans aucun retard, pratique la respiration artificielle par le procédé de Pacini (de Florence).

Au bout de trois minutes seulement la respiration se rétablit, et fit cesser un état de mort apparente à peu près complet.

L'opération fut ensuite reprise et terminée sans nouvel incident.

Mais à peine réveillé, le malade, qui était à jeun, fut pris de nausées et de vomissements verdâtres incessants, accompagnés d'un pouls filiforme, de douleurs épigastriques et céphaliques violentes. Les vomissements persistèrent toute la journée et une partie de la nuit, malgré l'emploi de la glace et des boissons acides.

OBSERVATION II. — Amputation de l'œil chez un jeune homme de vingt-deux ans. Emploi du chloroforme par le procédé habituel de la compresse roulée en cornet : résolution très-difficile à obtenir. Période d'excitation très-prolongée, accompagnée d'abord de toux, puis d'un hoquet violent. Enfin, la résolution semble obtenue, l'opération est commencée. Mais on s'aperçoit alors que le pouls devient de plus en plus petit ; que la face est très-pâle, et que la respiration n'est plus appréciable que par un faible soulèvement de l'épigastre. Au bout d'une ou deux minutes, le pouls disparaît, le cœur ne bat plus et la respiration s'arrête : la mort apparente est complète.

La respiration artificielle par le procédé Pacini est promptement instituée comme dans le cas précédent. Pendant deux minutes d'angoisse inexprimable la respiration artificielle resta infructueuse ; heureusement qu'à ce moment il survint un premier mouvement respiratoire spontané : ce fut le signal du rappel à la vie. L'opération fut alors continuée et rapidement achevée. Mais le malade ne tarda pas à être pris de nausées, de vomissements, de spasmes du diaphragme, accompagnés de sueurs abondantes, de céphalalgie, de douleurs épigastriques et d'une anorexie absolue. Chaque vomissement ou chaque effort de vomissement provoque, malgré un pansement compressif, un écoulement de sang à la surface de la plaie : le pansement a dû être renouvelé quatre fois le premier jour. Le même état se prolonge toute la journée et toute la nuit, malgré les soins usités en pareille circonstance.

Le lendemain, il y avait un malaise considérable, de la courbature, une faiblesse très-grande : toute la région orbitaire était tuméfiée, ecchymosée, et la conjonctive bulbaire était soulevée par un volumineux caillot.

Au bout de deux jours, ces pénibles incidents, incontestablement dus à l'action du chloroforme, avaient disparu, et le travail de la cicatrisation s'effectua régulièrement et sans entraves.

» Avant de passer outre, qu'il me soit permis de dire combien j'ai été satisfait du procédé de respiration artificielle imaginé et décrit par le docteur Pacini (de Florence).

» En voilà assez, je pense, pour montrer combien ces scènes de désordre diffèrent de l'action régulière du chloroforme telle que nous la connaissons tous, telle que je l'ai décrite dans mon *Traité d'anesthésie chirurgicale*.

» Combien elles diffèrent même des chloroformisations qui étaient interrompues par l'apparition brusque d'accidents imprévus !

» Je me hâte d'ajouter que j'ai changé souvent de chloroforme, que j'ai employé des échantillons provenant des pharmacies les plus recommandables, sans être plus satisfait des leurs que des autres.

» A diverses reprises je parlai de mes déconvenues à MM. Marty et Bucker, professeur et professeur agrégé de chimie à l'École du Val-de-Grâce. Ils eurent la bonté de faire l'essai de trois des échantillons dont je m'étais servi, en les additionnant d'une certaine quantité d'acide sulfurique concentré : tous les trois prirent une teinte rouge acajou indiquant qu'ils n'étaient purs ni les uns ni les autres.

» J'ignore si mes collègues des hôpitaux ont fait des remarques semblables aux miennes ; mais, quoi qu'il en soit, je me crois autorisé par mon observation personnelle à appeler l'attention sur la question des chloroformes, et sur les inconvénients sérieux ainsi que sur les dangers qu'il y a à livrer au chirurgien des produits incomplétement purifiés.

» Le mal me paraît général, et s'il était possible de tirer quelque enseignement des trois derniers faits relatés plus haut, il serait possible d'y remédier en soumettant tout le chloroforme fourni par les fabricants au procédé de purification de M. Regnault. »

M. Guyon, qui a répondu à M. Perrin, a fait connaître des faits analogues. Comme nous, il est disposé à attribuer les accidents au chloroforme lui-même et non à sa plus ou moins grande pureté. Voici comment s'exprime l'éminent chirurgien : « J'ai écouté avec le plus vif intérêt la communication de

M. Perrin. Entre autres faits, j'ai observé dernièrement deux cas qui présentent une grande analogie avec ceux qui viennent d'être rapportés par notre collègue, et dans lesquels l'administration du chloroforme a été suivie de vomissements prolongés et inquiétants. Je dois dire que, dans ces deux cas, les opérées étaient des femmes. Je ne sais si les recherches de M. Perrin l'ont amené à constater, comme je l'ai fait moi-même, que ces vomituritions s'observent surtout chez des femmes et des enfants.

» J'ai quelques raisons qui me portent à croire que ces phénomènes anormaux doivent être attribués, non pas à l'impureté du chloroforme, mais à d'autres causes étrangères à l'agent anesthésique employé. Je suis surtout disposé à les attribuer à une prédisposition spéciale des opérés, prédisposition qu'on rencontre surtout chez les femmes et les enfants.

» Il est certain que ce serait pour moi un grand sujet de tranquillité si les phénomènes que j'ai observés pouvaient être attribués, ainsi que le veut M. Perrin, à l'impureté de l'agent anesthésique employé, car il serait alors facile de les éviter. Cependant je dois dire que, de même que M. Richet, je m'assure autant que possible de la pureté du chloroforme que j'emploie pour mes anesthésiés. Dans un des cas auxquels je fais allusion, j'avais employé l'excellent chloroforme qui est fourni aux hôpitaux par l'Administration de l'assistance publique; dans un autre, je m'étais servi d'un chloroforme que j'avais des raisons de croire très-pur.

» Je le répète, je crains que les accidents en question résultent plutôt d'une prédisposition spéciale des opérés que de l'impureté du chloroforme; mais je serais très-heureux de voir se confirmer les opinions de M. Perrin. Il nous serait dès lors facile d'éviter des accidents toujours pénibles et dont l'intensité et la durée ne sont pas sans inconvénients sérieux. La communication de M. Perrin mérite donc d'attirer toute l'attention des chimistes et des chirurgiens ».

Nous pensons, comme M. Guyon, que les accidents observés par M. Perrin sont dus au chloroforme lui-même et non
au plus ou moins grand degré de pureté de l'anesthésique.
Que M. Perrin emploie l'éther ou la méthode combinée
que nous proposons, et il n'aura plus l'occasion d'observer
les accidents redoutables qui ont fait le sujet de sa communication à l'Académie.


# CHAPITRE VIII

### TRAITEMENT DES ACCIDENTS DE L'ANESTHÉSIE
### CHIRURGICALE.


Nous avons vu dans le chapitre précédent que les accidents les plus redoutables de la chloroformisation étaient l'asphyxie et la syncope. On a quelquefois à combattre des accidents de peu d'importance qui surviennent principalement
au début de l'anesthésie, mais dont le traitement ne nécessite
aucune indication spéciale : tels sont les vomissements, les
accès de toux, les mouvements automatiques trop violents,
les accidents nerveux, etc.

Lorsque le malade est pris de vomissements abondants ou
de quintes de toux avec menace de suffocation, il faut suspendre les inhalations jusqu'à ce que le calme se rétablisse.

Lorsque les mouvements automatiques sont trop violents,
il faut maintenir le malade ou suspendre l'anesthésie si le
nombre des personnes présentes ne permet pas de comprimer ces mouvements. Dans certains cas où le malade se débat
avec assez de violence pour être menacé de congestion, ainsi
qu'on en a observé quelques exemples, il est également pré-

férable de suspendre les inhalations. C'est dans ces cas qu'il est bon de recourir à un anesthésique qui, comme le protoxyde d'azote, supprime la période d'excitation toujours si pénible pour le chirurgien et le malade.

La respiration est parfois lente, laborieuse, et il existe une sorte de torpeur générale qu'il est bon de faire cesser en pratiquant des flagellations douces et rhythmées sur le thorax; mais cet état n'est pas suffisant pour faire renoncer à l'anesthésie.

On surveillera avec un soin particulier les voies respiratoires, et l'on se tiendra toujours prêt à saisir la langue avec une pince si, par sa chute en arrière, cet organe venait à oblitérer le pharynx. Nous avons déjà dit que cet accident ne présentait pas les conséquences redoutables qu'on lui a attribuées et qu'il ne pouvait jamais devenir une cause de mort. Il suffit en effet de surveiller le malade pour parer immédiatement aux conséquences de cet accident qui ne saurait passer inaperçu.

A la fin de la chloroformisation, et après le réveil, il faut observer s'il ne survient pas de frisson, car on a vu le frisson anesthésique passer ou se convertir en refroidissement progressif (voyez le chapitre précédent). Au bout d'un certain temps, on verra si le malade est bien réveillé et dans son état normal, et s'il n'arrive pas ce qu'on désigne sous le nom de stupeur anesthésique, accident fort rare du reste et qui nous paraît plutôt résulter de l'opération elle-même et du *shock* traumatique (voy. p. 181).

Nous arrivons maintenant au traitement de ce que nous avons appelé les accidents véritables de l'anesthésie. Tout ce que nous venons de dire se rapporte à des complications de peu d'importance et qui ne comportent pas de traitement spécial. Il n'en est pas de même de la syncope et de l'asphyxie qui constituent les deux complications les plus redoutables de la chloroformisation.

Nous disposons de deux procédés énergiques qui ont, dans beaucoup de cas, rappelé à la vie des individus en état de mort apparente à la suite de l'anesthésie. Ces procédés que nous allons exposer avec quelques détails sont l'inversion totale et la respiration artificielle.

### Inversion totale.

L'inversion totale avait déjà été indiquée par quelques chirurgiens pour combattre l'anémie cérébrale résultant de la chloroformisation. On savait en effet que les animaux en état de mort apparente reviennent souvent à la vie lorsqu'on les suspend la tête en bas. Ce fait avait été expérimentalement démontré par Piorry.

« La tête d'un chien qui a perdu beaucoup de sang, disait cet auteur (1), est-elle maintenue élevée, le siége et les pattes abaissées et pendantes, la syncope survient. Si l'on élève le train de derrière et si l'on met la tête dans une position déclive, la vie se manifeste de nouveau.

» Si chez un chien qui paraît mort d'hémorrhagie et dont les extrémités sont restées dans leur position naturelle ; lorsque la respiration, après avoir été suspirieuse, râlante, paraît avoir cessé ; lorsque les battements du cœur ne se manifestent plus à la main ; quand l'apparence de mort dure depuis une ou deux minutes ; si, dis-je, on élève le train de derrière et si l'on tient la tête basse, la respiration ne tarde pas à se ranimer, le cœur à se contracter sensiblement, la tête qui était pendante à se relever, les pattes à se soutenir, l'action céphalique à se manifester.

» Si pendant quelques minutes toutes les parties du corps sont, chez l'animal qu'une position déclive de la tête avait

(1) Piorry, *Collection des Mémoires*, p. 229. Paris, 1831.

fait revivre, tenues dans une position opposée à celle-ci, tous les accidents reparaissent et la syncope survient. On peut réitérer cette opération une troisième, une quatrième fois ; elle est dangereuse, j'ai cependant conservé longtemps trois chiens qui ont résisté à de semblables expérimentations.

» Les mêmes influences de la pesanteur sont évidentes sur l'homme. Dans plusieurs cas d'anémie, à la Salpêtrière, j'ai vu des faits sinon aussi remarquables, du moins du même genre. Chez une agonisante qui avait la tête haute et qui rendait le dernier soupir, la vie fut prolongée de quelques heures en lui mettant la tête basse.

» On se rend facilement raison de ces faits qui n'ont rien de merveilleux. La circulation peut se faire dans une partie du corps lorsque la pesanteur la favorise, et cesse d'avoir lieu dans les autres parce que la pesanteur lui est contraire. Il n'est pas douteux que c'est l'absence ou la présence du sang dans les vaisseaux du cerveau qui cause ou non la syncope, car j'ai fait remarquer que ce sang coulait ou non des veines jugulaires ouvertes, suivant la position que l'on donne à l'animal.

» Une malade était dans une syncope voisine de la mort, par suite d'une hémorrhagie utérine, immédiatement après l'accouchement ; le bassin fut relevé d'un pied au-dessus de la tête, l'hémorrhagie s'arrêta, l'écoulement cessa ; la connaissance revint à l'instant et la malade fut sauvée. »

Cette série de faits que nous avons tenu à reproduire à cause de leur importance montre jusqu'à l'évidence que le professeur Piorry avait parfaitement connaissance de la valeur de l'inversion lorsque les chirurgiens eurent l'idée d'employer ce procédé pour combattre la syncope anesthésique.

Quoi qu'il en soit, ce fut Nélaton qui, dès l'apparition des premiers accidents chloroformiques, proposa l'inversion totale de l'individu anesthésié. Mais ce procédé, qui fut ensuite appliqué par Bouisson et Denonvilliers, ne s'est pas généralisé

rapidement et n'a pas joui tout de suite de la faveur qu'il mérite. Il a fallu encore un vigoureux plaidoyer de notre confrère Campbell (1) pour attirer l'attention des praticiens sur
la méthode d'inversion. Cet éminent praticien rapporte dans
son mémoire un cas des plus intéressants dans lequel la
patiente est restée un quart d'heure en syncope et n'a pu
être rappelée à elle que par l'inversion totale.

Tous les chirurgiens qui ont pratiqué l'inversion totale
dans le traitement de la syncope chloroformique n'ont eu
qu'à s'en louer, et nous pensons qu'on ne saurait trop généraliser cette méthode qui a arraché à une mort certaine un
grand nombre d'opérés.

Un chirurgien éminent, le docteur Marion Sims, a bien
voulu nous communiquer ses appréciations sur la valeur de
l'inversion. Nous reproduisons intégralement cette lettre
quoiqu'elle traite de quelques autres questions étrangères à
cette méthode de traitement. On y trouvera la relation de
plusieurs observations très-intéressantes qui démontrent
d'une façon catégorique la valeur de l'inversion totale.


Paris, 25 janvier 1879, 12, place Vendôme.


Mon cher docteur Rottenstein,


Vous me demandez de vous donner quelques détails sur
la méthode de traitement de la narcose chloroformique à laquelle Nélaton a attaché son nom. Je satisfais à votre demande
avec d'autant plus de plaisir que Nélaton était un de mes
meilleurs amis, et que je me suis moi-même occupé avec
beaucoup d'intérêt de toutes les questions relatives à l'anesthésie chirurgicale.

L'anesthésie est sans contredit une des plus grandes dé-

______

(1) *Etudes sur la tolérance anesthésique obstétricale.* Paris, 1874.

couvertes du siècle et de celles qui font le plus grand honneur à mon pays. Non-seulement c'est en Amérique que le principe même de l'anesthésie chirurgicale a été découvert, mais c'est encore à ce pays qu'appartient la démonstration de l'innocuité de l'éther et du protoxyde d'azote comparés au chloroforme.

A New-York nous employons le protoxyde d'azote pour la chirurgie dentaire, l'éther sulfurique pour la chirurgie générale, et le chloroforme pour la pratique obstétricale.

Nous employons parfois le protoxyde d'azote pour la chirurgie générale ; j'en ai moi-même fait usage pour des opérations prolongées (périnéorrhaphie, ovariotomie), et j'ai maintenu des malades anesthésiées par cet agent pendant trente, quarante minutes et même une heure ; dans un cas compliqué d'ovariotomie, l'anesthésie proto-azotée a duré près d'une heure et demie.

Voici cependant les reproches que je fais à cet agent appliqué aux opérations de longue durée :

1° Il est coûteux ;

2° Il nécessite une certaine habileté de la part de l'opérateur ;

3° Il ne produit pas toujours le degré de résolution musculaire nécessaire pour la pratique de certaines opérations.

En Amérique, nous considérons l'éther comme l'agent le plus inoffensif après le protoxyde d'azote. Nous l'administrons habituellement dans un cornet de carton au fond duquel on place une éponge ou un mouchoir. C'est là une méthode qui demande peut-être un peu de temps et entraîne la perte d'une certaine quantité d'éther, mais elle me paraît assez sûre.

» Le bichlorure de méthylène est employé, en Angleterre, par Spencer Wells et par quelques-uns de ses élèves.

Mais l'anesthésique le plus employé est sans contredit le chloroforme. Il faut dire cependant qu'en Angleterre cet agent est moins employé aujourd'hui, et que beaucoup d'hôpitaux y ont renoncé par suite des dangers qui accompagnent son emploi.

Clover a mis en usage la méthode mixte que vous connaissez, c'est-à-dire qu'il commence l'anesthésie par le protoxyde d'azote et la continue par l'éther.

Je considère le chloroforme comme un agent anesthésique tellement dangereux, que je voudrais que son emploi fût interdit pour la chirurgie générale, et réservé seulement à la pratique obstétricale.

Nous ne connaissons pas en effet un seul cas de mort à la suite de la chloroformisation pendant le travail, tandis que nous savons que des milliers d'existences ont été sacrifiées au chloroforme.

Il ne se passe pas de semaine que nous n'entendions parler d'une mort par le chloroforme souvent administré pour une opération de peu d'importance.

Puisque nous n'avons pas le moyen d'empêcher l'emploi de cet anesthésique, il importe que l'opérateur connaisse les meilleurs procédés capables de combattre les effets dangereux qu'il détermine, et c'est là surtout le but de ma lettre.

Comment le chloroforme tue-t-il?

Nélaton fut le premier qui donna une explication satisfaisante de la mort pendant la chloroformisation, et qui fit connaître en même temps le moyen de la combattre. Il a démontré que le chloroforme déterminait la mort en produisant une anémie cérébrale, c'est-à-dire une syncope, et il nous a montré que cette syncope pouvait être évitée en rétablissant la circulation du sang dans le cerveau. Ce titre seul suffirait pour rendre immortel le nom de Nélaton qui nous a ainsi fourni le moyen de sauver d'une mort certaine un grand nombre d'individus.

J'ai moi-même été témoin d'un cas dans lequel la méthode de Nélaton a été appliquée par lui-même avec succès.

Il s'agit d'un fait assez important pour être publié avec quelques développements.

En octobre 1861, je fus invité par Nélaton à voir un cas de fistule vésico-vaginale survenue chez une dame mariée, à l'âge de vingt ans, et qui était accouchée un an plus tard. L'enfant, qui était énorme et hydrocéphale, était resté enclavé dans la cavité pelvienne pendant vingt-quatre heures, et il était mort lorsqu'il a été extrait par le docteur Bouchacour (de Lyon), avec l'aide d'instruments.

Huit jours plus tard, on s'aperçut que l'urine s'écoulait par le vagin et, au bout de quinze jours, on vit tomber une immense escharre. Cet accident avait été produit non par l'usage du forceps, mais par le séjour prolongé de la tête de l'enfant dans la cavité pelvienne.

La base de la vessie était détruite et laissait passer la muqueuse vésicale du fond de l'organe qu'on apercevait entre les grandes lèvres et qui présentait une coloration d'un rouge foncé. La portion vaginale du col utérin et le cul-de-sac postérieur avaient été détruits par le processus gangréneux.

Le cas était très-compliqué et la restauration présentait certainement de grandes difficultés. J'annonçai à Nélaton que l'opération demanderait un certain temps et ne pourrait guère être terminée avant une heure.

L'opération fut faite à Saint-Germain, le 19 novembre 1861, en présence des docteurs Nélaton, Campbell, Beylard, Johnston et Alan Herbert.

L'anesthésie fut confiée au docteur Campbell qui avait journellement l'occasion d'employer cet agent dans sa pratique obstétricale.

L'opération, commencée à dix heures du matin, était à peu près terminée au bout de quarante minutes, et je me disposait à appliquer les dernières sutures lorsque je fus surpris par une décoloration et une lividité anormales des téguments du vagin. J'appelai sur ce fait l'attention du docteur Johnston, et comme cette lividité augmentait, j'en éprouvai quelque inquiétude et je demandai au docteur Campbell comment était le pouls. Il me répondit que tout allait bien et me dit de continuer l'opération (*All right, go on*). A peine avait-il prononcé ces paroles qu'il s'écria : « Arrêtez ! on ne sent plus » ni le pouls, ni la respiration ! »

C'est alors que Nélaton donna l'ordre d'abaisser la tête de la malade et d'élever les jambes de façon à pratiquer l'inversion totale.

Le docteur Johnston prit les jambes qu'il éleva en les plaçant sur ses épaules, tandis que le docteur Campbell soutenait le thorax. Pendant ce temps le docteur Herbert écartait les mâchoires et amenait la langue en avant avec un ténaculum, et le docteur Beylard pratiquait la respiration artificielle. Nélaton dirigeait lui-même cette manœuvre avec le plus grand sang-froid. La malade fut ainsi maintenue dans l'inversion pendant un temps assez long avant de donner aucun signe de vie. Le docteur Campbell estime que ce temps a été d'environ un quart d'heure, mais il m'a paru beaucoup plus long. Enfin nous pûmes constater une faible inspiration, puis une seconde et enfin une troisième, séparées par de longs intervalles. La respiration devint ensuite régulière et le pouls se rétablit. Nélaton donna alors l'ordre de replacer la malade sur la table, ce qui fut fait avec beaucoup de précaution. Mais à peine fut-elle placée dans la position horizontale que le pouls et la respiration cessèrent aussitôt. L'inversion fut pratiquée de nouveau ; le docteur Johnston plaça les jambes de la malade sur ses épaules et la même manœuvre fut recommencée.

Le docteur Campbell m'a dit que l'inversion fut maintenue moins longtemps que la première fois avant le retour à la vie, mais ce temps m'a paru aussi long. Enfin nous vîmes apparaître des inspirations irrégulières ; le pouls reparut, faible et intermittent. Lorsque nous crûmes que tout était rentré dans l'ordre, la malade fut replacée dans la position horizontale. Mais à peine fut-elle étendue sur la table que la respiration cessa une troisième fois, le pouls disparut et la lividité cadavérique se montra sur le visage. La même manœuvre fut renouvelée avec rapidité et la respiration artificielle pratiquée de façon à rétablir la circulation et à diriger le sang vers le cerveau. Je crus cette fois que tout était perdu et que la malade ne respirerait plus.

Enfin nous constatâmes une sorte de hoquet spasmodique, puis une petite inspiration, puis une autre après un long intervalle. Enfin une quatrième inspiration très-profonde annonça le retour de la fonction respiratoire qui devint à peu près régulière. Cette fois nous ne mîmes aucun empressement à replacer la malade sur la table.

Elle fut maintenue dans la position verticale pendant un certain temps, jusqu'à ce qu'elle ait repris un peu connaissance. Enfin elle ouvrit les yeux, regarda vaguement autour d'elle et demanda où elle était. C'est alors que nous pûmes la replacer sur la table sans donner lieu aux mêmes symptômes alarmants.

L'opération fut alors reprise et je la terminai en quelques minutes et, cela va sans dire, sans administrer de chloroforme. Les sutures furent assujetties et les fils tordus sans autre accident, et la malade fut placée au lit. Huit jours plus tard je retirai les sutures et je montrai à Nélaton la malade qui était complétement guérie.

J'ai donné quelques développements sur ce cas intéressant, parce qu'il me paraît démontrer de la façon la plus positive et la plus incontestable la valeur de l'inversion appliquée aux traitements de la syncope consécutive à la narcose chloroformique.

En effet, si la malade était complétement revenue à elle après la première inversion, on pourrait conserver des doutes sur la valeur de la position verticale et se demander si ce traitement était bien la cause du retour à la vie ; mais lorsque la position horizontale a été trois fois de suite suivie des mêmes accidents, et que le retour à la vie a été trois fois occasionné par l'inversion, il n'est plus permis de douter que ce résultat ne soit dû à la position verticale qui favorise l'arrivée du sang dans le cerveau.

J'ai publié, en 1874, un mémoire sur la méthode de Nélaton, et, aussitôt après, les journaux de médecine des États-Unis publièrent des observations dans lesquelles cette méthode avait sauvé la vie à des malades. Les professeurs Thomas et Sayre de New York ont chacun arraché des enfants à la mort par syncope chloroformique en les suspendant par les pieds.

Un ophthalmologiste distingué de Détroit, le docteur Smith, a publié une observation analogue sous tous les rapports à celle de Nélaton, que je viens de rapporter. Le pouls et la respiration avaient cessé trois fois lorsqu'on plaçait le malade dans la position horizontale, et la vie fut rappelée chaque fois par la position verticale, comme dans le cas de Nélaton. Sir John Rose Cormack a publié, en 1874, un cas remarquable de résurrection obtenu à la suite d'une syncope chloroformique par la méthode de Nélaton.

Le docteur Jordans, de Birmingham (Alabama), a également publié un cas dans lequel l'inversion a été pratiquée avec succès. Le docteur Hammond, de Mâcon (Georgia), a appliqué cette méthode dans trois cas où la mort était imminente.

Plusieurs autres observations favorables à la méthode de Nélaton ont été publiées en Amérique.

J'ai moi-même employé l'inversion totale dans deux cas de syncope anesthésique, et j'ai obtenu un succès complet. J'avais une telle confiance dans cette méthode, que je n'ai même pas jugé nécessaire de pratiquer en même temps la respiration artificielle.

Le premier cas de syncope avait été produit par une anesthésie par le chloroforme mélangé à l'éther ; le second par l'éther seul.

Dans ce dernier cas, il s'agissait d'une malade très-anémique à laquelle je n'aurais jamais osé donner du chloroforme. Je pratiquai l'anesthésie éthérée pour faire une opération sur le col de la vessie. Ayant toute confiance dans l'éther, j'appelai un instant l'attention de la personne chargée de l'anesthésie sur le siége de l'opération. Celui-ci se rendit à mon désir et laissa le cornet sur la figure de la malade pendant une minute qu'il employa à se rendre compte du procédé opératoire.

A peine eut-il repris son poste à la tête de la malade qu'il s'aperçut qu'elle ne respirait plus et se trouvait sans pouls dans un état de mort apparente.

J'abaissai immédiatement la tête, tandis que le docteur Harry Sims et l'autre aide soulevaient le corps. Je saisis ensuite le thorax auquel j'imprimai de légers mouvements de latéralité ainsi qu'à la tête. La face était livide et la malade ne donnait aucun signe de vie.

Au bout de quelques instants et en continuant de secouer légèrement le thorax et la tête, j'aperçus une légère turgescence des veines du cou. Nous continuâmes cette manœuvre et le sang apparut dans les vaisseaux de la tête. La respiration se rétablit enfin ainsi que le pouls. Je n'ai pas pratiqué la respiration artificielle dans ce cas, et je me suis surtout attaché à observer les effets de la position verticale, et particulièrement le retour du sang dans le cerveau. J'ai acquis la conviction que les seuls effets de la gravitation ont ramené le sang dans le cerveau anémié et ont ainsi déterminé le retour à la vie. Si nous avions eu recours à la respiration artificielle sans pratiquer l'inversion, je crains bien que nous n'ayons pas obtenu le même résultat.

En résumé, voici comment je conseille de combattre la syncope résultant de la narcose chloroformique :

1° Inversion totale ;

2° Respiration artificielle pratiquée pendant l'inversion ;

3° Inhalations de nitrite d'amyle pour exciter la respiration et réveiller les contractions du cœur ;

4° Électricité appliquée selon les règles ordinaires.

Nous devons au docteur Burrall de New York un excellent mémoire sur l'emploi du nitrite d'amyle qui a été appliqué plusieurs fois avec succès.

Mais, je le répète, le moyen principal c'est l'inversion qui doit être appliquée immédiatement et avec persévérance jusqu'à ce que le malade ait donné signe de vie. Cela n'empêche pas, du reste, d'appliquer les autres méthodes que je viens de signaler.

Je vous dois quelques excuses pour cette longue lettre, mais j'ai tenu à faire connaître une méthode si utile et à rendre justice à la mémoire de Nélaton.

Croyez, mon cher docteur Rottenstein, à mes sentiments dévoués.

J. Marion SIMS.

### Procédés pour rétablir la force respiratoire.

La respiration artificielle constitue un des meilleurs moyens de rappeler à la vie les individus en état de mort apparente par suite de la chloroformisation. Les expériences de Cl. Bernard, de Longet et de la plupart des physiologistes ont depuis longtemps démontré qu'il était possible de réveiller la circulation chez des animaux chez lesquels elle avait cessé depuis plusieurs minutes. En se répandant dans les poumons, l'air exerce une stimulation sur la muqueuse pulmonaire qui a quelquefois pour effet d'agir par action réflexe et de ranimer les mouvements du cœur et de la respiration. Nous disons *quelquefois*, car il arrive malheureusement trop souvent que les individus atteints de syncope chloroformique ne reviennent jamais à la vie, malgré la respiration artificielle. Quoi qu'il en soit, on ne doit négliger aucun des moyens capables de combattre les accidents foudroyants qui accompagnent parfois l'emploi du chloroforme, et nous pensons que la respiration artificielle fait partie de ces moyens. C'est à ce titre que nous donnons quelques développements aux procédés qui ont été proposés, et plus particulièrement à ceux qui nous paraissent s'appliquer d'une façon plus efficace aux accidents de l'anesthésie.

Les procédés employés pour rétablir la fonction respiratoire sont de deux sortes, et consistent tantôt à insuffler de l'air dans les poumons, tantôt à pratiquer artificiellement les mouvements du thorax et de l'abdomen qui concourent à l'acte de la respiration.

On a pratiqué l'insufflation *de bouche à bouche dans le pharynx et dans la trachée.*

Les deux premiers procédés sont à peu près illusoires et ne sauraient être conseillés. On s'explique à la rigueur qu'un médecin pris au dépourvu applique sa bouche sur les lèvres du malade et insuffle la plus grande quantité possible d'air, mais je n'admets pas que cette manœuvre prenne place dans le domaine scientifique. Elle équivaut du reste à une abstention à peu près complète, car la quantité d'air qui pénètre dans les poumons est à peu près insignifiante.

*L'insufflation pharyngienne* ne vaut guère mieux. Ce procédé consiste à insuffler l'air dans le pharynx à l'aide d'un tube. La colonne d'air est fournie par la bouche ou par un soufflet, tandis qu'on a soin de bien faire adhérer les lèvres du patient à l'instrument afin d'empêcher le reflux de l'air. Il est incontestable qu'une partie de l'air ainsi introduit passera dans la poitrine, mais une partie seulement, tandis que le reste pénétrera dans l'œsophage et l'estomac. Outre qu'il peut déterminer un ballonnement ou une distension de l'estomac, ce procédé a le grave inconvénient de fournir une quantité d'air insuffisante pour le rétablissement de la fonction respiratoire.

Mais il n'en est pas de même de l'*insufflation trachéale* qui constitue le seul procédé régulier et scientifique qu'on puisse appliquer au traitement de la syncope chloroformique. Il consiste à introduire la canule dans la trachée au lieu de la placer simplement dans l'arrière-gorge. C'est là le point difficile du procédé, mais nous pouvons affirmer que cette difficulté est toujours surmontable pour peu que l'opérateur ait le sang-froid et l'habileté nécessaires.

Il faut procéder de la façon suivante : On introduit le doigt indicateur gauche en déprimant la base de la langue jusqu'à ce qu'il ait atteint le bord droit de l'épiglotte qu'on relève en recourbant légèrement le doigt en crochet. On introduit alors la sonde le long du doigt, du côté droit, jusqu'à ce qu'elle arrive entre la pulpe de l'indicateur et l'épiglotte. On imprime alors quelques légers mouvements à l'instrument et on le pousse graduellement jusqu'à ce qu'il s'engage dans le larynx.

On a proposé des sondes spéciales pour l'insufflation trachéale; la plupart d'entre elles ont été imaginées pour l'insufflation des nouveau-nés en état de mort apparente, mais peuvent s'appliquer aux adultes en modifiant leurs dimensions : telles sont les sondes de Chaussier, de Depaul, de Tarnier, etc.

Un autre instrument qui peut présenter une réelle utilité dans le traitement de la syncope chloroformique par l'insufflation est le spéculum laryngien de M. de Labordette. Nous insistons particulièrement sur la valeur de cet instrument qui est d'une grande utilité pour les médecins qui ne sont pas familiarisés avec la pratique de l'introduction d'un insufflateur dans le larynx. Ce spéculum est muni d'un miroir qui permet de distinguer la cavité du larynx et d'y conduire sûrement une sonde; il est, en somme, composé de deux valves métalliques articulées qui servent à maintenir les mâchoires et l'arrière-bouche largement ouvertes.

Une fois la sonde introduite dans la trachée, on insufflera l'air avec la bouche ou avec un soufflet. Mais la condition essentielle de succès consiste *à simuler autant que possible le phénomène normal de la respiration*, c'est-à-dire à faire alterner les insufflations avec les mouvements respiratoires imprimés au thorax.

### Respiration artificielle.

Outre l'insufflation que nous venons de décrire, on doit encore pratiquer sur les individus en état de syncope ou d'asphyxie consécutive à la chloroformisation certaines manœuvres dans le but de rétablir la respiration.

Les différents procédés employés ont pour but, en pratiquant certains mouvements rhythmés du thorax et de l'abdomen, de simuler la respiration normale et de faire pénétrer une certaine quantité d'air dans les poumons.

Les procédés applicables au traitement de la syncope anesthésique ne diffèrent pas sensiblement de ceux qui ont été préconisés dans l'asphyxie par submersion, par suffocation et par l'inspiration de gaz irrespirables. Nous indiquerons seulement les principaux et ceux qui nous paraissent se rattacher plus particulièrement à notre sujet.

Nous décrirons donc les procédés de Marshall Hall, de Pacini, de Howard, et enfin la faradisation des nerfs phréniques.

1° *Procédé de Marshall Hall.* — C'est le procédé le plus simple et le plus facilement applicable, quoiqu'il soit inférieur à ceux qui ont été préconisés depuis. On place le malade sur une planche ou sur une table, et alternativement, sans aucun moment d'arrêt, on tourne le corps doucement sur le côté et un peu au delà, puis on le tourne de nouveau avec énergie sur la face, à peu près quinze fois par minute, en changeant de côté et avec une longue persévérance.

Le docteur Roger (du Havre) a amélioré la manœuvre de Marshall Hall en se servant d'une sorte de ceinture entre-croisée avec laquelle deux assistants resserrent et relâchent successivement la cage thoracique.

2° *Procédé de Sylvester.* — Il est peu employé aujourd'hui. Comme il nous paraît inférieur aux autres procédés nous ne le décrirons pas.

3° *Procédé de Pacini.* — Nous donnons une description détaillée de cette méthode qui est encore peu connue en France. Elle a été récemment publiée en Italie par son auteur et traduite en français par M. Le Roy de Méricourt (1).

Le malade étant placé sur un plan légèrement incliné, la bouche ouverte, le thorax et le bas-ventre libres de toute entrave et la tête étant maintenue dans la direction ordinaire du tronc, l'opérateur se plaçant derrière celle-ci, saisit fortement la partie supérieure des deux bras (près des moignons des épaules), plaçant le pouce en avant sur le bord de l'épaule et les quatre autres doigts en arrière.

Alors il attire à lui et soulève en même temps le moignon des épaules, cherchant à se servir de l'articulation de la clavicule avec le sternum pour élever cet os en même temps que les côtes correspondantes. Il est facile de comprendre qu'à l'aide de ce mouvement on augmente les trois diamètres du thorax, quoique le diaphragme n'y participe que passivement, cette cloison restant immobile.

En effet, on entend aussitôt l'air qui pénètre bruyamment

______

(1) *Archives de médecine navale*, octobre 1875.

dans le poumon par le larynx en produisant l'inspiration ; on cesse alors l'action inspiratrice et l'on attend que l'élasticité des côtes produise l'expiration, ce qui arrive naturellement.

On répète alternativement les mouvements avec le rhythme ordinaire de la respiration, ou avec un rhythme plus rapide lorsqu'on le croit opportun, et il semble alors que l'individu qui fait le sujet de l'expérience (quoiqu'il puisse être réellement mort) revienne à la vie, *on l'entend respirer comme un être vivant*, de sorte que si la mort n'est qu'apparente, on a beaucoup de chances de voir le malade revenir à lui.

Si l'individu en état de syncope ou d'asphyxie est un enfant, il est nécessaire qu'un aide le tienne par les jambes afin qu'il résiste à la tension inspiratrice ; si le sujet est lourd, il faut deux personnes pour exécuter les manœuvres : chacune d'elles saisit avec les mains la partie supérieure d'un bras, près de l'aisselle, et cherche à exécuter en même temps que l'autre aide du côté opposé les manœuvres décrites précédemment.

Cette méthode présente sur celles que nous avons décrites plus haut des avantages notables. Elle produit une dilatation du thorax et l'air pénètre dans le poumon par *inspiration* et *aspiration* et non par *pulsion*. Il est clair que par ce procédé on offre au sang une quantité suffisante d'air respirable, mais on provoque aussi l'exhalation de l'acide carbonique, et, en dilatant le calibre des vaisseaux et des cavités du cœur, on favorise le rétablissement de la circulation.

4° *Procédé de Howard.* — Ce procédé que le docteur Howard désigne sous le nom de *méthode directe*, consiste essentiellement en ceci : l'observateur se place de manière à s'aider du poids de son propre corps pour peser sur le thorax du patient, ce qui effectivement rend à la fois la manœuvre plus commode et plus efficace et permet de la continuer longtemps sans fatigue.

Le sujet asphyxié, étendu sur le dos, un coussin sous les reins pour faire bomber la poitrine, les bras élevés sur la tête, le médecin se place à deux genoux de manière à avoir entre les jambes le corps du patient. Il applique ses deux mains à plat sur les côtés du thorax, les pouces avoisinant l'appendice xiphoïde, les doigts largement étalés sur les côtes ou plutôt chaque doigt correspondant à un espace intercostal.

Alors l'opérateur se jetant en avant, de façon que son visage touche presque celui du patient, appuie et de son poids et de la pression de ses mains pendant deux ou trois secondes; puis il se relève brusquement en se remettant dans la position à genoux. Repos de trois secondes; puis reprise de ce mouvement de soufflet qu'il continue ainsi à raison de six à sept fois par minute.

M. Howard a prouvé, en outre, par des expériences authentiques, que dans la position où il met le sujet (la tête fortement renversée) l'épiglotte est soulevée et la glotte largement ouverte, à un degré qui n'est pas réalisé même en tenant la langue fortement tirée en avant.

L'auteur cite des exemples frappants de services rendus par l'emploi de ce procédé, qui a le mérite d'utiliser de la façon la plus rationnelle tous les éléments de force intelligente dont l'opérateur peut disposer.

5° *Faradisation des nerfs phréniques.* — Ce procédé s'applique de la façon suivante : On place l'un des rhéophores d'un appareil à induction sur le creux épigastrique et l'autre sur le trajet du nerf phrénique dans la région cervicale. On sait que le nerf phrénique longe le muscle scalène antérieur, et comme le muscle n'est pas toujours facilement reconnaissable à travers la peau, il faut prendre pour guide le bord externe du sterno-cléido-mastoïdien.

Ce procédé excite spécialement l'action du diaphragme et substitue à la respiration costale la respiration diaphragmatique qui est plus puissante; mais il présente quelques difficultés pratiques. Il nécessite un appareil assez puissant qu'il est facile d'avoir prêt dans un hôpital, mais qu'on ne peut emporter avec soi chaque fois qu'on administre un anesthésique en ville.

*Agents médicamenteux.* — Nous savons fort peu de chose sur l'utilité des agents médicamenteux pour combattre les accidents de l'anesthésie et principalement ceux qui résultent de la chloroformisation.

Le nitrite d'amyle a cependant été proposé comme moyen d'empêcher la mort par le chloroforme. En présence d'accidents très-graves survenus pendant l'anesthésie chloroformique, un chirurgien anglais, dont nous ignorons le nom, a préconisé le nitrite d'amyle comme antidote du chloroforme. Les battements du pouls s'étaient arrêtés soudainement chez son opéré, et la mort paraissait imminente. En versant quelques gouttes de nitrite d'amyle sur une compresse et en l'approchant des narines du malade on put neutraliser l'action paralysante du chloroforme et réveiller les contractions du cœur. En quelques secondes tout était rentré dans l'ordre. Cette propriété du nitrite d'amyle est utile à signaler; il serait important de savoir si ce nouvel agent thérapeutique pourrait aussi bien remédier aux accidents de l'éthérisation qu'à ceux de la chloroformisation.

### Résumé du traitement.

Comme il y a, en somme, peu à attendre des moyens curatifs, c'est vers les moyens préventifs que le chirurgien doit porter toute son attention. C'est donc dans le choix de l'anesthésique même que se trouve la solution de la question de la sécurité de l'anesthésie. Nous avons démontré dans une autre partie de cet ouvrage que l'éther présentait sur le chloroforme des avantages considérables au point de vue de la sécurité, et nous avons indiqué comment on pouvait par l'anesthésie proto-éthérée éviter les dangers du chloroforme et les dangers de l'éther.

Les autres mesures préventives sont les suivantes :

1° S'assurer de la pureté de l'agent anesthésique employé.

2° Examiner s'il existe des lésions des appareils nerveux, circulatoire et respiratoire, qui contre-indiquent l'emploi de l'anesthésie.

3° Veiller à ce que l'estomac ne soit pas dans un état de plénitude qui favorise le vomissement, sans avoir cependant soumis le sujet à une diète trop prolongée qui pourrait le porter à la syncope (cette précaution est inutile lorsqu'on emploie le protoxyde d'azote seul).

4° S'assurer de l'état de liberté de la respiration nasale ; avoir soin de dégager de toute gêne le cou et la région épigastrique.

5° Lorsqu'on emploie le chloroforme placer le malade dans la position horizontale. On peut choisir n'importe quelle position avec le protoxyde d'azote, mais il nous paraît préférable d'élever la tête du patient.

6° Agir progressivement et avec lenteur, et employer des appareils qui permettent de se rendre compte de la quantité du médicament inhalée par le patient.

7° Suspendre momentanément les inhalations lorsque surviennent la résolution musculaire et le rhonchus, afin de faciliter le rétablissement de la régularité de la circulation et de la respiration ; les reprendre ensuite selon les besoins et les circonstances.

En présence d'une syncope ou de tout autre accident ayant entraîné la mort apparente, il faut :

1° Mettre immédiatement le malade dans l'inversion totale ;

2° Pratiquer l'insufflation pulmonaire combinée avec la respiration artificielle ;

3° Appliquer des excitants sur la peau par le froid, la flagellation, l'électricité, etc.

# CHAPITRE IX

## DES INDICATIONS ET DES CONTRE-INDICATIONS
## SUR L'ANESTHÉSIE CHIRURGICALE.

Nous diviserons ce chapitre en deux parties. Dans la première nous examinerons les opérations qui nécessitent l'emploi des anesthésiques et la nature de l'agent anesthésique qui convient à chacune d'elles ; dans la seconde nous étudierons les états physiologiques ou pathologiques qui peuvent devenir une contre-indication à l'emploi des anesthésiques.

### Quand faut-il pratiquer l'anesthésie?

Les avantages de l'anesthésie appliquée à la chirurgie sont si peu contestés aujourd'hui, qu'il nous paraît inutile de revenir sur cette question. Il serait également oiseux d'énumérer la liste des opérations chirurgicales où l'emploi des agents anesthésiques est indiqué. Nous poserons seulement ce principe général : *On ne doit jamais pratiquer une opération douloureuse sans anesthésier.* Cette règle ne souffre qu'un petit nombre d'exceptions sur lesquelles nous reviendrons un peu plus loin.

Quelques chirurgiens prudents, — on pourrait même dire timorés, — effrayés des accidents imputés au chloroforme, n'ont recours à l'anesthésie que pour les grandes opérations et pensent qu'il est inutile de l'appliquer pour des opérations de courte durée, telles que l'ablation de petites tumeurs, la dilatation du sphincter dans la fissure anale, l'extraction des dents, l'ouverture d'un abcès, d'un panaris, etc. C'est là un procédé que rien ne justifie et qui est encore moins justifiable depuis que nous possédons le protoxyde d'azote qui détermine en quelques secondes une anesthésie profonde et de courte durée. On nous dit que la chloroformisation a produit la mort dans des cas où elle avait été employée pour des opérations insignifiantes (ongle incarné, extractions dentaires, etc.). Cela est possible, parce que le chloroforme est un agent dangereux qui peut donner la mort, qu'il soit appliqué pour de petites ou de grandes opérations; mais nous pensons que le médecin n'est nullement autorisé à infliger à ses malades les horribles douleurs qui accompagnent la dilatation anale ou l'ouverture d'un panaris, lorsqu'il a à sa disposition un agent aussi sûr et aussi expéditif que le protoxyde d'azote.

La douleur et le *shock* nerveux qui l'accompagne presque toujours ne constituent-ils pas par eux-mêmes des phénomènes dangereux? *Ubi dolor, ubi fluctus*, dit le précepte hippocratique; chaque fois que vous excitez la douleur dans une région, vous y amenez un afflux considérable de sang qui peut donner lieu à des complications plus ou moins sérieuses. Quant au *shock* nerveux qui accompagne les opérations douloureuses, il est tellement accentué chez certaines personnes, qu'il peut devenir le point de départ d'accidents graves. On a rapporté une observation très-authentique de mort survenue à la suite d'une extraction dentaire.

Un grand nombre de personnes, par crainte de la douleur, refusent de subir les opérations dentaires, et restent ainsi exposées à tous les inconvénients et à tous les accidents qui résultent d'une mauvaise dentition, de la carie dentaire, etc. Nous n'avons pas besoin de rappeler aux praticiens les troubles et les accidents graves qui ont le système dentaire pour point de départ (troubles digestifs, abcès des sinus, névralgies, etc.). On peut dire que le protoxyde d'azote qui facilite à un si haut degré l'extraction dentaire rend les plus grands services dans la pathologie générale.

Nous ne prétendons pas cependant dire qu'il faille employer les anesthésiques pour les opérations insignifiantes ou très-peu douloureuses. Nous n'en conseillerons certainement pas l'application dans les cas où il s'agit simplement de poser une ventouse scarifiée ou de cautériser une plaie avec le crayon de nitrate d'argent. En tout il faut éviter l'exagération et chercher le juste milieu. Il est du reste impossible de poser des règles absolues. Tel malade qui est très-vaillant au moment de se soumettre à une opération et refuse l'anesthésie, ne subira le traumatisme qu'avec difficulté. Tel autre qui connaît les bienfaits de l'anesthésie, voudra par pusillanimité ou pour tout autre motif être endormi avant de subir le plus léger traumatisme. Il faut donc tenir compte des circonstances particulières qui se rattachent à chaque cas et de la tolérance qu'on suppose aux malades, ce qui est insupportable pour un individu, est à peine ressenti par un autre.

Quoi qu'il en soit, nous pensons, contrairement à l'opinion exprimée par MM. Lallemand et Perrin, que l'emploi des anesthésiques est indiqué dans toutes les opérations douloureuses, aussi bien dans celles de courte durée que dans les autres. Il n'existe, en dehors des états pathologiques que nous allons examiner, qu'une seule contre-indication formelle et absolue : c'est le refus du malade, refus qu'on pourra essayer de vaincre par la persuasion, mais jamais par d'autres moyens.

### Quels sont les états morbides qui contre-indiquent l'emploi des anesthésiques ?

Les auteurs ont d'abord parlé de l'*influence de l'âge* qui pourrait, dans certaines circonstances, s'opposer à la pratique ordinaire de l'anesthésie.

*Enfance.* — En ce qui concerne le premier âge, il est incontestable que les enfants sont plus impressionnables que les adultes et cèdent avec plus de facilité à l'influence de l'agent anesthésique. Mais nous ne voyons là qu'un phénomène physiologique des plus naturels et nullement une contre-indication. N'est-il pas naturel, en effet, que l'enfant, dont le système nerveux est si impressionnable, subisse plus rapidement l'action soporifique et évite ainsi la période d'excitation qui précède habituellement l'anesthésie par le chloroforme et l'éther ? Cette remarque n'est du reste applicable qu'à la première enfance ; au-dessus d'un certain âge, les enfants sont presque toujours en proie à des craintes plus ou moins vives relatives à l'opération, et se débattent plus ou moins longtemps entre les mains du chirurgien. En tenant compte de ces circonstances, la résistance et la période d'excitation sont toujours moins longues que chez les adultes.

On peut donc, en toute sécurité, administrer les agents anesthésiques aux enfants même en très-bas âge. On peut même dire que la sécurité est plus grande que chez l'adulte, non-seulement parce que des accidents n'ont presque jamais été observés, mais encore parce que la syncope, accident qui arrivent quelquefois à la suite de la chloroformisation, est très-rare dans la première enfance.

Quequles chirurgiens ont même avancé que les dangers qui accompagnent l'emploi du chloroforme chez l'adulte ne sont pas à redouter chez l'enfant. Sur quoi repose cette assertion? Nous l'ignorons absolument ; mais nous pouvons affirmer qu'elle n'est nullement fondée. Est-ce parce qu'aucun accident n'a été observé à l'*Hôpital des enfants malades* à la suite de la chloroformisation, qu'il faut conclure que cet agent peut être administré impunément aux enfants ? Nous ne le pensons pas, et nous attendons une plus longue expérience avant d'admettre une immunité si peu en rapport avec les lois physiologiques et pathologiques. A ceux qui seraient tentés d'affirmer l'immunité absolue du chloroforme chez les enfants, nous pouvons toujours opposer l'observation publiée par Crockett (1) et dans laquelle un enfant de cinq ans a succombé aux inhalations d'un mélange de chloroforme et d'éther.

Notre expérience personnelle, ainsi que les faits observés dans les hôpitaux de Lyon et de la plupart des grandes villes d'Europe et d'Amérique, nous permettraient plutôt de nous ranger à l'opinion de M. Bouisson, qui conseille l'emploi de l'éther chez les enfants parce que cet agent est moins énergique.

Quant au protoxyde d'azote, son innocuité est aussi complète chez l'enfant que chez l'adulte. M. Colton l'a fréquemment administré à des enfants à partir de deux ans pour des avulsions dentaires ou d'autres opérations de courte durée, et il n'a observé aucun phénomène qui fût de nature à modifier les indications de cet excellent anesthésique.

*Age avancé.* — Pas plus que la jeunesse, l'âge avancé n'est une contre-indication pour l'emploi des anesthésiques. Tous les jours nous voyons des vieillards subir l'anesthésie par l'éther ou le protoxyde de nitrogène sans en éprouver le moindre inconvénient. Bien plus, aucun des cas de mort que nous avons pu recueillir ne s'applique à des vieillards. Le

(1) *American journal of med. sciences*, juillet 1857.

chirurgien ne devra donc jamais être arrêté par cette considération.

### Influence du sexe. — Grossesse. — Menstruation, etc.

Nous n'avons pas besoin de dire que l'influence du sexe
est absolument nulle. Quelques auteurs ont émis l'opinion
que l'anesthésie présenterait quelques inconvénients si elle
était pratiquée pendant la menstruation ou la grossesse ; mais
ils n'appuient leur assertion sur aucun fait. C'est donc une
simple supposition que rien ne justifie. Nous avons nous-
même employé le protoxyde d'azote pendant l'époque mens-
truelle et la grossesse, et nous n'avons eu aucun accident
cataménial. M. Perrin pense que, employés pendant la grossesse, le chloroforme ou l'éther pourraient, par les mouvements désordonnés de la période d'excitation, produire des
accidents chez les femmes prédisposées à l'avortement. C'est
là, croyons-nous, une crainte sans fondement et qui doit
absolument disparaître depuis qu'on peut avec le gaz hilarant
éviter la période d'excitation.

C'est là, du reste, une question secondaire, car ce ne serait
pas l'anesthésie mais l'opération elle-même qui serait contre-
indiquée pendant la grossesse et la période cataméniale. On
s'est beaucoup occupé pendant ces derniers temps de l'influence du traumatisme sur la grossesse, mais on comprend
que cette question ne puisse être traitée dans cet ouvrage.

Quelques praticiens américains avaient autrefois voulu
priver le sexe féminin des bienfaits de l'anesthésie, parce que
certaines femmes avaient été en proie pendant le sommeil
chirurgical à des rêves lascifs exprimés à haute voix. Il nous
suffit de citer cette opinion pour en montrer toute l'inanité.
Les rêves lascifs sont rares pendant l'anesthésie et plus rares
encore chez la femme que chez l'homme ; nous examinerons
du reste cette question dans un chapitre consacrée à l'étude
médico-légale de l'anesthésie.

*État de l'estomac.* — La réplétion de l'estomac est considérée par quelques chirurgiens comme une contre-indication formelle à l'emploi des anesthésiques. Nous pensons qu'il y a là une exagération et des craintes non fondées. Il est évident qu'il est préférable, lorsque cela est possible, d'anesthésier un malade à jeun ; mais nous sommes convaincu qu'en agissant autrement on ne s'expose à aucun accident sérieux. S'il est vrai que l'éther ou le chloroforme employés seuls exposent au vomissement chez un individu dont l'estomac contient des aliments, cet inconvénient n'existe plus avec le protoxyde d'azote.

*États pathologiques.* — Tous les auteurs qui ont écrit sur l'anesthésie sont unanimes à admettre l'influence de certains états morbides qui constituent une contre-indication absolue. Nous sommes, plus que personne, disposé à admettre ces contre-indications, mais nous pensons cependant qu'on doit éliminer un certain nombre de maladies qui, jusqu'à ce jour avaient figuré dans la liste des contre-indications. Nous allons donc énumérer les maladies qui, à notre avis, ont une importance véritable dans la question qui nous occupe.

*Maladies du système circulatoire et pulmonaire.* — Toute maladie organique du cœur ou du poumon constitue une contre-indication à l'emploi de l'anesthésie. Nous ne posons pas là une loi absolue, mais nous émettons cette opinion formelle que les individus atteints de lésions graves du cœur et des poumons sont particulièrement exposés aux accidents graves de l'anesthésie. Il nous est facile de citer à l'appui de cette assertion des faits nombreux et concluants.

*Maladies du système nerveux.* — Les lésions organiques de l'encéphale et de la moelle épinière contre-indiquent évidemment l'emploi de l'anesthésie. L'alcoolisme paraît être une condition défavorable, et les auteurs rapportent plusieurs cas où des malades atteints de *delirium tremens* ont succombé pendant la chloroformisation. Les différentes formes de névroses (épilepsie, hystérie, etc.), quoique paraissant peu favorables, ne sont cependant pas des contre-indications à l'anesthésie.


# CHAPITRE X

APPLICATIONS DE L'ANESTHÉSIE A LA CHIRURGIE GÉNÉRALE

Nous n'avons pas l'intention de passer en revue toutes les applications de l'anesthésie à la chirurgie générale. Elles sont nombreuses, tous les chirurgiens les connaissent, et il est du reste impossible de poser à cet égard des règles fixes.

Nous étudierons dans des chapitres spéciaux les particularités qui se rattachent à certaines branches de la chirurgie qui ont été spécialisées, telles que l'oculistique, la chirurgie des voies urinaires, les opérations qui se pratiquent sur les dents, etc. Nous nous bornerons dans ce chapitre à étudier les questions générales qui se rattachent à l'opportunité de l'anesthésie et au choix de l'agent anesthésique. A cet effet, nous diviserons les opérations chirurgicales en *opérations de courte durée* et en *grandes opérations*.


### Opérations de courte durée.

Ici d'abord se pose une première question. Est-il nécessaire d'anesthésier des malades qui ne doivent subir qu'une courte opération? Est-il nécessaire de leur faire courir les risques de l'anesthésie lorsque le chirurgien ne doit infliger que des douleurs absolument passagères? La question mérite d'être prise en sérieuse considération. et nous n'y répondrons qu'après l'avoir longuement étudiée tant au point de vue pratique qu'au point de vue théorique.

Si le chirurgien n'avait à sa disposition d'autres agents que le chloroforme, il est incontestable qu'il faudrait renoncer à l'anesthésie pour un grand nombre de petites opérations. Nous dirons même que l'emploi de l'éther, dont les dangers sont infiniment moins grands que ceux du chloroforme, devrait souvent être écarté. Mais la chirurgie dispose aujourd'hui d'un agent anesthésique qui par son innocuité et la rapidité de son action semble avoir été spécialement créé pour les opérations de courte durée, nous voulons parler du protoxyde d'azote.

Par opération de courte durée, nous entendons toutes celles qui ne dépassent pas une minute et qui sont par conséquent justifiables du protoxyde d'azote employé seul. Or, si l'on réfléchit, on voit que le nombre des opérations qui peuvent être pratiquées en une minute est vraiment considérable. Sans parler des opérations de l'oculistique et de l'art dentaire qui doivent être traitées dans des chapitres spéciaux, il nous sera facile de réunir plusieurs groupes d'opérations importantes qui peuvent se pratiquer dans un laps de temps variant de trente secondes à une minute.

1ᵉʳ *Groupe.* — Uréthrotomie, cautérisations et plusieurs autres opérations se rattachant à l'urèthre.

2ᵉ *Groupe.* — Ouverture de kystes, abcès et autres tumeurs, opération parfois redoutée et devant laquelle les malades reculent souvent à cause de la douleur.

3ᵉ *Groupe.* — Dilatation brusque des sphincters. Dans ce groupe, nous plaçons les importantes opérations de la fissure à l'anus et du vaginisme que les chirurgiens ne pratiquent que pendant la chloroformisation.

4ᵉ *Groupe.* — Opérations pratiquées sur les orteils et sur les doigts : ongles incarnés, panaris, etc.

5ᵉ *Groupe.* — Ablation de tumeurs peu volumineuses et peu vasculaires.

6ᵉ *Groupe.* — Redressement brusque des ankyloses; réduction de fractures et de luxations et autres opérations pratiquées sur les articulations; contractures musculaires, etc.

Nous aurions pu donner plus d'extension à cette énumération qui est cependant suffisante pour montrer combien est vaste le champ dans lequel le protoxyde d'azote peut être employé sans l'aide d'aucun autre agent anesthésique.

Il existe un certain nombre d'opérations dans lesquelles le protoxyde d'azote présente des avantages si marqués, qu'on ne devrait pas hésiter à l'employer. Nous voulons parler de la dilatation brusque des sphincters qui arrache aux malades de si vives douleurs lorsqu'elle est pratiquée sans anesthésie. Nous avons déjà dit que le protoxyde d'azote procurait une anesthésie extrêmement rapide et qu'il arrivait fréquemment que l'insensibilité était obtenue avant que la résolution musculaire fût complète. C'est là un avantage considérable qui permet au chirurgien de pratiquer la dilatation des sphincters dans de bien meilleures conditions.

Quoique le protoxyde d'azote puisse être employé seul dans la grande majorité des opérations que nous venons de citer, le chirurgien qui s'en sert doit toujours avoir sous la main de l'éther pour continuer l'anesthésie si, par une circonstance quelconque, elle devait être prolongée. Quoique la plupart des anesthésistes anglais et américains pensent qu'on peut prolonger l'action du protoxyde d'azote pendant plusieurs minutes, nous pensons qu'il est préférable d'avoir recours à l'éther dans les opérations dont la durée dépasse une ou deux minutes.

### Grandes opérations.

Nous n'avons pas à entrer ici dans de grands détails, et nous dirons que, à part les contre-indications pathologiques, l'anesthésie doit être invariablement appliquée pour les opérations de longue durée.

# CHAPITRE XI

APPLICATIONS DE L'ANESTHÉSIE A LA CHIRURGIE OCULAIRE.

La pratique spéciale de la chirurgie oculaire devait nécessairement bénéficier des avantages considérables qui résultent de l'anesthésie. Néanmoins un grand nombre de chirurgiens autorisés avaient émis une opinion défavorable à l'emploi des anesthésiques en ophthalmiatrique ; ils considéraient cette pratique comme trop dangereuse pour qu'on soit autorisé à y avoir recours pour des opérations peu douloureuses, à moins que la pusillanimité du malade ne lui fasse courir un danger plus grand encore.

Les avis sont partagés sur ce sujet. De Graefe, Chassaignac, Stœber, White Cooper, Monoyer sont partisans de l'anesthésie pour la pratique des opérations oculaires, tandis que MM. Delgado, Trélat, Le Fort et un grand nombre de chirurgiens français lui sont hostiles. Dans une lettre adressée au docteur de Wécker, M. Delgado s'exprimait ainsi : « Je crois, d'une manière radicale, qu'il ne convient en aucune façon et dans aucun cas d'employer le chloroforme pour l'extraction de la cataracte simple ou compliquée. Je ne me croirais autorisé, dans la chirurgie oculaire, à faire usage des anesthésiques dans aucune des opérations où il n'y a point de douleur, et où, s'il y en a, elle est peu intense et de courte durée.

Quant à moi, continue le docteur Delgado, je n'oserai jamais employer un procédé qui, malgré son avantage pour faciliter l'opération, met en risque une fois sur mille la vie du malade ; et ceci pour obtenir la réacquisition d'une fonction dont l'exercice, bien que d'une importance transcendante, n'est pas absolument indispensable considérée sous le rapport vital. »

Ces raisons sont évidemment dirigées contre le chloroforme et non contre l'anesthésie en général. L'ophthalmologiste sera certainement peu tenté d'employer le chloroforme lorsqu'il saura qu'il faut ajouter aux griefs énumérés par le docteur Delgado, l'inconvénient immense de provoquer des vomissements qui compromettent d'une façon certaine le succès de l'opération.

Nous pensons donc que le chloroforme doit être absolument banni de la pratique de la chirurgie oculaire, et cela pour deux raisons : 1° parce qu'il fait courir des risques de mort ; 2° parce qu'il détermine fréquemment des vomissements.

Est-ce à dire qu'il faille renoncer à l'anesthésie pour les opérations pratiquées sur l'appareil oculaire ? Non pas assurément ! Mais nous pensons qu'on doit choisir des agents qui soient exempt des inconvénients que nous venons de signaler ou qui ne les présentent qu'à un faible degré. Parmi ceux-ci, nous devons citer en première ligne le protoxyde d'azote, employé seul pour les opérations de courte durée, et combiné avec l'éther pour les opérations qui nécessitent une résolution musculaire absolue et demandent plus de deux minutes pour être exécutées.

Un ophthalmologiste distinguée, M. le docteur Meyer, a bien voulu nous communiquer sa manière de voir sur la pratique de la chirurgie oculaire. Nous nous empressons de reproduire ses paroles textuellement, quoique nous différions sur quelques points.

« J'ai employé l'éther, le chloroforme, le protoxyde d'azote. Par aucun de ces anesthésiques je n'ai eu d'accident à déplorer dans ma pratique de dix-sept années.

» J'ai abandonné l'éther d'abord, parce que la méthode

d'inhalation progressive exige beaucoup de temps. La méthode de John Jeffries que j'ai vu employer par l'auteur même pendant le Congrès ophthalmologique international de Londres (1872), produit, il est vrai, une anesthésie assez rapide, mais la suffocation qui précède l'anesthésie est excessivement pénible et exige l'intervention d'un personnel nombreux pour maintenir le malade. Cette manière d'employer l'éther ne paraît pas d'ailleurs offrir une sécurité absolue ni d'autres avantages, car nos confrères anglais n'ont pas continué de s'en servir.

» Quant au protoxyde d'azote je ne peux que répéter ce que j'ai écrit à ce sujet dans mon *Traité des opérations qui se pratiquent sur l'œil* (1872) : « Je dois dire que l'anesthé-
» sie complète survient au bout de peu de temps (une demi-
» minute à deux minutes), sans être précédée, dans le plus
» grand nombre des cas du moins, d'une période d'excita-
» tion, et que le malade passe du sommeil à la pleine con-
» naissance immédiatement et en restant parfaitement
» maître de lui. J'ai rarement vu survenir, pendant ou après
» l'emploi du protoxyde, la moindre indisposition. Mais le
» grand inconvénient de cet anesthésique, au point de vue
» des opérations oculaires, consiste dans ce fait que la durée
» du sommeil est très-variable. Il est des individus qui s'é-
» veillent au bout de 30 à 45 secondes, et pour les plonger
» de nouveau dans l'anesthésie, il faudrait recommencer les
» inhalations, ce qui nécessite l'intervention d'au moins
» deux mains (l'une pour l'occlusion des narines, l'autre
» pour celle des lèvres, autour de l'embouchure du tuyau
» d'inhalation), et gêne considérablement l'opérateur. Il
» est inutile d'ajouter que cet inconvénient n'a pas d'impor-
» tance pour les opérations qui sont pratiquées ailleurs que
» près de la face et pour celles qui peuvent être facilement
» interrompues. »

» Je me sers donc exclusivement du chloroforme que je

fais respirer d'abord mélangé à l'air, en le tenant à une certaine distance du nez et de la bouche, et je le rapproche successivement. Je l'emploie jusqu'à la résolution musculaire absolue, parce que des mouvements tumultueux et déréglés du corps et de la tête sont certainement plus désagréables encore pour l'opérateur que les mouvements volontaires.

» Dans les opérations qui se pratiquent sur l'œil, l'emploi de l'anesthésie est souvent très-utile, quelquefois même indispensable. Cependant je ne pense pas qu'il soit nécessaire d'anesthésier sans distinction tous les malades et pour n'importe quelle opération oculaire, même la plus insignifiante, comme c'est la pratique de la majorité de nos confrères anglais.

» D'après mon expérience personnelle, je formulerai les règles suivantes :

» 1° L'anesthésie est nécessaire pour les opérations qui se pratiquent chez les enfants. On peut bien les immobiliser sans anesthésie, mais on ne peut empêcher ni réprimer les larmes et les cris qui contractent tous les muscles de la face et des paupières et nuisent à l'exécution exacte d'une opération oculaire s'ils ne la rendent pas impossible. Il est même indiqué d'employer l'anesthésie chez les enfants, lorsqu'il est urgent, pour les besoins du diagnostic et du traitement, d'examiner le globe oculaire et qu'un spasme invincible des paupières empêche cet examen.

» 2° L'anesthésie est nécessaire lorsqu'il faut pratiquer une opération et que le malade est trop pusillanime pour s'y soumettre.

» 3° L'anesthésie est indispensable toutes les fois que les exigences de l'opération imposent une immobilité complète impossible à obtenir autrement, ou la résolution des contractions musculaires pour réduire la pression intra-oculaire au minimum.

» 4° On doit employer l'anesthésie dans les opérations

très-douloureuses, même pour un malade d'énergie ordinaire, comme, par exemple, l'extirpation du globe oculaire. »

Quoique ayant pratiqué la chloroformisation un grand nombre de fois, von Graefe en réduisait l'emploi aux circonstances suivantes :

1° Lorsqu'un léger degré de stupéfaction suffit pour obtenir le but qu'on se propose ;

2° Lorsque le patient est d'une disposition tellement pusillanime qu'il ne peut se résoudre à subir l'opération sans qu'on ait recours à l'anesthésie, ou que la perspective de l'opération le jette dans un trop grand état d'anxiété ;

3° Quand l'opération réclame essentiellement toute suppression des contractions musculaires.

Quoique l'illustre ophthalmologiste ne se soit pas toujours tenu dans cette réserve et ait pratiqué la chloroformisation dans la grande majorité de ses opérations, nous acceptons ses indications et nous appelons surtout l'attention sur la première.

*L'anesthésie est indiquée lorsqu'un léger degré de stupéfaction suffit pour obtenir le but qu'on se propose.* — Or, quel anesthésique remplit mieux cette indication que le protoxyde d'azote qui détermine instantanément une insensibilité complète sans provoquer aucun trouble consécutif ?

Nous allons maintenant examiner l'influence spéciale qui peut être exercée sur l'appareil de la vision par les agents anesthésiques.

Les résultats obtenus par le chloroforme ou l'éther ne sont pas toujours constants. Cependant on peut, d'après M. Chassaignac, citer comme effet constant dans les cas de résolution générale, la situation fixe du globe oculaire. Cette fixité persiste pendant toute la durée de l'anesthésie, l'œil étant le plus souvent dévié en haut sous la paupière supérieure.

Pendant la période d'excitation il y a généralement dilatation de la pupille qui reprend un certain degré de contractilité et se resserre lorsque l'anesthésie est complète. Chez certains sujets on observe un état complet d'inertie dans lequel les paupières restent dans la position que leur donne la main de l'opérateur, qu'elle les laisse largement ouvertes ou à demi fermées. C'est là un avantage sur lequel nous appelons l'attention.

Principales opérations oculaires dans lesquelles l'anesthésie est indiquée.

1° *Examen de l'œil.* — Il arrive assez fréquemment que le blépharospasme dont les malades sont atteints rend difficile, pour ne pas dire impossible, l'examen du globe oculaire. Cet examen est surtout difficile chez les enfants qui se refusent obstinément à toute investigation. Si l'on procède avec violence on s'expose à produire une déchirure du globe oculaire et à provoquer ainsi une fente du globe de l'œil ; ce danger est surtout à craindre lorsqu'il existe une ophthalmie purulente et des ulcérations de la cornée.

L'anesthésie présente alors des avantages inappréciables qui ne peuvent être méconnus. Dans ces cas, le protoxyde d'azote seul pourra suffire et trouvera une excellente application.

2° *Opérations qui se pratiquent dans le voisinage du globe oculaire. Ectropion, entropion, etc.* — L'anesthésie est indiquée dans ces opérations qui rentrent, du reste, dans le cadre de la chirurgie générale. Comme elles demandent ordinairement un temps assez long, on aura nécessairement recours à l'éther après avoir stupéfié le malade avec le protoxyde d'azote.

3° *Extraction des corps étrangers de l'œil.* — Ici l'emploi des anesthésiques ne saurait être la règle, à moins qu'on ait

affaire à de jeunes enfants. Cependant lorsque le corps étranger est implanté dans la cornée ou la conjonctive, lorsqu'il a
pénétré dans la chambre antérieure, l'opérateur a besoin
d'une immobilité qui ne peut guère être obtenue que par
l'anesthésie. Il arrive parfois également que les tentatives
d'extraction déterminent des spasmes des paupières qui rendent l'opération fort laborieuse et autorisent le chirurgien à
appliquer l'anesthésie.

4° *Ablation du staphylôme de la cornée.* — Cette opération est peu importante et se pratique le plus souvent sans
anesthésie. Celle-ci est conseillée cependant afin d'empêcher
l'expulsion brusque du cristallin et du corps vitré qui pourrait avoir lieu à la suite de mouvements brusques du malade.
On sait que l'ablation du staphylôme de la cornée est pratiquée dans le but de remédier à une difformité et de favoriser
l'application d'un appareil prothétique.

5° *Strabisme.* — C'est dans l'opération du strabisme que
l'anesthésie rend de grands services. Chez les enfants et
même chez quelques adultes, les mouvements du globe de
l'œil ne pouvant être réprimés, cette opération était difficilement praticable, et il arrivait parfois qu'on était obligé
d'y renoncer. Cet écueil n'existe plus aujourd'hui, et il est
toujours possible de remédier à une difformité qui exerce
une si déplorable influence sur la vue.

Il faut cependant reconnaître que la conservation des
mouvements volontaires constitue un avantage qui permet à
l'opérateur de diriger facilement l'œil dans un sens favorable
et de s'assurer immédiatement, après la section musculaire,
du degré de redressement obtenu. On devra donc autant que
possible réserver l'anesthésie pour les enfants et les malades
pusillanimes. Nous ferons néanmoins remarquer que le
protoxyde d'azote, qui ne détermine pas immédiatement la
résolution des muscles de l'œil, peut être avantageusement
employé dans l'opération du strabisme.

ROTTENSTEIN.                                    15

6° *Iridectomie.* — Il est incontestable que l'anesthésie facilite la pratique de cette opération en assurant l'immobilité de l'organe. Il peut arriver en effet que les mouvements occasionnés par la douleur, au moment où le chirurgien saisit l'iris, fassent lâcher prise et rendent l'opération inutile. Dans d'autres circonstances plus rares, les mouvements brusques peuvent provoquer un arrachement complet de l'iris. On ne peut donc se mettre absolument à l'abri de ces accidents que par l'anesthésie.

On a prétendu que, pendant l'anesthésie, l'œil perdait de sa résistance, ce qui constituait un obstacle pour pratiquer l'incision de la cornée. C'est là un inconvénient qui existe également pendant la veille, et qui peut du reste être atténué en fixant, au moyen de pinces, la conjonctive sur un point opposé à celui par lequel on fait pénétrer l'instrument. Nous pensons donc que l'anesthésie ne peut que faciliter la pratique de l'iridectomie, quel que soit le procédé opératoire employé.

7° *Cataracte.* — « Nul doute, dit M. Perrin, que l'anesthésie ne procure de grandes commodités à l'opérateur, mais les services qu'elle rend sont de ceux dont on apprend à se passer. Il est prudent d'en restreindre l'usage aux cas exceptionnels, dans lesquels on considère comme une mesure préventive indispensable l'abolition des mouvements involontaires (1). »

On comprend difficilement ces réserves lorsqu'on lit dans l'ouvrage même de M. Perrin l'énumération des dangers qui peuvent résulter pour l'opération des mouvements involontaires du malade. « On sait, dit l'éminent professeur, que les mouvements involontaires sont un des principaux écueils que l'on a à redouter. »

Si les contractions siégent dans l'orbiculaire, l'écartement

_____________

(1) *Traité d'anesthésie chirurgicale*, p. 551.

des paupières devient difficile ; l'aide chargé de maintenir relevée la paupière supérieure contient mal des mouvements spasmodiques qui grandissent comme la résistance qu'on leur oppose, la paupière se renverse, et l'opérateur est arrêté au milieu de manœuvres délicates. Si ces convulsions attaquent les muscles moteurs de l'œil, celui-ci s'enfonce dans l'orbite, se cache sous la paupière supérieure, et rend bien difficile, quelquefois impossible, le maniement de l'ai- guille ou du couteau. Non-seulement l'état de contraction crée des difficultés à l'opérateur, il peut devenir la source de plus d'un danger. D'abord les efforts que l'on fait pour en triompher, ainsi que le défaut de précision dans les mouve- ments de l'instrument, qui en résulte, peuvent ne pas être sans influence sur le développement des accidents inflam- matoires ; mais c'est bien le moindre. Les muscles moteurs de l'œil exercent sur lui par leur action synergique une cer- taine compression dont les effets sont si bien établis par l'issue spontanée et quelquefois par la projection du cristal- lin dans le procédé par extraction. Cette compression, qui vient en aide à ce moment de l'opération, est une menace de complication sérieuse ; elle favorise, si l'on n'y prend garde, l'issue de l'humeur aqueuse au moment où l'on commence la section de la cornée. L'iris vient alors se pro- jeter au-devant du couteau, de telle sorte que l'on ne peut achever ce premier temps qu'en donnant à son lambeau moins de longueur et de régularité, ou en emportant une partie de l'iris. Enfin, si la contraction persiste, il n'est pas rare de voir la sortie du cristallin être suivie d'un flot d'hu- meur vitrée, et l'iris, plus ou moins contusionné, faire hernie entre les lèvres de la plaie. D'autres fois l'iris, excité par le contact de l'instrument, se contracte, malgré l'usage préa- lable des préparations belladonées, à ce point que l'expul_ sion spontanée ou l'extraction de la lentille devient impos- sible. En pareille occurrence, on a conseillé l'incision ou l'excision de l'iris. A ces mesures assez graves par elles-mêmes on pourrait substituer l'éthérisation conduite à un degré suffisant, après avoir, au préalable, fermé les paupières et protégé l'œil par un bandeau contentif. Ces accidents, auxquels peut obvier l'anesthésie, sont particuliers à l'extraction. D'après M. Jüngken, la tension musculaire rend aussi l'abaissement et le broiement beaucoup moins faciles qu'après la chloroformisation ; elle provoque la rotation du cristallin autour de l'aiguille, et gêne beaucoup les mouvements de cette dernière.

Un ophthalmologiste éminent, M. le docteur Landolt, conseille l'emploi de l'anesthésie dans les opérations suivantes. Nous reproduisons intégralement la note qu'il a bien voulu nous adresser :

*Cataracte.* — En général, l'anesthésie est utile, mais le chloroforme présente le grave inconvénient de déterminer des vomissements qui compromettent le succès de l'opération.

*Staphylôme.* — L'anesthésie est indiquée.

*Strabisme.* — Les anesthésiques ordinaires (chloroforme, éther) présentent l'inconvénient de ne pas permettre de contrôler immédiatement le résultat de son opération. Cet inconvénient serait probablement évité avec le protoxyde d'azote.

*Iridectomie.* — Dans un grand nombre de cas, principalement dans le glaucome, l'anesthésie présente de grands avantages et assure jusqu'à un certain point le succès de l'opération.

Malgré toutes ces indications, malgré qu'il soit bien démontré que le protoxyde d'azote et l'éther présentent des avantages considérables en chirurgie ophthalmologique, nous ne pouvons qu'exprimer notre étonnement de voir qu'il existe dans la capitale des ophthalmologistes éminents qui persistent à employer le chloroforme malgré les dangers qu'il présente. Il nous revient à l'esprit qu'un accident récent, arrivé dans une clinique spéciale, a coûté la vie à un opéré de strabisme par suite de la chloroformisation, tandis qu'il était si facile à l'opérateur d'employer le protoxyde d'azote dont il avait eu l'occasion d'apprécier les avantages et l'innocuité.


# CHAPITRE XII


## APPLICATIONS DE L'ANESTHÉSIE A LA CHIRURGIE DENTAIRE.


### § 1. — Considérations générales.


Les douleurs excessives provoquées par quelques opérations de l'art dentaire devaient forcément pousser les praticiens a rechercher un moyen d'atténuer ces douleurs et de diminuer les appréhensions des malades. Il n'est donc point étonnant que l'anesthésie chirurgicale ait été découverte par un dentiste, l'immortel Horace Wells.

Nous avons vu dans l'étude historique placée au commencement de cet ouvrage, que c'est pour une extraction dentaire que l'anesthésie fut appliquée pour la première fois, le 11 décembre 1844, par Horace Wells sur lui-même. Nous avons vu que c'est encore un dentiste, Morton, qui administra l'agent anesthésique dans la mémorable séance publique de l'hôpital Massachusetts à Boston, le 25 novembre 1846. Depuis cette époque, l'art dentaire a largement mis à profit la grande découverte, surtout depuis que le docteur Colton a remis en honneur l'emploi du protoxyde d'azote.

Le nombre des cas où l'anesthésie proto-azotée trouve son application dans l'art dentaire est vraiment considérable, mais les indications ne sont pas très-variées et se bornent à un petit nombre d'opérations. Nous allons passer en revue les principales indications.

*Avulsions dentaires.* — Il est absolument superflu de s'étendre ici sur l'utilité de l'anesthésie pour la pratique des extractions dentaires. Il n'est pas un praticien, pas un chirurgien ou un dentiste, qui n'ait observé les inconvénients qui peuvent survenir par suite du retard apporté dans l'avulsion d'une dent, retard qui existe presque toujours, lorsque les malades appréhendent l'excessive douleur inséparable de cette avulsion.

Je sais bien qu'il est pour ainsi dire classique de combattre, dans la presse médicale française et dans beaucoup de sociétés savantes, l'application de l'anesthésie à l'extraction des dents. Mais c'est là une pure forme, et je connais, pour ma part, bon nombre de médecins éminents qui, après avoir longtemps décrié les anesthésiques, étaient les premiers à y avoir recours, lorsqu'ils avaient une molaire à faire extraire.

Sur quoi se base-t-on pour empêcher les malheureux patients de bénéficier des avantages inappréciables de l'anesthésie? sur les faits que nous allons successivement examiner, à savoir :

1° La douleur qui résulte de l'extraction d'une dent est tout à fait temporaire, et peut être subie sans danger par une personne courageuse.

2° L'immobilité du patient n'est pas nécessaire pour faciliter le manuel opératoire.

3° L'anesthésie constitue par elle-même un danger, auquel le danger qui peut résulter de l'extraction dentaire pratiquée sans anesthésie n'est pas comparable.

4° S'il est vrai que la crainte de la douleur empêche quelques malades de se laisser extraire des dents, les dangers qui peuvent résulter de cette négligence ne sont pas comparables à ceux qui peuvent résulter de l'anesthésie elle-même.

On le voit, nous n'avons pas craint d'exposer en premier lieu les arguments invoqués par les adversaires de l'anesthésie. Nous allons maintenant nous efforcer d'y répondre.

Nous avons déjà réfuté le premier argument qui consiste à dire que la douleur qui résulte d'une extraction dentaire est de trop courte durée pour motiver l'anesthésie. Les douleurs provoquées par les avulsions dentaires sont tellement excessives, que de tout temps les dentistes ont été à la recherche d'un moyen de les atténuer et que ce furent deux dentistes, Horace Wells et Morton, qui les premiers appliquèrent l'anesthésie à la chirurgie. On peut donc dire sans hésiter que c'est surtout dans l'art dentaire que l'élément douleur peut être le plus facilement combattu par l'anesthésie.

On a dit que l'immobilité du patient était moins nécessaire pour l'extraction d'une dent que pour toute autre opération, et qu'il n'y avait par conséquent pas lieu d'employer un anesthésique. Il est vrai, en effet, qu'il est possible de bien fixer la tête d'un malade sans l'endormir, mais il est non moins vrai que l'anesthésie facilite singulièrement l'extraction : l'opérateur est plus tranquille, il n'est pas gêné par les mouvements et les cris du malade, et peut ainsi éviter avec plus de facilité les chances d'erreur.

Quant au danger de l'anesthésie, comparé à celui qui peut résulter du retard apporté à l'extraction d'une dent, il est difficile d'établir des comparaisons entre des propositions aussi dissemblables. Nous avons démontré dans une autre partie de cet ouvrage que l'anesthésie proto-azotée était pour ainsi dire inoffensive, et qu'on ne possédait pas de cas bien authentiques où elle ait occasionné la mort. En admettant même que les trois cas mortels qui ont été publiés soient véritablement attribuables au protoxyde d'azote (ils étaient dus à des altérations pathologiques préexistantes), cela nous donne une mortalité de *un par* 150,000 *individus anesthésiés*. Il est incontestable que les accidents résultant du retard apporté aux extractions dentaires et de la négligence des opérations de la chirurgie buccale (abcès, nécroses, etc.). ont donné lieu à une mortalité plus considérable.

Nous pensons qu'il est superflu d'entrer dans de grands développements sur les services rendus par l'art dentaire à la santé générale des malades. Un des praticiens les plus éminents de l'Angleterre, sir Thomas Nalson, s'exprimait ainsi dans une de ses *Leçons cliniques* (1) :

« J'ai la presque certitude que l'augmentation de la longévité dans nos générations modernes est due, en partie, à l'habileté des dentistes, dont l'art permet à un grand nombre de personnes âgées de mieux mastiquer et digérer les aliments. »

Je pourrais citer un grand nombre de cas dans lesquels des personnes faibles et débiles n'ont dû la restauration de leur santé qu'à l'intervention du dentiste. Les personnes qui étaient dyspetiques, par suite du mauvais état de leur système dentaire, n'auraient jamais consenti à laisser enlever leurs racines et leurs dents cariées, si elles n'avaient eu l'assurance que cette opération pût être exécutée sans douleurs. On voit donc facilement que l'anesthésie appliquée à l'art dentaire peut être d'une grande utilité, et que les services qu'elle peut rendre ne sont pas comparables aux dangers qu'elle fait courir.

Nous allons maintenant examiner les quelques indications spéciales que peut présenter l'anesthésie appliquée aux opérations dentaires.

_______

(1) Voy. Snow. *Anesthésie chirurgicale.*

### § II. — Choix de l'anesthésique.

Comme nous repoussons d'une façon absolue l'usage du chloroforme, il ne nous reste donc plus que deux agents, le protoxyde d'azote et l'éther. Quant à l'anesthésie locale, nous verrons plus loin qu'elle ne peut être qu'exceptionnellement employée dans la chirurgie odontologique.

Les considérations que nous avons exposées dans un autre chapitre sur l'action du protoxyde d'azote, nous amènent nécessairement à proposer cet anesthésique pour la pratique de l'art dentaire. Non-seulement cet agent présente, au point de vue de la sécurité, des avantages qui à eux seuls suffiraient pour le faire employer à l'exclusion de tout autre, mais la rapidité de son action, l'absence de malaise et de réactions consécutives, le bien-être qu'il détermine chez certaines personnes, contribuent encore à placer le protoxyde d'azote au premier rang et à le recommander aux dentistes d'une façon toute spéciale. Nous ne nous étendrons donc pas plus longuement sur les avantages que présente le protoxyde d'azote dans la pratique dentaire, et nous renvoyons ceux de nos lecteurs qui désireraient de plus amples renseigne-ments, aux chapitres de cet ouvrage consacrés à l'étude physiologique et clinique de cet agent.

De même que dans toutes les opérations chirurgicales, le protoxyde d'azote ne trouve son application dans l'art dentaire que lorsque le manuel opératoire ne demande qu'une ou deux minutes. Lorsqu'il s'agit d'une opération importante et dont la durée dépasse les limites de l'anesthésie proto-azotée, il faut avoir recours au procédé mixte par le prot-oxyde d'azote et l'éther, procédé dont nous avons donné la description détaillée dans une autre partie de cet ou-vrage.

On peut cependant, lorsqu'il s'agit d'extraire un nombre considérable de dents, employer un procédé que j'ai fréquemment mis en usage pendant ces dernières années. Il consiste à pratiquer successivement l'anesthésie proto-azotée chez le même malade. Lorsque, après l'extraction de trois ou quatre dents, le patient manifeste par ses gestes ou par ses cris le retour de la sensibilité, on le laisse complétement revenir à lui et on le place de nouveau sous l'influence de l'anesthésique. Comme il n'a conservé aucune impression désagréable de la première opération, il se soumet généralement avec plaisir à une seconde et même à une troisième anesthésie.

Ce procédé trouve surtout son application chez les enfants chez lesquels l'action du protoxyde d'azote est tellement rapide, qu'une seule inhalation qui permet d'extraire une dent ne suffit pas pour en extraire plusieurs. J'ai eu récemment l'occasion de pratiquer l'extraction de quatre dents chez un enfant de sept ans ; j'ai dû plonger quatre fois le petit malade dans l'anesthésie, ce qui n'a présenté aucun inconvénient.

**§ III. — Opérations dentaires dans lesquelles l'anesthésie est particulièrement indiquée.**

*Avulsions.* — L'anesthésie est applicable dans tous les cas, à moins toutefois que l'extraction se présente dans des conditions de facilité exceptionnelle. Il n'est pas rare de rencontrer des malades très-timorés, des enfants principalement, qui redoutent l'approche de l'instrument et font même une vive résistance. Il va sans dire qu'on devra toujours employer le gaz chez ces malades, même lorsque la dent aurait pu être arrachée sans provoquer de douleurs.

*Extraction de nerfs.* — Il peut se présenter certaines circonstances où cette opération, qui est ordinairement facile et peu douloureuse après une application d'acide arsénieux, doit être pratiquée sur la pulpe vivante. C'est alors une opération extrêmement douloureuse et pour laquelle on doit toujours avoir recours à l'anesthésie proto-azotée.

*Cautérisation des gencives.* — Lorsque cette opération est pratiquée avec le cautère actuel elle n'est généralement pas très-douloureuse. Cependant, comme quelques malades la redoutent beaucoup et refusent même de s'y soumettre, on peut employer le gaz avec grand avantage.

Telles sont les opérations dentaires où le protoxyde d'azote nous paraît particulièrement indiqué; nous n'avons pas eu la prétention de spécifier tous les cas, laissant chaque praticien juge des indications qui conviennent pour chaque malade.

# CHAPITRE XIII

## APPLICATIONS DE L'ANESTHÉSIE A LA CHIRURGIE D'ARMÉE.

Nous n'avons pas à discuter ici l'opportunité de l'anesthésie dans les opérations qui se pratiquent sur les champs de bataille. Partout où il y a des souffrances à atténuer l'anesthésie doit étendre ses effets bienfaisants, et nul ne contestera qu'elle ne puisse être appliquée pendant les douloureuses opérations qu'ont à subir nos vaillants blessés. Les mauvaises conditions dans lesquelles se trouvent les opérés, la privation des soins consécutifs, la précipitation avec laquelle le chirur-

gien est parfois contraint de procéder, sont autant de considérations qui militent en faveur de l'anesthésie dans la pratique
de la chirurgie d'armée.

Si nous avons consacré un chapitre à cette question, ce
n'est donc pas pour discuter l'opportunité, mais simplement
pour étudier les méthodes d'anesthésie qui doivent être ap-
pliquées avec le plus d'avantage sur les champs de bataille,
alors qu'il convient d'agir rapidement, et qu'un grand nombre d'opérations doivent être pratiquées dans un temps très-
limité.

Le protoxyde d'azote, dont l'action est si rapide, semblerait
devoir occuper ici le premier rang, mais nous devons reconnaître en toute sincérité que l'emploi de cet anesthésique
n'est guère possible dans la chirurgie d'ambulance; voici
pour quelles raisons :

1° L'appareil qu'il nécessite, quoique simple, est relativement lourd et volumineux, surtout lorsqu'il s'agit de le caser
dans un caisson d'ambulance où l'espace est si précieux.

2° Il est difficile, alors qu'on est éloigné de toute habita-
tion, de tout centre industriel ou scientifique, de renouveler
sa provision de gaz liquéfié lorsqu'elle est épuisée.

3° Il est à peu près impossible dans ces circonstances de
se munir des appareils nécessaires pour préparer soi-même
le protoxyde d'azote.

Telles sont les conditions qui doivent bannir le protoxyde
d'azote de la chirurgie d'armée. Voyons maintenant quel est
l'agent qu'il convient de lui substituer.

Nous avons d'abord l'éther, mais cet agent présente quelques particularités qui, sans importance dans la pratique
ordinaire, deviennent presque des inconvénients pour le
chirurgien qui opère dans des circonstances exceptionnelles.

Ces particularités sont les suivantes :

1° L'éther occupe un volume plus considérable que le
chloroforme. Nous voulons dire par là qu'il faut pour anes-

thésier un individu par l'éther une quantité de liquide plus considérable que pour l'anesthésier par le chloroforme.

2° L'éther est inflammable, ce qui est un inconvénient en tout temps, mais surtout en temps de guerre, alors que les mesures ordinaires de prudence ne peuvent pas toujours être prises.

3° Les procédés employés en France pour l'anesthésie éthérée déterminent une période d'excitation généralement plus longue que celle qui accompagne l'anesthésie par le chloroforme. Nous avons, à la vérité, proposé un procédé rapide, mais il n'est pas encore généralisé dans la pratique française.

On le voit, malgré les avantages énormes de l'éther, malgré la suprématie que nous lui avons si souvent reconnue dans le cours de cet ouvrage, nous n'hésitons pas à lui préférer le chloroforme dans les circonstances exceptionnelles dans lesquelles se trouve le chirurgien d'ambulance.

Ce n'est point là une concession, et nous affirmons plus que jamais que, au point de vue de la sécurité, l'éther présente sur le chloroforme des avantages incomparables. Mais nous ne sommes pas absolu et nous savons emprunter à chaque système ce qu'il a de bon. Or, l'anesthésie par le chloroforme nous paraît indiquée sur les champs de bataille, alors que la vie humaine semble avoir une moins grande valeur que dans les circonstances normales, si toutefois il est permis de s'exprimer ainsi.

# CHAPITRE XIV

## DE L'APPLICATION DE L'ANESTHÉSIE A LA RECHERCHE DES MALADIES SIMULÉES.

M. Baudens, le premier, s'est occupé de cette question; il en fit même l'objet d'un rapport à l'Académie des sciences en 1847. Les conscrits, dans le but d'échapper à la loi du recrutement, simulent souvent toute espèce d'affections, et il est parfois extrêmement difficile au médecin chargé du service de la révision, et qui n'a qu'un temps très-restreint, de pouvoir se prononcer dans un sens ou dans l'autre. L'éthérisation, dans ces circonstances si différentes, pourrait facilement faire reconnaître la vérité. M. Baudens, à l'appui de son dire, a rapporté un certain nombre d'observations des plus démonstratives; c'est pourquoi cet auteur a cru devoir signaler ces faits pour démontrer tout le parti que les médecins pourront en tirer dans les conseils de révision. M. Bouisson, la même année, publia dans la *Gazette médicale*, n°ˢ 34, 37, un mémoire sur l'éthérisation considérée dans ses rapports avec certains cas de médecine légale. Voici les arguments invoqués par cet auteur : « Les cas de médecine légale sur lesquels l'étude des phénomènes de l'éthérisation peut influer, sont particulièrement ceux dans lesquels la volonté, la contractilité musculaire ou la sensibilité jouent un rôle plus ou moins prochain. L'éthérisation trouble l'intelligence, paralyse les déterminations volontaires; elle agit sur la sensibilité et la contractilité qu'elle abolit ou qu'elle exalte, suivant le degré auquel on porte le développement de ses effets; elle peut, en conséquence, suggérer, à ces divers points de vue, des observations qui ne sont pas sans intérêt pour le médecin légiste. »

Bayard (*Annales d'hygiène et de médecine légale*, t. XLII, p. 209, année 1849), qui a également étudié cette question, a proposé les deux conclusions suivantes : « L'éthérisation et le chloroforme qui ont été proposés pour découvrir la simulation de certaines maladies, en déterminant une ivresse qui met les individus dans l'impossibilité de conserver l'idée fixe de la simulation, et qui les excite à des propos ou à des réponses propres à révéler leur feinte, ne doivent être employés que du consentement des individus, et après les avoir prévenus des conséquences auxquelles ils s'exposent.

» 2° Lorsque des individus soupçonnés de simulation auront consenti à se soumettre à l'éthérisation ou au chloroforme, la responsabilité des effets toxiques de ces substances devra être supportée entièrement par les médecins qui les auront administrées. »

M. Martino, dans sa thèse inaugurale, se déclare franchement partisan de l'anesthésie; cependant il convient que le médecin devra néanmoins chercher à obtenir le consentement du malade. Voici ses raisons, et voici comment il tente de réfuter les principales objections faites à cette méthode :

« 1° Le chloroforme peut être parfois utile à l'individu en suspicion » et il cite le cas de ce malade de Baudens, soupçonné à tort d'ankylose, et auquel déjà nous avons fait allusion.

« 2° L'anesthésie entraîne un danger, » il y répond par cette formule de M. Sédillot : « le chloroforme pur et bien employé ne tue jamais », et il ajoute que d'ailleurs, dans un grand nombre de cas, l'anesthésie est aussi utile à la thérapeutique qu'au diagnostic. C'est, en somme, là l'objection la plus sérieuse, et qu'il est à peu près impossible de réfuter;

car, malgré l'opinion de M. Sédillot, si expert cependant en cette matière, il est avéré que des accidents sont arrivés entre les mains des plus expérimentés et des plus habiles, je ne citerai qu'un fait entre beaucoup d'autres. M. Chassaignac qui, pendant sa longue pratique dans les hôpitaux, a fait un si fréquent usage du chloroforme, avait coutume de répéter, chaque fois qu'il l'employait, que cet agent n'était nullement dangereux et qu'il n'avait jamais vu survenir d'accidents. L'âge de la retraite étant arrivé, M. Chassaignac fut obligé de quitter les hôpitaux; ennuyé de cette inaction, il obtint de faire pendant les vacances un intérim dans un des grands services de chirurgie de Paris : une de ses premières anesthésies fut un cas de mort. Or, quand on voit survenir un accident semblable à un chirurgien aussi exercé que Chassaignac, nul ne peut répondre, malgré sa grande habitude, que pareille mésaventure ne lui arrivera jamais; c'est d'ailleurs la conclusion à laquelle sont arrivés tous les auteurs des traités d'anesthésie; quelques-uns atténuent le danger, mais aucun ne le nie d'une façon formelle.

3° Les adversaires de la méthode disent encore : « En employant le chloroforme dans un but pareil, vous dépassez en barbarie les tortures du moyen âge et de l'inquisition; vous substituez à la question ordinaire et extraordinaire une sorte de question morale; il n'y a qu'un pas entre le fait de dévoiler une simulation par votre procédé et le fait de profiter de la perte de volonté du patient pour le faire parler et aller ainsi jusqu'au fond de ses pensées. » Cette objection, dit M. Martino, a certainement une valeur morale, mais les anesthésiques n'ont pas à ce degré la propriété de faire parler les individus, et ce n'est que dans des cas très-exceptionnels qu'ils déterminent des confidences involontaires de la part de l'anesthésié. Il ne faut pas oublier du reste que, dans ce cas, il s'agit de déjouer la simulation.

MM. Briand et Chaudé, dans leur *Traité de médecine légale*, se prononcent contre l'emploi des anesthésiques pour la recherche des maladies simulées.

« On a proposé, disent ces auteurs, l'emploi de divers agents, tels que les anesthésiques, pour déjouer la ruse et reconnaître la simulation de certaines affections, mais tout en reconnaissant l'importance de cet élément de diagnostic, des motifs de haute convenance et les dangers qui y sont inhérents ne peuvent en autoriser l'usage devant les conseils de révision. »

M. Boisseau, professeur agrégé du Val-de-Grâce, a émis l'opinion suivante (*Annales d'hygiène et de médecine légale*, t. XXXI) : « Les anesthésiques, et le chloroforme en particulier, bien que pouvant *rendre de réels services* dans certaines maladies douteuses, doivent être complètement rejetés. Quelque pur, quelque bien manié qu'il soit, le chloroforme présente toujours des dangers, et il ne nous est pas permis d'exposer le moins du monde la vie d'un homme pour asseoir notre jugement, quand bien même l'individu consentirait à l'emploi des anesthésiques, le réclamerait même, je ne me considérerais pas encore comme autorisé à y avoir recours. Le médecin connaît le danger que court l'individu qu'il chloroformise, tandis que celui-ci l'ignore, et son consentement ne me paraîtrait pas suffisant pour mettre ma responsabilité à couvert. Toutefois, le conseil de santé des armées, dans son instruction du 2 avril 1862 sur les maladies ou infirmités qui rendent impropres au service militaire, autorise à recourir à l'emploi des anesthésiques avec une extrême réserve, dans les hôpitaux militaires, sur des sujets incorporés et lorsqu'il s'agit d'affections susceptibles d'entraîner la réforme. Malgré cette autorisation, limitée il est vrai, mais qui, bien que restreinte, abrite cependant la responsabilité du médecin militaire, je n'oserais pour ma part jamais recourir à l'emploi des anesthésiques, même dans les cas spécifiés par l'instruction du Code de santé. »

Enfin nous ajouterons, pour clore les citations, que le conseil de santé des armées, qui avait au début autorisé l'emploi de l'anesthésie pour déjouer les ruses des simulateurs, s'est décidément prononcé contre ce moyen d'investigation dans sa dernière instruction.

Voici, d'après M. Devillers, à qui nous avons fait de nombreux emprunts pour ce chapitre, les affections dans lesquelles on a employé l'anesthésie pour reconnaître la simulation : épilepsie, folie, aphonie, surdité, mutisme, bégayement, paralysie, contractures. Nous allons nous efforcer maintenent de montrer le plus ou moins d'utilité de la narcose dans chacune de ces simulations.

*Épilepsie.* — Cette affection est souvent simulée, soit par de jeunes conscrits, dans le but d'échapper à la loi militaire, soit par des criminels qui veulent se rendre irresponsables, ou tout au moins atténuer la responsabilité de leurs crimes, soit enfin par des misérables qui n'ont d'autre but que d'attirer sur eux la compassion des passants. Dans un mémoire publié en 1848 dans l'*Union médicale*, M. Fix avait cru pouvoir conclure que l'anesthésie par l'éther ou le chloroforme déterminait chez les épileptiques de véritables accès d'épilepsie, et il proposait dès lors l'anesthésie comme moyen de diagnostic. Mais cette conclusion n'était pas appuyée sur un nombre de faits suffisant pour être admise. D'un autre côté, on a vu de véritables épileptiques n'éprouver aucun accès sous l'influence de l'anesthésie. Nous pensons donc que l'éther et le chloroforme ne peuvent être d'aucune utilité pour le diagnostic de l'épilepsie.

*Folie.* — On a pensé que l'anesthésie pourrait peut-être rendre quelques services pour reconnaître la simulation de la folie, mais c'est là, disons-le, une opinion qui n'a guère trouvé de partisans; il était difficile qu'il en fût autrement.

Dans un mémoire important fait sur ce sujet par un homme d'une haute compétence en fait d'aliénation mentale, le D͏ᵣ Morel (*Archives générales de médecine*, février 1854 : *De l'éthérisation dans la folie*) émet des appréciations intéressantes sur cette question. D'après cet auteur, l'éthérisation peut servir à reconnaître l'origine du délire, la cause qui y a donné lieu, notion importante pour le traitement. Il cite quelques exemples, puis il ajoute : « J'ai été frappé de l'emploi que l'on pouvait faire de l'éthérisation comme moyen de diagnostic, pour connaître l'origine de certains délires, qui ne se révèlent pas toujours dans les paroles des aliénés. Ajoutons encore ce que l'expérience journalière apprend aux médecins des asiles, savoir : que quelques malades se présentent à l'observation de manière à tromper toutes les prévisions de ceux qui les soignent. Le délire qu'ils manifestent, non seulement n'est pas toujours en rapport avec la cause pathogénique, mais il en est plusieurs (les aliénés suicides surtout) qui cachent si bien la nature de leurs sentiments, qu'ils trompent les hommes les plus expérimentés, qu'ils finissent par vous faire prendre le change sur leur véritable état intellectuel.

L'éthérisation au point de vue psychologique, ayant pour effet l'anéantissement de la volonté, la surexcitation de la mémoire, la perte du jugement, de la réflexion, de la coordination dans les idées (docteur Sauvet, expériences faites sur lui-même) et la production des hallucinations et illusions de la vue, il est clair que les individus qui simulent la démence, l'imbécillité, l'idiotie, la stupidité, le mutisme (situations intellectuelles les plus faciles à imiter), ne pourront résister aux effets physiologiques de l'éther, et trahiront involontairement leur véritable état.

L'auteur cite un cas où, grâce à l'éthérisation, il lui a été facile de reconnaître que l'individu simulait une demi-imbécillité. Malheureusement il ne rapporte pas l'observation tout au long. Puis M. Morel conclut ainsi (nous n'extrayons que les conclusions qui ont quelques rapports avec notre sujet) :

1° En dehors de l'effet thérapeutique de l'éthérisation, nous recourrons à ce moyen pour arriver à une connaissance plus approfondie de certains états intellectuels qui ne se révèlent pas toujours dans les paroles de l'aliéné.

2° Les effets physiologiques et psychologiques produits par l'éthérisation rendent certaines simulations de folie et d'infirmités congénitales impossibles, ou au moins singulièrement difficiles à continuer pendant un long espace de temps.

3° Nous croyons enfin que dans certaines simulations données, l'éthérisation est un moyen plus moral, plus humain, moins dangereux et enfin plus prompt dans son résultat que beaucoup d'autres employés jusque dans ces derniers temps.

Malgré l'autorité de l'éminent aliéniste nous ne saurions partager son avis, du moins en ce qui concerne la question spéciale de la simulation. Nous ne disons rien, bien entendu, de l'utilité que peut présenter l'anesthésie pour le diagnostic dans les circonstances ordinaires.

*Paralysies.* — M. Bouisson, et après lui un certain nombre d'auteurs, ont indiqué l'emploi du chloroforme pour reconnaître les paralysies simulées ; nous retrouvons également cette opinion dans la thèse de M. Martino, élève militaire de l'École de Strasbourg ; mais aucun de ces auteurs ne rapporte d'observations. *A priori*, on conçoit que le chloroforme puisse rendre des services dans ces circonstances ; en effet, grâce au sommeil anesthésique, la volonté est anéantie, et pendant la période d'excitation, la résolution musculaire volontaire disparaît pour faire place à une activité musculaire inconsciente quelquefois très prononcée.

M. Devillers fait justement remarquer que ce serait un excellent moyen pour dévoiler la simulation, si les paraly-

sies simulées seules en étaient justiciables ; malheureusement il n'en est pas ainsi, et il est fort probable que pour les
paralysies, de même que pour les contractures, un certain
nombre d'elles doivent cesser par le fait de l'anesthésie pour
se reproduire au réveil. Peu de recherches ont été faites
dans ce sens, mais d'après ce que nous avons vu pour les
contractures, par analogie nous pouvons penser que le plus
grand nombre des paralysies d'origine réflexe doivent cesser
pendant la période d'excitation.

*Aphonie.* — Il s'agit là d'une affection qui est rarement
simulée ; néanmoins le fait suivant rapporté par M. Champouillon et publié dans la thèse de M. Devillers en est un
exemple.

Il s'agit d'un officier d'infanterie traité au Val-de-Grâce,
pour de la dyspnée et de l'aphonie ; tous ces accidents étaient
survenus brusquement à la suite d'un traumatisme sur le
creux épigastrique, reçu alors qu'il était en Afrique ; depuis
plusieurs mois tous ces symptômes étaient restés station-
naires, et le malade s'attendait d'un jour à l'autre à avoir
son congé de réforme. Le médecin qui l'avait d'abord traité
avait pourtant conçu quelques soupçons, c'est pourquoi cet
officier avait été envoyé au Val-de-Grâce pour être placé en
observation dans le service de M. Champouillon. Là, différents moyens furent employés pour reconnaître la fraude ;
on ne réussit que médiocrement dans les premiers temps.
Entre autres moyens, M. Champouillon voulut le faire entrer,
s'il était possible, dans une violente colère, pensant que,
surexcité par la passion, il pourrait s'oublier un instant ;
dans ce but il recommanda à l'infirmier chargé de le servir
de s'acquitter de ses fonctions négligemment, de lui répondre avec un certain sans gêne, sans toutefois aller jusqu'à
l'insolence ; en effet, un peu impatienté, il interpelle vivement et à haute voix cet infirmier, mais rapidement il parvint à se contenir et le lendemain, de lui-même, vint raconter

le fait au chef de service en le mettant sur le compte de l'é-
motion ; une autre fois, ayant pris une prise de tabac, il ne
put contenir un éternuement assez retentissant. Pour ces
différentes raisons, M. Champouillon était à peu près convaincu de la simulation ; cependant, appelé à faire un rapport au sujet de cet officier, il voulut tenter une épreuve
plus probante encore ; ce faux malade avait dans le dos une
affection légère, on lui persuada de se laisser endormir
pour l'opérer ; il se laissa faire, mais mal lui en prit, car
pendant le sommeil anesthésique, son mode de respiration
change, à l'essoufflement habituel succède une respiration
large, profonde, en un mot normale, et pour comble de
malheur, voilà qu'il se met à chanter à pleine voix. L'expérience avait été décisive ; sous l'influence de l'éthérisation,
la dyspnée, l'aphonie tout avait disparu comme par enchan-
tement.

Il est impossible de nier dans ce cas l'utilité de l'anesthésie.

M. Champouillon croit que l'anesthésie ne pourrait guère
rendre service dans ces circonstances, parce que l'hésitation dans la parole est un fait assez habituel pendant la
narcose chloroformique ; cette hésitation dans la parole est
fréquente, sans doute, mais elle n'est pas constante, et en
outre, lorsqu'elle existe, elle n'est plus semblable à celle du
bégayement ordinaire. La parole, pendant le sommeil anesthésique, est traînante, lourde, embarrassée ; il semble que,
comme dans l'ivresse alcoolique, la langue, en quelque sorte
semi-paralysée, soit, suivant l'expression vulgaire, épaisse ;
mais cette hésitation, cet embarras dans la parole diffèrent
beaucoup de celui qu'on observe dans le bégayement ; dans
celui-ci, en effet, la parole est rapide, les syllabes arrivent
tumultueusement et semblent en quelque sorte se gêner,
s'étouffer au passage ; un mot n'attend pas l'autre. Nous ne
pouvons poser comme règle ce qui précède, car quiconque a
vu des anesthésies sait que rien n'est plus variable ; que

chaque séance a un cachet spécial ; que certains individus sont gais, communicatifs ; d'autres, au contraire, moroses ; que quelques-uns ont la parole lente, embarrassée, tandis que d'autres parlent avec une grande volubilité. Nous pensons donc, avec MM. Champouillon et Devillers, qu'il est impossible de fixer des règles au milieu de tant de variétés ; cependant il est permis de supposer que, dans un certain nombre de cas, l'éthérisation dévoilerait à coup sûr la fraude ; ne serait-ce, par exemple, que dans ces séances où les individus parlent avec volubilité ; là, le doute ne serait plus permis.

*Surdité.* — C'est encore Baudens et Bouisson qui ont conseillé les premiers ce moyen ; ce dernier auteur cite dans son traité une observation très intéressante et dont la reproduction suffit pour éclairer le lecteur sur cette question.

*Observation de surdité simulée.* — « Depuis qu'il est question de l'emploi des anesthésiques et des remarquables effets de l'inhalation de leurs vapeurs, j'ai eu l'idée, dit Bouisson, d'en faire l'application aux cas de surdité simulée que l'on observe assez fréquemment dans les hôpitaux militaires. Le hasard ne m'avait fourni aucun cas de ce genre lorsque je publiai mon mémoire, mais ayant en 1848 à traiter un militaire que je soupçonnai de faire le sourd et qui se montrait fort habile dans ce rôle, je le chloroformisai légèrement et, dès les premiers signes de l'invasion du sommeil anesthésique, je lui adressai des questions à voix basse auxquelles il répondit. » On s'explique ce résultat en réfléchissant à l'impression exercée par les vapeurs stupéfiantes sur l'intelligence. Les idées sans liaison qui se développent dans l'ivresse font perdre le souvenir des précautions qui assurent le succès du simulateur, et il ne tarde pas à répondre sans difficulté et sans hésitation aux questions qui lui sont adressées, sans s'apercevoir que ses réponses dévoilent son véritable état.

*Surdi-mutité.* — Là encore l'anesthésie permet très

facilement de déjouer rapidement la fraude, ainsi que le prouvent plusieurs observations qui ont été publiées par les médecins militaires.


# CHAPITRE XV

### APPLICATIONS DE L'ANESTHÉSIE A LA CHIRURGIE
### DES ORGANES GÉNITO-URINAIRES.


L'anesthésie présente de grands avantages, non seulement dans la pratique de la chirurgie des organes génito-urinaires, mais encore dans le diagnostic de ces affections. On sait en effet que, pendant ces dernières années, un chirurgien allemand, Simon d'Heidelberg, a proposé un manuel opératoire pour l'exploration de l'anus, de la vessie et du vagin. Nous allons examiner quelques-uns de ces points ; nous aurons pour cela recours à l'expérience et à l'autorité des maîtres les plus éminents qui ont bien voulu nous prêter le concours de leur savoir.

*Diagnostic.* — Ce n'est point ici le lieu de décrire les procédés opératoires préconisés par Simon, Nœggerath et autres chirurgiens pour l'exploration des organes génito-urinaires de la femme. Ces procédés, qui ne sont du reste pas suffisamment connus en France, ont été diversement appréciés et peu de chirurgiens les mettent aujourd'hui en pratique. Voici quelle est sur ce point l'opinion de M. le docteur Pingaud, professeur à l'École de médecine du Val-de-Grâce :

« L'emploi de l'anesthésie est indispensable tant pour l'exploration complète du rectum que pour celle de la vessie par cet intestin. On peut, sans le moindre inconvénient et à la faveur d'une anesthésie bien complète, introduire la

moitié de la main, les quatre derniers doigts et la moitié du
métacarpe dans le rectum pour y explorer la vessie tout à
son aise. L'introduction de la main tout entière, pouce com-
pris, sans offrir de grandes difficultés, offre de réels dangers, ainsi que cela ressort d'observations assez nombreuses
publiées dans ces derniers temps et d'un cas qui m'est personnel. J'avais dans mon service un jeune Alsacien qui por-
tait depuis un temps infini une induration persistante du
rectum, en même temps qu'au moment des garde-robes il
rendait du pus en assez grande abondance. Il me parut, en
explorant simplement avec le doigt la cavité de cet intestin,
sentir sur les côtés, mais dans un point très élevé, une dé-
pression correspondant à l'ouverture de l'abcès. Je résolus
alors de pratiquer la dilatation manuelle de l'anus, selon le
procédé de G. Simon d'Heidelberg, afin d'explorer le rectum
tout à mon aise et d'opérer cette fistule s'il y avait lieu.
Le malade, profondément anesthésié et placé dans la position indiquée par Simon, celle de la taille, mais le siège
très élevé et les membres inférieurs rabattus dans l'extension sur les côtés du corps, j'introduisis sans la moindre
difficulté la moitié de la main, le pouce excepté, dans le
rectum, le sphincter étant, à la faveur de l'anesthésie absolue, d'une complaisance dont on se fait difficilement une
idée, tant qu'on ne l'a pas mise à l'épreuve; mais j'éprouvai, bien que procédant avec lenteur, quelque difficulté à
introduire consécutivement le pouce et particulièrement la
tête de son métacarpien; à ce moment se produisirent
deux petites déchirures d'un centimètre environ d'étendue,
l'une en avant portant uniquement sur la muqueuse, l'autre
en arrière intéressant à la fois la peau et la muqueuse... Les
conséquences de cette fouille de l'intestin se bornèrent à
quelques petites coliques pendant les quatre ou cinq premiers jours et à une incontinence des matières alvines qui
dura près d'un mois. J'avoue que ce dernier accident me

donna beaucoup à réfléchir et que désormais je serai plus circonspect dans l'application d'un procédé qui, d'ailleurs, ne trouve en chirurgie que rarement son application, l'intromission de la moitié de la main pouvant suffire dans l'immense majorité des cas.

» C'est encore grâce à l'anesthésie complète qu'on peut explorer de l'œil toute la paroi intérieure de l'intestin et y pratiquer facilement les opérations de fistules recto-vésicales, qui, lorsqu'elles permettent l'accès des matières fécales dans la vessie, compromettent si gravement l'existence des malades. La dilatation s'opère dans ce cas très aisément à l'aide d'un spéculum univalve du genre de celui de M. Sims, mais beaucoup moins long et plus aplati. La paroi recto-vésicale, une fois cette dilatation opérée, vient se placer d'elle-même dans l'aire de l'anus qu'elle ferme à la manière d'un rideau. On peut dès lors opérer comme à ciel ouvert. »

*Cathétérisme, lithotritie.* — Le sommeil anesthésique peut rendre des services lorsqu'il s'agit de pratiquer le cathétérisme, notamment lorsqu'on a affaire à des enfants très indociles. M. Devillers a rapporté un très grand nombre de cas qui tous prouvaient la grande utilité de l'anesthésie pour la lithotritie chez les enfants. Ces observations ont été recueillies dans les services de MM. Bouisson et Serres (de Montpellier), et ont été l'occasion de plusieurs thèses de la part de leurs élèves. De ces observations, qu'il serait trop long de rapporter, il résulte que, malgré l'opinion contraire d'un grand nombre d'auteurs, malgré la disparition de la sensibilité vésicale dont la conservation serait, dit-on, indispensable pour pratiquer la lithotritie, l'anesthésie rend facile la lithotritie chez l'enfant. La lithotritie nécessitant le cathétérisme a, par suite, les plus grands rapports avec le cathétérisme lui-même. Il s'ensuit qu'en procédant par analogie, en descendant du plus au moins, nous pouvons affirmer que l'anesthésie rendrait service dans certains cathétérismes explorateurs longs et difficiles. « Et en effet, dit M. Devillers, cette opération, bien qu'elle soit d'ordinaire facile, peut devenir presque impossible par le fait de l'indocilité du petit malade ; des mouvements intempestifs peuvent donner lieu à des contusions de l'urèthre et de la vessie ; enfin, si ces mouvements sont violents et répétés, ils peuvent faire que la sensation particulière, produite par le frottement du cathéter sur le calcul, ne soit qu'imparfaitement perçue ou même passe complètement inaperçue. Or, nous avons vu combien l'emploi du chloroforme était rarement suivi d'accidents ; aussi ne craignons-nous pas trop d'en recommander l'usage pour les explorations vésicales faites dans des conditions semblables à celles que nous venons d'imaginer. »

A ces remarques très justes de M. Devillers, nous ajouterons simplement que l'anesthésie est aujourd'hui employée par tous les chirurgiens dans la pratique des maladies des voies urinaires.

Nous avons nous-même assisté à un grand nombre d'opérations pratiquées en Angleterre par un chirurgien éminent, sir Henry Thomson, qui ne pratique aucune opération sur les organes génito-urinaires sans employer l'anesthésie proto-azotée, soit seule, soit combinée avec l'éther. L'habile spécialiste anglais a beaucoup contribué, avec M. Clover, à généraliser en Angleterre l'emploi du protoxyde d'azote et de l'éther.

En France, nous avons employé, avec le concours de M. Lutaud, avec beaucoup de succès, le protoxyde d'azote dans la clinique d'un chirurgien aussi connu par son habileté que par sa science ; nous voulons parler de M. le docteur Mallez, qui a bien voulu mettre sa clinique à notre disposition, pour démontrer les avantages des nouveaux procédés anesthésiques que nous préconisons, et qui nous a fait l'honneur de nous confier l'anesthésie de plusieurs malades pour des opérations longues et douloureuses. On trouvera plus loin les détails de quelques-unes de ces observations.

# CHAPITRE XVI

## QUESTIONS DE MÉDECINE LÉGALE ET DE RESPONSABILITÉ MÉDICALE SOULEVÉES PAR LA PRATIQUE DE L'ANESTHÉSIE CHIRURGICALE.

La pratique de l'anesthésie soulève chaque jour d'importantes questions médico-légales.

Il ne saurait en être autrement avec des agents aussi dangereux, souvent meurtriers et souvent maniés par des personnes inexpérimentées.

Tantôt ce sont les parents de l'individu qui a succombé pendant une anesthésie qui intentent contre le chirurgien une action en dommages et intérêts; d'autres fois une jeune fille porte une accusation odieuse contre le chirurgien qui a eu l'imprudence de l'anesthésier sans témoins. Les questions de ce genre peuvent se diviser en deux catégories : 1° celles relatives à l'exercice illégal de la médecine; 2° celles relatives à la criminalité et à la responsabilité des praticiens, en cas de mort accidentelle ou par imprudence.

§ I. — **Questions relatives à l'exercice illégal de la médecine.**

On s'est demandé si les dentistes et les officiers de santé avaient réellement le droit d'employer les agents anesthésiques, et si l'anesthésie devait être assimilée aux grandes opérations interdites aux officiers de santé par la loi de ventôse.

Ces deux questions ont été exposées avec beaucoup de

précision par M. le docteur Lutaud, qui a eu l'excellente idée de les soumettre aux membres de la Société de médecine légale et du congrès international de médecine légale qui a siégé à Paris en août 1879, dont nous faisions nous-même partie.

Le 13 mai 1878, M. Lutaud avait déjà fait à la Société de médecine légale une courte communication sur les questions de responsabilité médicale relatives à l'emploi des agents anesthésiques.

Cette communication fut alors l'objet d'une courte dis cussion dans laquelle d'autres questions importantes furent soulevées. Le même sujet fut repris et développé au congrès international de médecine légale, et l'auteur soumit au congrès un certain nombre de propositions se rapportant toutes plus ou moins directement à la pratique de l'anesthésie chirurgicale.

Voici les plus importantes :

1° L'emploi des anesthésiques constitue-t-il un acte d'exercice médical dans le sens de la loi ; les personnes qui administrent ces agents sans être légalement autorisées contreviennent-elles à la loi de ventôse ?

2° L'officier de santé peut-il pratiquer l'anesthésie dans un but chirurgical ?

3° Le médecin engage-t-il sa responsabilité lorsqu'il administre un anesthésique sans avoir pris les précautions nécessaires et que la mort du malade en est la conséquence ?

4° L'individu placé sous l'influence d'un agent anesthésique peut-il éprouver des sensations voluptueuses et érotiques qui peuvent devenir la base d'une accusation contre le médecin qui pratiquait l'anesthésie ? Une femme peut-elle, à son insu, être l'objet d'attentats impudiques pendant l'anesthésie ?

Il importait de bien préciser la nature de ces questions et de ne traiter que les points relatifs à l'anesthésie chirurgicale, en laissant de côté d'autres points qui ont déjà été antérieurement traités.

I. — La première question se rapporte surtout à l'em-

ploi des anesthésiques par les dentistes et plus particulièrement au protoxyde d'azote, dont l'emploi tend de plus en
plus à se généraliser dans la pratique de la chirurgie dentaire.

Sans avoir l'intention d'accuser ce nouvel agent anesthésique dont il se plaît, au contraire, à signaler l'innocuité relative, M. Lutaud a tenu à citer un fait qui a récemment été
communiqué par les journaux de médecine anglais et qui
prouve que ce gaz peut produire la mort subite chez certains individus atteints d'affections organiques. Ce fait présente un intérêt d'autant plus grand que la personne qui a
succombé pendant l'anesthésie était un membre de notre
profession, M. George Harrison, qui exerçait avec distinction la chirurgie à Manchester.

Notre confrère, qui souffrait depuis trois jours d'un abcès
alvéolaire qui ne lui laissait ni appétit ni sommeil, se rendit
chez un dentiste du voisinage et insista pour être placé complètement sous l'influence du protoxyde d'azote. Le dentiste
se rendit à ce désir et, *assisté par un domestique*, il administra le gaz jusqu'à complète anesthésie et enleva les deux
dents malades. L'opération n'avait demandé que deux minutes, et elle était à peine terminée que le dentiste s'aperçut
avec inquiétude de l'état comateux dans lequel se trouvait
son patient.

Il s'empressa de lui donner des soins et d'envoyer chercher un médecin qui, malheureusement, ne put que constater la mort.

Une enquête judiciaire eut lieu, et à l'autopsie, qui fut
pratiquée par les médecins de l'Infirmerie royale de Manchester, on trouva une grande accumulation de tissu grais-
seux dans le médiastin antérieur et sur le péricarde; le
cœur était hypertrophié et friable; les valvules mitrales et
aortiques étaient très épaissies et les parois aortiques étaient
tapissées d'un dépôt athéromateux. Le foie était hypertro-

phié et présentait un commencement de dégénérescence graisseuse.

Le jury rendit le verdict suivant : *Mort par syncope pendant l'administration du protoxyde d'azote, chez un sujet atteint de dégénérescence graisseuse du cœur.*

Au point de vue scientifique, cette observation ne nous apprend rien et ne fait que confirmer ce que nous savions déjà sur le protoxyde d'azote, à savoir, que ce gaz administré à l'état impur et chez certains individus atteints de lésions organiques peut produire instantanément la mort par asphyxie ou par syncope.

Mais si ce fait ne permet pas de tirer aucune conclusion scientifique, il soulève une importante question de responsabilité médicale et appelle notre attention sur les conditions dans lesquelles le protoxyde d'azote est employé par les médecins et surtout par les dentistes. Il résulte en effet de l'enquête judiciaire provoquée par la mort de M. Harrison, que l'administration du gaz n'avait pas été entourée de toutes les précautions voulues. Que dire en effet d'un dentiste qui, assisté seulement d'un domestique, plonge son malade dans une anesthésie profonde sans s'être inquiété de l'état du cœur ! Il y a donc là un fait grave qui engagerait certainement la responsabilité du dentiste anglais, s'il n'était pas à l'abri derrière ce rempart infranchissable qu'on appelle « l'usage ».

L'usage veut qu'en Angleterre, en Amérique et même en France, le protoxyde d'azote soit journellement administré par des milliers de dentistes qui n'ont pas des connaissances médicales suffisantes et qui ignorent le plus souvent les propriétés toxiques de l'agent qu'ils emploient et les conditions qui peuvent rendre cet emploi moins dangereux.

Ce que les plus habiles chirurgiens ne font qu'avec de grandes précautions, un individu non diplômé le fait tous les jours sans la moindre appréhension. Nous savons, il est vrai, qu'un certain nombre de dentistes, soucieux de la vie de leurs patients, entourent l'anesthésie des plus grandes garanties ; mais il est bien permis de ne pas être rassuré sur le sort des opérés quand on pense que le premier venu peut préparer et administrer un agent thérapeutique aussi actif que le protoxyde d'azote.

Si le dentiste de Manchester eût exercé en France, il est, du reste, probable qu'il n'en eût pas été quitte pour un simple blâme du coroner. Un arrêt rendu le 8 avril 1876, par le tribunal de Lille, interdit aux dentistes l'anesthésie par le chloroforme, et il est plus que probable que cette interdiction s'étend à tous les anesthésiques, quoique la jurisprudence ne soit pas définitivement établie sur ce point.

« Attendu, dit cet arrêt, que, le 1er février 1873, X..., dentiste à Lille, a employé le chloroforme pour une opération dentaire ; que le 27 du même mois il a eu de nouveau recours au chloroforme, dans les mêmes circonstances et pour la même personne ; attendu que l'emploi du chloroforme qui est tout à la fois un médicament, une substance vénéneuse et un agent anesthésique d'une grande énergie, constitue nécessairement un acte d'exercice de la médecine ; que X... ne justifiant d'aucun diplôme, n'avait pas qualité pour en faire usage ; qu'il a ainsi, à deux reprises différentes, exercé illégalement la médecine ; attendu que le 27 février l'inhalation du chloroforme a causé la mort de la dame C... ; que cette opération, qui avait pour but de provoquer l'anesthésie, est essentiellement différente des opérations réservées aux dentistes, qu'elle exige des précautions et des connaissances spéciales et qu'elle est exclusivement du domaine de la médecine et de la chirurgie ; qu'en se livrant à cette opération sans être muni d'un diplôme X... a manqué à l'observation des règlements ; qu'il a de plus commis une imprudence en ne demandant pas le concours d'un médecin, et une négligence en ne se préoccupant pas suffisamment, pendant le cours de l'opération, de l'état des organes de la respiration et de la circulation, au point de vue des conséquences que pouvait produire l'anesthésie.... »

Ce dentiste a été condamné à deux amendes de 15 francs chacune pour l'exercice illégal de la médecine et à un mois de prison et 500 francs d'amende pour l'homicide involontaire.

Voici un arrêt qui fixe la jurisprudence sur cette question ; mais il n'a malheureusement pas suffi à empêcher l'emploi des anesthésiques par un grand nombre d'individus qui n'ont ni le diplôme ni les connaissances spéciales nécessitées par ces opérations.

En admettant même que l'opérateur soit muni d'un diplôme régulier et possède toutes les connaissances nécessaires, M. Lutaud pense, et nous sommes de son avis, que, *dans aucun cas*, il ne doit administrer le gaz nitreux ou tout autre anesthésique sans être assisté d'un confrère. Tous ceux qui sont familiarisés avec la pratique de l'art dentaire savent que l'administration de cet anesthésique exige le maniement d'appareils relativement compliqués, et que le même individu ne peut à la fois donner le gaz, surveiller le pouls et pratiquer l'opération. L'attention de l'opérateur est forcément divisée par ces occupations multiples, et des symptômes dangereux peuvent se produire au moment où il est dans l'impossibilité de les combattre. On sait en effet que le protoxyde d'azote est surtout remarquable par la rapidité des phénomènes qu'il détermine, phénomènes qu'il importe de surveiller, parce qu'ils ne sont pas progressifs, mais presque toujours instantanés.

II. — On s'est demandé également si l'anesthésie devait figurer parmi les opérations interdites aux officiers de santé. Quoique l'anesthésie se rattache presque toujours à la pratique des grandes opérations chirurgicales, nous pensons qu'elle constitue plutôt un acte médical que chirurgical, et qu'à ce titre elle ne saurait nullement figurer parmi les opérations que la loi de ventôse interdit aux officiers de santé. Du reste, l'officier de santé ne saurait pratiquer l'anesthésie chirurgicale qu'à titre d'aide, puisque la loi lui interdit la pratique de l'opération elle-même.

III. — Dans la troisième question nous demandons si la pratique de l'anesthésie n'est pas de nature, dans quelques cas particuliers, à engager la responsabilité du médecin légalement diplômé. Si, par exemple, le médecin néglige d'examiner les organes thoraciques et que le malade succombe pendant une anesthésie que l'état du cœur contre-indiquait formellement, les intéressés ne pourraient-ils pas intenter une action en dommages-intérêts? Nous n'avons pu trouver dans la jurisprudence française aucun jugement qui pût nous fixer sur cette question; mais les faits abondent à l'étranger, particulièrement en Amérique et en Angleterre. Le fait suivant, qui est tout récent, montre combien la jurisprudence est sévère envers les praticiens qui négligent d'entourer l'anesthésie de toutes les précautions nécessaires.

Un médecin, légalement diplômé, qui exerçait honorablement la profession de dentiste à Philadelphie, était appelé, le 2 avril dernier, à répondre du crime d'homicide commis sur la personne de M^me Neely. Interrogé par le docteur Chapman, président de la commission d'enquête, il déclara que, le 20 mars 1878, il avait, sur la demande de la malade, administré le chloroforme pour une extraction dentaire. Après l'avulsion d'une première dent, l'anesthésie fut continuée pour en extraire une seconde. L'opération était terminée lorsqu'il s'aperçut que la malade ne respirait plus. Il eut alors recours à tous les moyens usités en pareil cas : respiration artificielle, électrisation, etc.; mais il fut impossible de rétablir les fonctions vitales. Avant de commencer l'anesthésie il avait demandé à la malade si elle jouissait habituellement d'une bonne santé; se contentant d'une réponse affirmative, il avait négligé d'examiner par l'auscultation les organes de la respiration et de la circulation.

A l'autopsie, pratiquée par le docteur Chapman, on avait constaté un commencement de dégénérescence graisseuse du cœur et une légère altération des valvules. Le poumon et les autres organes étaient sains.

Tels étaient les faits reprochés au docteur Winslow. Après avoir longuement délibéré, le jury, presque entièrement composé de médecins, rapporta un verdict de culpabilité. Aucune caution ne fut acceptée, et notre malheureux confrère devra subir une prison préventive, en attendant sa comparution devant le grand jury où il sera très probablement condamné. S'adressant à l'accusé, le docteur Gilbert qui présidait l'enquête, prononça les paroles suivantes :

« Votre culpabilité ne provient pas seulement d'avoir employé le chloroforme dans un cas où il n'était pas indiqué, mais elle réside surtout dans le fait de n'avoir pas préalablement examiné les organes respiratoires et circulatoires de votre malade, ainsi que cela doit toujours avoir lieu. »

Nous ne pensons pas que les tribunaux français puissent envisager la question au même point de vue que les tribunaux américains et nous sommes loin de nous en plaindre.

Nous croyons néanmoins que le médecin qui administrerait le chloroforme pour une opération de peu d'imporance, sans être assisté d'un confrère et sans avoir examiné les organes thoraciques, commettrait un acte de coupable négligence et engagerait sa responsabilité. Nous pensons même que, en cas de mort, les parents de la victime seraient autorisés à introduire auprès des tribunaux une action en dommages-intérêts.

IV. Nous venons de dire que le médecin qui emploie le chloroforme ou l'éther sans être assisté d'un confrère s'expose à de graves inconvénients. Indépendamment de la responsabilité qui pèse sur lui, il peut être en proie à des accusations causées par la malveillance des malades sur lesquelles il opère. Quoique ce dernier danger puisse paraître imaginaire, il est certain que des médecins très honorables ont été accusés d'avoir pratiqué des attentats à la pudeur sur leurs clientes anesthésiées. Il y a quelques mois à peine, un médecin anglais, d'une honorabilité incontestable, paraissait devant la cour de Northampton, accusé d'avoir violé M^me Harriett Child, qu'il avait chloroformisée pour une opération de peu d'importance. Notre confrère fut acquitté, mais il avait payé de deux mois de prison préventive l'imprudence d'avoir administré un agent anesthésique sans être assisté d'un confrère.

Plus récemment encore, un dentiste du quartier du Gros-Caillou, M. Privat, était arrêté sous la prévention d'avoir commis des attentats impudiques sur des malades qu'il avait chloroformisées pour des opérations dentaires. Sur ce point, la prévention n'ayant pas acquis de preuves, le tribunal a simplement condamné ce dentiste à deux amendes pour exercice illégal de la médecine.

Il est permis de se demander, en présence de ces faits, si l'anesthésie ne détermine pas souvent chez la femme aussi bien que chez l'homme des sensations voluptueuses ou une sorte de délire érotique spécial. Cette idée a été sérieusement mise en avant dans le procès qui a été récemment intenté à notre confrère anglais. Il n'est pas rare, en effet, de voir des individus anesthésiés manifester pendant la première période de l'anesthésie chirurgicale des sensations voluptueuses. C'est ainsi que le professeur Courty rapporte le cas d'un militaire qui croyait qu'on le masturbait pendant qu'on pratiquait le cathétérisme. J'ai moi-même observé à la Maternité de Lyon une femme qui, étant éthérisée pour la pratique de la version, prenait le doigt de l'opérateur pour un pénis. Mais c'est là un état psychique spécial dans lequel l'imagination traduit en intuitions sensoriales les impressions obtuses que l'opération détermine. De là à un délire érotique spécial à l'anesthésie il y a loin.

En général, le malade continue pendant le sommeil anesthésique la suite des idées qu'il avait avant l'opération, et le délire roule le plus souvent sur les idées qui font le sujet habituel des pensées de l'opéré. C'est ce qui explique les paroles obscènes qui peuvent échapper à une femme pendant le sommeil anesthésique, mais qu'on n'entendra jamais de la bouche d'une jeune fille chaste dont la pensée n'a jamais été impudique.

Cette question des attentats à la pudeur dans leurs rapports avec l'anesthésie a déjà été souvent étudiée. Dans un remarquable travail lu à la Société de médecine légale en 1873, M. Dolbeau avait cherché à déterminer s'il était possible d'anesthésier une femme déjà endormie, et si l'on pouvait passer sans transition du sommeil naturel au sommeil anesthésique. Les expériences que cet auteur a rapportées prouvent que la chose est possible, mais que ce résultat ne peut être obtenu que très exceptionnellement. On peut donc, non seulement violer à son insu une femme anesthésiée, mais encore, ce qui est plus difficile, l'anesthésier à son insu. Mais c'est là un point sur lequel je ne m'étendrai pas, puisque je dois me borner à l'étude des questions de responsabilité médicale.

Nous pensons donc qu'il n'existe pas de délire spécial à l'anesthésie, mais qu'il n'est pas rare de rencontrer des femmes qui manifestent pendant le sommeil anesthésique des sensations et des propos érotiques. C'est particulièrement dans ces cas que le médecin qui n'a pas su sauvegarder sa responsabilité en se faisant assister d'un confrère, est exposé à des accusations mal fondées.

Le travail présenté par M. Lutaud au congrès de médecine légale peut se résumer dans les conclusions suivantes :

1° L'anesthésie par l'éther, le chloroforme ou le protoxyde d'azote, est exclusivement du domaine de la médecine et de la chirurgie; elle constitue par elle-même une véritable opération et ne peut être pratiquée que par des médecins légalement reçus.

2° Les officiers de santé peuvent pratiquer l'anesthésie.

3° Le médecin doit considérer comme une règle professionnelle très importante de ne jamais administrer un agent anesthésique sans être assisté d'un confrère ou, à défaut, d'un aide ou d'un témoin.

4° Les personnes anesthésiées éprouvent fréquemment des sensations voluptueuses, mais on ne saurait admettre qu'il existe un délire érotique spécial à l'anesthésie.

La communication de M. Lutaud a été l'objet d'une très intéressante discussion au congrès de médecine légale. Les maîtres les plus éminents de la médecine et de la chirurgie y ont pris part, et ont discuté les conclusions qui ont été adoptées à l'unanimité.

Nous pensons faire connaître à nos lecteurs l'état actuel de la question en reproduisant cette discussion telle qu'elle a eu lieu au congrès, et telle qu'elle a été sténographiée pendant la séance.

On y verra que l'opinion émise par M. Lutaud et par nous-même a été généralement admise.

M. Devilliers, *président.* — Messieurs, vous venez d'entendre la communication très intéressante de M. Lutaud; M. Rottenstein avait demandé la parole sur ce sujet.

M. Lutaud. — Comme secrétaire, je suis chargé par M. Rottenstein de remettre à M. le président une note contenant ses appréciations.

M. Devilliers, *président.* — Je donne lecture au congrès de la note de M. Rottenstein :

« Monsieur le Président,

» J'avais l'intention de prendre part à la discussion qui doit avoir lieu aujourd'hui sur la question de responsabilité médicale que soulève l'emploi des anesthésiques. Mes occu-

-pations ne me permettent pas d'assister à cette séance du congrès.

» Je prends la liberté de vous faire connaître mon opinion sur cette question, qui a fait l'objet de nos études depuis un grand nombre d'années.

» Il existe un certain nombre de chirurgiens qui pensent que les anesthésiques ne devraient jamais être employés dans l'art dentaire ; mais ce n'est pas la question, et je crois que la grande majorité des praticiens reconnaît que l'emploi de l'anesthésie est très utile, pour ne pas dire indispensable, dans l'exercice de cette branche de la chirurgie.

» Je n'aborderai pas non plus la question du choix des anesthésiques. Je suis, du reste, persuadé que si un agent devait être autorisé pour les dentistes, c'est certainement le protoxyde d'azote, qui est incomparablement le plus approprié et le plus inoffensif.

» J'aborde donc la question, qui est la suivante : Un dentiste qui n'est pas docteur en médecine peut-il employer un agent anesthésique? Je n'hésite pas à répondre : Non. J'ajouterai même que le dentiste, fût-il muni d'un diplôme régulier, ne doit jamais pratiquer l'anesthésie sans être assisté d'un confrère. En agissant seul, le dentiste expose non seulement sa responsabilité en cas d'accident, mais il peut encore être l'objet d'accusations malveillantes de la part des anesthésiés. C'est ainsi que plusieurs de nos confrères ont été accusés d'attentat à la pudeur sur leurs malades.

» Veuillez agréer, etc.

» (Signé) : ROTTENSTEIN. »

M. DEVILLIERS, *président*. — Cette note concorde absolument avec les opinions de M. Lutaud.

M. LACASSAGNE. — Messieurs, vous venez d'entendre une communication bien intéressante de M. Lutaud. Comme il l'a dit lui-même, la question était déjà venue devant la Société de médecine légale ; permettez-moi, à mon tour, de vous apporter le contingent de mon expérience personnelle.

Depuis bien longtemps je m'occupe des anesthésies. J'en ai fait le sujet de ma thèse, je me suis anesthésié bien souvent avec le chloroforme, et j'ai eu l'occasion de soumettre à l'Académie de médecine un mémoire sur les faits psychologiques avant, pendant et après l'anesthésie provoquée.

Dans la question soulevée par M. Lutaud, notre confrère s'est placé non pas au point de vue des phénomènes physiologiques produits par les anesthésiques, mais sur le terrain des responsabilités ; c'est là qu'il faut le suivre pour répondre à son appel.

M. Lutaud s'est occupé d'abord du choix des anesthésiques et de ceux qui les administrent ; en second lieu, des contre-indications qu'il peut y avoir lieu de prendre avant d'employer l'anesthésique, et enfin des phénomènes particuliers qui, chez les femmes, — on pourrait même dire chez les hommes, — peuvent être provoqués par l'action intime des anesthésiques sur les centres nerveux.

En ce qui concerne le choix des anesthésiques, on peut dire d'une manière générale que le protoxyde d'azote semble être l'agent de prédilection des dentistes. Non seulement en France, mais en Angleterre et surtout en Amérique, il est tout à fait en faveur à l'heure actuelle, et la statistique publiée récemment nous le montre faisant sans cesse des adhérents. Le docteur Perrin avait même appelé l'attention sur ce point, et posé la question de savoir s'il n'y avait pas lieu d'engager les médecins et les chirurgiens des hôpitaux, ainsi que les praticiens de grand renom, à employer cet agent. Mais il n'en a rien été, et le protoxyde d'azote reste absolument confiné dans la pratique dentaire.

C'est qu'en effet il a la propriété d'envahir brutalement l'organisme et de s'en séparer pour ainsi dire aussitôt. On raconte que Blondin, qui souffrait horriblement d'une névralgie dentaire, put se faire arracher la dent qui lui faisait mal, après s'être soumis au protoxyde d'azote, ce qui ne l'empêcha pas, quelques instants après, de monter à des hauteurs extraordinaires et de faire ses exercices sur la corde raide. C'est une preuve certaine que l'impression produite par l'anesthésique sur les centres nerveux n'est pas durable. Quant à moi, qui me suis anesthésié très souvent avec le chloroforme, je sais bien que j'étais malade toute la journée et que je n'aurais pas pu me livrer à des exercices du genre de ceux de M. Blondin, sans prétendre d'ailleurs l'imiter en temps ordinaire. Ainsi, ce qui engage les dentistes à préférer le protoxyde d'azote, c'est qu'ils savent très bien que si son action est très énergique et peut saisir brusquement un organisme, elle est aussi de courte durée.

Donc, le protoxyde d'azote peut être en effet l'agent spécial des dentistes. Mais ont-ils le droit d'employer cet agent ou tout autre?

On n'a parlé que des dentistes munis d'un diplôme régulier de docteur en médecine ou d'officier de santé; mais il y en a qui exercent l'art dentaire sans être ni docteurs ni officiers de santé. Ce sont des *mécaniciens*-dentistes, qui ont soin de mettre à leur porte un M^N pour laisser supposer qu'ils sont médecins; ils ont suivi les cours d'un dentiste en renom, après quoi ils ont ouvert un local où ils exercent l'art dentaire. Si nous nous montrons exigeants vis-à-vis des autres, à plus forte raison ne devons-nous pas permettre à ceux-là de manier les anesthésiques.

Le dentiste muni d'un diplôme régulier d'officier de santé ou de docteur peut-il employer les anesthésiques? Oui, comme tout médecin; mais seul? je ne le crois pas, et voici pourquoi : c'est que lorsqu'on fait une opération, on exige que l'opérateur soit exclusivement occupé de la besogne qu'il pratique ; or l'anesthésie est à elle seule une opération. Comment ! vous vous adressez aux centres nerveux, c'est-à-dire à la vie intime par excellence, et vous ne voudriez pas qu'une personne soit exclusivement occupée de surveiller ce qui va se produire dans l'organisme ?

J'ai eu occasion de suivre beaucoup de ces opérations. J'étais interne chez M. Sédillot, à Strasbourg, et l'expérience m'a été donnée par M. Eutzer, qui avait anesthésié plus de dix-sept mille personnes et qui était occupé exclusivement de l'anesthésie. Aussi, M. Sédillot, qui opérait admirablement, disait : « Ce qui me donne le plus de confiance, c'est que je n'ai pas à m'inquiéter de ce côté-là ; je suis assisté d'un homme très habile, qui suit tout ce qui se passe sur le le malade, et je me trouve débarrassé de la préoccupation d'observer les phénomènes qui se produisent sur les centres nerveux. »

Je crois qu'il faut établir d'une manière certaine que l'anesthésie étant à elle seule une opération doit être pratiquée par un individu qui s'en occupe exclusivement, et que par conséquent on ne peut pas faire une amputation ou arracher une dent et en même temps être obligé de faire respirer de temps en temps au patient un flacon ou un mouchoir.

Dès lors, les dentistes qui ne sont pas munis d'un diplôme régulier n'ont évidemment pas le droit de pratiquer l'anesthésie chirurgicale ; quant aux dentistes officiers de santé ou docteurs, ils ont le droit de recourir à ce procédé, à la condition de se faire aider par une personne qui pratique l'anesthésie, s'ils veulent se réserver exclusivement l'exercice de leur art.

Il y a des contre-indications à l'emploi des anesthésiques, qui ont évidemment une grande importance ; M. Lutaud a très bien mis ce point en lumière.

Du moment qu'une famille a le droit de demander compte

à un médecin de ne s'être point préalablement assuré que le malade pouvait être anesthésié, il serait très imprudent de ne pas recourir à ces contre-indications. MM. Gosselin, Sédillot, et tous ceux qui se sont occupés de l'anesthésie chirurgicale, ont très bien démontré qu'elles se trouvaient du côté du cœur ; un homme atteint d'une insuffisance aortique est très disposé à la syncope, et dans ces mouvements incohérents que prend le cœur sous l'influence des anesthésiques, il pourrait se produire un arrêt momentané qui déterminerait la mort. Il faut aussi tenir compte de ce qui se passe du côté des poumons, du larynx, en un mot de tout ce qui sert à l'entrée large et béante de l'air dans les voies respiratoires.

Un point sur lequel j'appelle l'attention, et qui a été vivement signalé, c'est l'anesthésie des bègues.

Pour ma part, jamais je n'anesthésierai un bègue ; outre que ces personnes sont très difficiles à anesthésier, il se produit presque toujours des complications. Les derniers travaux sur le bégayement ont montré que ce défaut tenait à la mauvaise organisation du pneumogastrique ; on comprend qu'un agent comme l'anesthésique, qui porte son action sur le noyau d'origine de ce nerf, puisse amener une perturbation complète.

Voilà les contre-indications dont le médecin doit s'assurer, et il est coupable s'il néglige de le faire.

En troisième lieu, vient une question qui a déjà été discutée à la Société de médecine légale. Les femmes — on pourrait même dire les hommes — peuvent-elles avoir, sous l'influence de l'anesthésie, des rêves voluptueux ?

Les physiologistes admettent qu'il y a deux sortes de rêves : les rêves intracrâniens, céphaliques, et les rêves extracrâniens, qui naissent sous l'influence des mouvements du cerveau, ou sous l'influence des sensations parties de la périphérie, qui vont dans certains districts du cerveau commencer à mettre en branle un mouvement cellulaire qui se communique au voisinage.

Il n'est pas douteux que des impressions parties de la périphérie pourront déterminer le rêve érectif. Ceux qui se sont occupés de la question, et qui savent de quelle façon les tissus du corps sont annihilés par l'anesthésie, ont remarqué que les tissus érectiles sont les derniers à en subir l'influence. Il m'est arrivé très souvent de mettre en érection le mamelon d'une femme pendant l'anesthésie.

Il m'est arrivé assez souvent de mettre un animal en érection d'une façon très marquée pendant l'anesthésie. Chez une femme paraissant complétement insensible à la douleur, M. Lutaud a constaté que la muqueuse vaginale était très sensible, alors que l'anesthésie s'était déjà produite dans les autres parties du corps. Vous voyez qu'il peut partir des organes génitaux des impressions qui sont capables de porter du côté des centres nerveux des idées qui pourront déterminer des rêves voluptueux et provoquer des paroles qui s'y rapportent.

Je crois que tous ces faits peuvent parfaitement démontrer que les tissus érectiles sont les derniers tissus ou un des derniers tissus pris par l'anesthésie. Voilà donc un point très important qui me paraît établi.

Mais de ce qu'une femme a un rêve voluptueux, s'ensuit-il nécessairement que ce soit une impression ou une manœuvre périphérique qui l'ait déterminé? Je ne le crois pas, par cette raison qu'une femme peut très bien avoir un rêve voluptueux sans qu'une sensation périphérique l'ait déterminé; il peut l'avoir été par sa vie ordinaire. Mais ce que je crois aussi, c'est que jamais un anesthésique ne sera capable de déterminer dans le cerveau d'une jeune fille, vierge de toute mauvaise pensée, des idées immorales.

Je crois en avoir dit assez sur ce point, et je conclurai, avec M. Lutaud, que, comme il est nécessaire d'avoir deux médecins pour administrer l'anesthésie, ces deux médecins opérant ensemble pourront affirmer d'une manière certaine que, si la femme raconte, à son réveil, des rêves qu'elle aura très bien pu éprouver, ces rêves ne sont pas le produit d'une manœuvre immorale.

M. LE PRÉSIDENT. — Je prie les orateurs d'abréger, parce que nous avons encore beaucoup de travaux à finir.

M. COMBY. — Une des préoccupations des orateurs que vous venez d'entendre, est certainement celle qui résulterait du danger qu'il y aurait à ce que les dentistes pussent appliquer le chloroforme. Je réponds que la loi a prévu le cas. Et en effet, le dentiste qui dernièrement avait été arrêté sous la double inculpation d'attentat à la pudeur et de viol, a passé en police correctionnelle pour exercice illégal de la médecine. Par conséquent, les dentistes qui appliquent les anesthésiques tombent sous le coup de la loi.

UN MEMBRE. — Quand ils ne sont pas docteurs, bien entendu.

M. COMBY. — Tout à l'heure je vais examiner la responsabilité qui incombe aux docteurs.

Quant aux sensations voluptueuses dont il a été parlé, je ne crois pas que la science ait encore découvert qu'il en existe ; et si elle les a recherchées, c'est uniquement pour expliquer comment une prévention pour tentative de viol peut arriver à se formuler, et comment une jeune fille, qui est entrée chez un dentiste pour une opération qui a nécessité l'anesthésie, en est sortie en formulant de la meilleure foi du monde cette accusation. Je ne crois pas que sur ce point on soit arrivé à la certitude. Ce qu'il y a de certain, c'est que la femme qui est soumise à l'application du chloroforme croit, en se réveillant, qu'elle a été victime de quelque attentat, non pas parce qu'elle aura éprouvé une sensation voluptueuse, mais parce qu'elle se sera réveillée dans cet état qui est pour ainsi dire nécessaire aux bonnes conditions

de l'opération, à savoir que le médecin dégage le corsage de
la femme, et cela uniquement parce que, pour lui faciliter la
respiration et lui donner de l'air, cela lui paraît utile. Voilà
comment l'imagination de quelques jeunes filles, qui se
trouvaient dégrafées à leur réveil, a pu les porter à penser
que le dentiste avait commis sur elle des faits d'une gravité
exceptionnelle.

Il y a eu plusieurs dentistes arrêtés sous cette inculpation,
et je puis bien dire ici qu'il y a en ce moment une affaire
extrêmement grave qui doit se juger devant la cour de Rouen,
et dans laquelle un dentiste est accusé d'avoir commis une
tentative de viol sur une jeune fille qu'il aurait anesthésiée
à l'aide du chloroforme. Plus récemment, et pour parler des
faits qui sont maintenant du domaine de la jurisprudence, le
dentiste de Vaugirard dont il a été question était accusé par dix-
huit jeunes filles, qui étaient allées se faire soigner chez lui,
d'avoir tenté de les violer et de s'être livré à des attouchements scandaleux. C'était une prévention extrêmement lourde,
le magistrat chargé de l'instruction devait évidemment conclure à l'emprisonnement de cet homme à Mazas, car il y avait
dix-huit témoignages contre lui. Au cours d'une instruction
très laborieuse, M. le docteur Blanche a été chargé de rédiger
un rapport. Dans ce rapport, dont je n'ai pas les termes, il a
examiné les diverses questions que les orateurs qui m'ont
précédé viennent de traiter. Il a parlé des sensations voluptueuses, et je crois qu'il était dans le vrai quand il a dit
qu'au point de vue de la science il n'était pas possible d'affirmer qu'un anesthésique produise directement ces sensations.
Il est encore plus dans le vrai quand il pense que c'est évidemment l'imagination des jeunes filles qui a pu leur faire
penser qu'elles avaient été victimes d'une tentative de viol.
Ce qu'il y a de certain, c'est qu'à la suite de ces dix-huit
témoignages on n'a découvert aucune espèce de trace de
cette tentative, et ce dentiste a été l'objet d'une ordonnance

de non-lieu, mais il a été condamné pour exercice illégal de la médecine.

Voilà les faits que je désirais rappeler au congrès et que je soumets à ses appréciations.

M. GALLARD. — La question est très complexe. D'abord il y a ce premier point de savoir qui a le droit d'administrer les anesthésiques. Pour moi, je n'hésite en aucune façon à dire que les docteurs seuls ont autorité et qualité pour cela. (*Réclamations.*) J'en demande bien pardon à M. Chaudé; toutes les opinions peuvent être discutées; celle-ci est la mienne, et j'essayerai de l'édifier, sinon sur des arrêts, au moins sur des raisons médicales.

Je ne connais rien qui puisse faire courir un danger plus immédiat, plus certain, plus sérieux à quelqu'un, que l'administration des anesthésiques, quel que soit celui qu'on emploie. Par conséquent, il y a danger de mort immédiate par suite de l'acte médical ou chirurgical, si vous voulez, auquel on se livre. Or, j'ai établi que le législateur, lorsqu'il a dit que les officiers de santé ne pourront pas pratiquer les grandes opérations chirurgicales sans l'aide et l'assistance d'un docteur, là où il y a un docteur en médecine, avait sous-entendu qu'ils ne pourraient pas entreprendre le traitement des maladies graves et sérieuses qui peuvent compromettre la vie.

Seulement, comme il n'y avait aucun moyen de s'y reconnaître, et qu'on ne pouvait pas dire à un officier de santé : Monsieur, vous avez traité une pneumonie grave, un rhumatisme qui pouvait causer la mort; vous avez assumé sur votre tête le traitement d'une fièvre typhoïde excessivement grave; on s'est arrêté devant l'impossibilité de faire appliquer la loi, et l'on a dit : L'officier de santé ne pourra pas pratiquer une grande opération.

Il n'y a qu'à lire, dans le travail que j'ai publié et que j'ai reproduit devant la Société de médecine légale, les considérants du projet de loi et la discussion qui a eu lieu à cet égard, pour être bien persuadé que, dans l'esprit de tous les législateurs, il était entendu que les officiers de santé ne s'occuperaient que du traitement des maladies banales, de peu de gravité, et que partout où il y aurait danger de mort, ils auraient soin de s'entourer de l'aide et de l'assistance d'un docteur. Mais en définitive on a maintenu le mot *opération*; eh bien, l'administration du chloroforme est une opération. Ce n'est pas une opération sanglante, mais c'est un acte opératoire, se faisant avec la main et dont l'existence peut être constatée à un moment donné. Je soutiens donc que, dans l'esprit comme dans le texte de la loi, l'administration du chloroforme est interdite aux officiers de santé. Je sais bien que cette interdiction ne signifie rien, qu'il n'y a pas de sanction pénale, et qu'il n'y a pas un tribunal qui puisse condamner un officier de santé pour avoir manqué à la loi de l'an XI, qui lui prescrit d'appeler un docteur à son secours; c'est une des lacunes de cette loi; mais enfin il est parfaitement avéré et démontré par la science que l'administration du chloroforme constitue une grave opération et qu'elle devrait être interdite anx officiers de santé, et à plus forte raison aux dentistes qui ne sont munis d'aucun diplôme. Je soutiens donc que les dentistes seuls qui sont munis d'un diplôme de docteur en médecine ont le droit d'appliquer le chloroforme.

Cela dit, reste une autre question que j'ai soulevée le premier à la Société de médecine légale, c'est celle des sensations voluptueuses qui peuvent être éprouvées par les malades soumis à l'administration des anesthésiques, et leur faire croire, au réveil, qu'ils ont été l'objet d'attouchements particuliers ayant pu développer ces sensations.

Je partagerai l'opinion de M. Comby sur ce point. L'imagination seule agit dans ce cas. Je veux bien, avec M. Lacassagne, que les personnes qui sont complètement immaculées,

qui n'ont jamais éprouvé ces sensations à quelque degré que
ce soit, — s'il y en a, et il n'y en a pas, — ne les éprouvent
pas sous l'influence du chloroforme. Mais ce qu'il y a de bien
certain pour quiconque a administré ces anesthésiques, c'est
que, pendant la première période, il y a une excitation
sexuelle qui est très marquée, et qui, chez les femmes surtout, se traduit, non seulement par des paroles, mais par
des actes, par des mouvements lascifs, qui ne laissent aucun
doute dans l'esprit des observateurs.

Or, il n'est pas étonnant que ces personnes qui ont éprouvé
ces sensations pendant le sommeil anesthésique, et qui se
trouvent à leur réveil dégrafées et les vêtements en désordre,
comme cela a eu lieu chez les prétendues victimes du dentiste de Vaugirard, soient tentées de venir porter une plainte ;
sinon une plainte en viol, au moins une plainte en attentat à
la pudeur, commis sur leur personne pendant le sommeil
anesthésique. Ceci est tout naturel. Ces personnes peuvent
être de très bonne foi. Elles ont éprouvé, sinon dans leurs
organes, au moins dans leur *sensorium*, les excitations dont
elles se plaignent. Elles peuvent croire qu'elles sont le fait
d'une main criminelle. Les plaintes sont donc très fondées.
C'est à nous de dire qu'elles ne reposent sur aucune espèce
de base solide, et à en exonérer, quand elles n'ont pas d'autre
fondement, les individus qui peuvent en être accusés, comme
le dentiste de Vaugirard.

Ceci est un point extrêmement important qui conduit justement à la recommandation que faisait très bien M. Lutaud
aux médecins sérieux, consciencieux, respectueux de leur
dignité personnelle et professionnelle, de ne jamais se livrer
aux pratiques de l'éthérisation ou de l'anesthésie sans avoir
avec eux soit un aide, soit un témoin. Je dirai même que la
présence de cet aide est indispensable, comme le faisait
très bien remarquer M. Lacassagne, non seulement pour
garantir votre morale, mais aussi pour garantir votre

responsabilité professionnelle, lorsque vous avez à faire autre chose que de l'anesthésie, c'est-à-dire lorsque le sommeil doit être suivi d'opérations, si peu graves soient-elles. Il est bien certain que pour une opération de l'art dentaire en particulier, il est nécessaire qu'il y ait deux personnes, l'une qui endort et l'autre qui opère. La loi ne fait aucune espèce de recommandation à cet égard ; mais en définitive le congrès a tout intérêt à bien recommander aux praticiens d'éviter de rester seuls en présence du patient qu'ils endorment.

Telles sont les conclusions auxqueles je m'arrête, et qui sont, du reste, tout à fait conformes à celles qui ont été formulées par M. Lutaud.

M. Legroux. — Je suis du même avis en ce qui concerne l'utilité du témoin ; c'est une mesure de prudence pour le médecin, mais non de nécessité.

D'autre part, je dis que le congrès ne peut pas suivre l'opinion de M. Gallard quant aux grandes opérations. On ne peut pas considérer jamais l'administration d'un anesthésique comme une grande opération. Tous les médecins donnent des médicaments qui mettent le système nerveux dans un état de sensibilité — l'opium est de ce nombre — pendant lequel il se produit des phénomènes tels que le malade puisse concevoir des doutes sur la moralité de son médecin. Si l'anesthésie doit être suivie d'une opération, c'est le médecin et non l'officier de santé qui doit la pratiquer. Mais quant au chloroforme, les officiers de santé ont le droit de l'administrer.

On ne peut pas changer les termes de la loi pour interpréter l'administration du chloroforme comme une grande opération. C'est l'administration d'un médicament comme l'opium et non une grande opération. C'est à l'officier de santé à avoir assez d'étude pour pouvoir l'administrer dans les conditions favorables pour endormir le sujet. De même encore, si l'on voulait pousser les choses trop loin, on dirait que l'officier de santé ne peut pas administrer la morphine sous la forme d'injections sous-cutanées; cependant ce ne peut pas être considéré comme une opération.

M. Lacassagne. — M. Legroux a parfaitement démontré, il me semble, que M. Gallard s'était un peu avancé en affirmant que l'administration du chloroforme est une grande opération et que, par conséquent, on devait l'interdire à l'officier de santé. Je ne m'arrêterai pas sur ce terrain théorique; je voudrais arriver sur le terrain pratique.

Je demande à M. Gallard qui conclut à ce qu'il y ait deux aides, s'il serait possible de trouver partout deux docteurs en médecine pour répondre aux besoins auxquels il veut donner satisfaction. Le docteur, dans beaucoup de campagnes, est obligé de se faire assister d'un confrère; les officiers de santé également.

Dans ces conditions il n'y aurait pas avantage à les priver de l'administration des anesthésiques.

M. Gallard. — Il est évident que le docteur en médecine couvre l'officier de santé de son manteau; il n'y a donc pas besoin d'en avoir deux.

Mais s'il n'y a pas besoin d'un docteur pour arracher une dent, il en faut un pour administrer le chloroforme ou pour l'autoriser.

C'est là, comme je le disais tout à l'heure, une appréciation personnelle à propos de laquelle je suis très net, et je crois qu'on arrivera difficilement à changer ma conviction.

M. Lutaud. — Pour l'officier de santé il n'y a pas lieu de discuter. Il ne peut pas donner l'anesthésie. Pourquoi la donnerait-il pour une opération? Il n'a pas le droit de faire cette opération. Le dentiste, officier de santé ou non, ne peut pas pratiquer l'anesthésie. C'est là la question fondamentale.

M. Gallard. — M. Lutaud se trompe sur notre interprétation. Je prétends comme lui que l'officier de santé dentiste n'a pas le droit de chloroformiser, mais que le dentiste docteur a le droit de le faire, et tous les dentistes, même non officiers de santé, ont le droit d'extraire les dents.

Maintenant M. Comby a fait remarquer que le dentiste de Vaugirard a été puni pour exercice illégal de la médecine; cependant il n'était pas officier de santé.

M. Comby. — Vous parlez des dentistes.

M. Gallard. — Il y a trois sortes de dentistes. Il y a le dentiste mécanicien, le dentiste officier de santé et le dentiste docteur. Le docteur seul a le droit d'employer le chloroforme. Voilà mon opinion; elle est bien nette, elle ne prête pas à l'ambiguïté. Acceptez-la ou repoussez-la, mais elle est telle.

M. le Président. — Il est temps de clore ces discussions parce qu'elles pourraient nous entraîner trop loin. Je crois qu'il faut les résumer de cette façon. D'abord on ne doit permettre l'emploi des anesthésiques à aucune personne qui ne soit diplômée. Ensuite il faut que les anesthésiques soient employés en présence d'une autre personne; il y aurait ainsi deux personnes, l'une qui administrerait le chloroforme et l'autre qui ferait l'opération.

Nous avons tenu à reproduire cette importante discussion pour plusieurs raisons :

1° Elle expose mieux que nous n'avions pu le faire nous-même, les importantes fictions de responsabilité relatives à la pratique de l'anesthésie.

2° Elle fait connaître l'opinion, non seulement des médecins et des chirurgiens, mais encore des avocats et des jurisconsultes es plus éminents. Il est probable qu'elle servira de base aux décisions futures des r bunaux.

3° Enfin, comme elle n'a pas encore été publiée, il nous a paru qu'elle serait utilement placée dans un ouvrage exclusivement consacré à l'étude de l'anesthésie.

§ **II.** — **Question de responsabilité et de criminalité. La mort par anesthésie résulte-t-elle d'une imprudence, d'un accident, d'un suicide ou d'un crime ?**

Il arrive assez souvent, surtout en Angleterre et en Amérique, que la mort subite d'un individu pendant l'anesthésie donne lieu à une enquête et à une expertise médico-légale, même quand l'opération a été pratiquée par un médecin muni d'un diplôme régulier.

Lorsque, dans une anesthésie, un malade vient à succomber, la justice ouvre une enquête pour savoir quelle est la cause de cet accident. Le médecin est alors inculpé d'homicide par imprudence. Les questions posées à l'expert peuvent être les suivantes : 1° La mort est-elle le résultat de l'action du chloroforme ? 2° La mort doit-elle être attribuée à la faute du médecin ?

On y répondra en tenant compte de l'anesthésique employé, de son mode d'administration, de l'état de l'individu et des contre-indications qu'il pouvait présenter, des précautions prises, etc.

Casper prétend que les lésions anatomiques trouvées à l'autopsie d'individus ayant succombé à l'action des anesthésiques ne présentent rien de particulier. Mais M. Tourdes, qui a eu l'occasion de faire deux expertises de ce genre et de nombreuses expériences, soutient au contraire la constance des lésions. La face est *pâle*, la pupille dilatée ; il y a des taches rosées sur les membres, un peu de cyanose, et la langue est parfois injectée à sa base. La putréfaction est assez rapide. Les poumons sont congestionnés. Souvent il y a de l'emphysème pulmonaire. On a fréquemment observé la rougeur de la trachée et des bronches.

Le cœur a été le plus souvent trouvé flasque, vide et pâle. Le sang est liquide, brun ou d'un rouge foncé. Quant à la présence des bulles de gaz dans les veines, il faut les attribuer à la putréfaction qui commence par la décomposition du sang. Le foie et les reins sont en général congestionnés. Il y a peu d'injection du cerveau et de ses enveloppes.

L'expert peut faire rechercher la présence du chloroforme dans les organes. Les chimistes emploient le procédé de Snow (nitrate d'argent), de Taylor (papier amidonné et ioduré).

L'expert signalera l'indication ou la nécessité de l'anesthésie dans l'opération pratiquée, et quand il est possible, la dose de l'anesthésique employé et le moment de l'anesthésie où les accidents ont commencé. On discutera ensuite la possibilité d'une *mort subite* qui aurait coïncidé avec l'anesthésie ou avec l'opération chirurgicale elle-même.

Dans les attentats contre la vie, l'expert peut avoir à dire qu'il est possible de faire périr des individus en les forçant à respirer des vapeurs anesthésiques, et de transformer sans transition le sommeil naturel en sommeil chloroformique. Déjà en 1850, le docteur Snow de Londres avait émis l'opinion que le chloroforme pouvait faciliter le vol et il avait raconté à ce sujet deux histoires si extraordinaires que l'opinion publique s'en émut. La question arriva même jusqu'au parlement, où lord Campbell demanda qu'on considérât comme criminelle une illégale administration ou application du chloroforme. Récemment le docteur Stéphens Rogers a repris cette étude devant la Société de médecine de New-York, et il conclut que le chloroforme ne peut être que d'une médiocre utilité dans les tentatives criminelles. Dolbeau, en 1874, a fait quelques expériences et quelques recherches cliniques pour répondre à cette question posée devant la Société de médecine légale : chez un individu qui dort naturellement, peut-on administrer le chloroforme en vapeur et provoquer ainsi l'anesthésie sans réveiller le dormeur ? Il est arrivé à cette conclusion, qui nous paraît très rationnelle : qu'il est possible, avec de l'habitude, de l'habileté, et un bon chloroforme, d'anesthésier par ce liquide des personnes endormies du sommeil naturel. Les enfants surtout sont facilement endormis. L'expert doit donc déclarer que ce fait est possible, sinon facile.

Dans certains cas, on peut avoir à reconnaître si l'anesthésie est volontaire (suicide, imprudence) ou forcée. On tiendra compte des conditions extérieures et des renseignements qui auront été fournis par l'enquête sur les circonstances qui auront accompagné l'accident.

# CHAPITRE XVII

## DE L'ANESTHÉSIE PAR L'EMPLOI COMBINÉ DE L'ÉTHER ET DU CHLOROFORME.

Quoique les procédés anesthésiques préconisés pendant ces derniers temps aient rejeté dans l'oubli les méthodes d'anesthésie par les mélanges médicamenteux, nous croyons néanmoins devoir en entretenir nos lecteurs.

Ces méthodes sont, du reste, préconisées par des chirurgiens assez autorisés pour qu'il soit nécessaire de les décrire et, au besoin, de les réfuter.

C'est Claude Bernard qui, le premier, songea à l'association du chloroforme et du chlorhydrate de morphine pour obtenir l'anesthésie chirurgicale. Expérimentant avec le chloroforme sur un chien, il lui injecta, au moment où la sensibilité se réveillait, 5 centigrammes de chlorhydrate de morphine, ce qui le fit retomber immédiatement dans son

insensibilité. Renversant l'expérience, il constata que l'al-
caloïde, injecté d'abord sous la peau, occasionne ses effets
ordinaires, c'est-à-dire une excitabilité fort exagérée, dispa-
raissant bientôt après les inhalations du chloroforme qui,
quoique à dose beaucoup plus faible que celle nécessaire
pour amener l'anesthésie dans l'état normal, n'en provoque
pas moins une insensibilité complète et très rapide. Cet état
persiste facilement, il suffit d'entretenir l'inhalation chloroformique à très faible dose. Dès qu'on la cesse, le patient
revient à lui.

Dans le même temps, le professeur Nüsbaum (de Munich)
exécutant une opération très longue et très douloureuse,
l'ablation d'une tumeur, recula devant l'administration d'une
nouvelle quantité de chloroforme, dont une dose déjà très
considérable avait été absorbée. Voulant cependant prolonger l'anesthésie, il eut l'idée d'injecter à la patiente, par la
méthode sous-cutanée, une solution de morphine; il eut un
plein succès : l'insensibilité dura tout le temps nécessaire à
l'achèvement de l'opération. Depuis, il se servit encore de
ce procédé d'anesthésie et obtint un résultat aussi favorable
chez trois autres opérés.

Les faits que nous venons de rapporter venaient de mettre
à jour une nouvelle question. Claude Bernard proposa cette
nouvelle méthode d'anesthésie, recommandant seulement
d'employer sur les malades moins de chlorhydrate de morphine qu'il ne l'avait fait sur les animaux qui lui avaient servi
dans ses expériences. Justement intéressée à ce nouveau
mode anesthésique, la Société de médecine de Versailles
nomma une commission chargée d'expérimenter sur les
animaux; et, dans tous les cas, on constata la prolongation
du sommeil anesthésique à la suite des injections de chlorhydrate de morphine.

Rigaud et Sarrazin, de leur côté, en firent l'essai dans
leur service, à Strasbourg; leurs observations ont été pu-

bliées par Grosjean (*Leçons sur l'anesthésie et l'asphyxie*, de Claude Bernard). Leurs conclusions sont les suivantes :

1° La morphine doit être injectée à faible dose (ils donnaient 5 à 15 milligrammes), et au moins trente à quarante minutes avant les inhalations de chloroforme.

2° L'anesthésie mixte est utile dans les cas où l'anesthésie doit durer longtemps.

3° Elle est contre-indiquée dans les cas où le chirurgien a besoin du concours du malade; surtout dans les opérations de la face, où l'opéré doit veiller à ce que le sang ne s'introduise pas dans les voies respiratoires.

4° A la suite des opérations avec anesthésie mixte, il y a moins de malaise et un repos avantageux pour les résultats opératoires, et qui peut empêcher bien des accidents consécutifs aux traumatismes chirurgicaux.

Les expériences de Rigaud et de Sarrazin furent bientôt suivies d'autres observations. Au mois de mars 1872, MM. Labbé et Guyon firent paraître (*Bulletin hebdomadaire de l'Association scientifique de France*) quatre observations qu'ils firent suivre des conclusions suivantes :

1° L'anesthésie s'obtient plus rapidement par l'action combinée des deux agents que par le chloroforme seul.

2° Cette anesthésie est de plus longue durée, et cela avec de faibles doses de chloroforme, ce qui diminue les risques d'accidents mortels.

Ces chirurgiens font, en outre, observer qu'il vaut mieux injecter le sel de morphine plus tôt qu'ils ne l'ont fait, pour que celui-ci ait le temps d'être absorbé complètement.

Voici d'ailleurs quelles sont les observations sur lesquelles ils s'appuyaient pour parler ainsi :

OBSERVATION I. — Ils injectent 2 centigrammes de chlorhydrate de morphine, vingt minutes avant l'opération, à la partie interne de la cuisse d'un jeune homme qui devait subir une amputation sus-malléolaire. Chloroforme employé : 25 grammes ; la période d'excitation est légère, et l'anesthésie est obtenue au bout de sept minutes et persiste encore après l'opération, qui n'a pas duré moins de dix-sept minutes. La sensibilité n'est pas encore revenue que le malade répond parfaitement et paraît très éveillé.

OBSERVATION II. — Devant opérer l'évidement du grand trochanter ils agissent comme ci-dessus pour obtenir l'insensibilité. Ils constatent une anesthésie totale après une période d'excitation assez longue. L'opération dure trente-deux minutes. La résolution musculaire et l'insensibilité sont complètes.

OBSERVATION III. — Opération de fistule à l'anus, sur un homme : injection de 2 centigrammes de chlorhydrate de morphine, quinze minutes avant les inhalations de chloroforme ; il y a une période d'excitation de cinq minutes, puis insensibilité complète.

OBSERVATION IV. — Dans une opération d'ovariotomie, sur une fille de vingt ans, ils obtiennent une anesthésie complète après cinq minutes d'excitation, anesthésie qui persiste sans accidents pendant une heure trois quarts, durée de l'opération.

Pendant que MM. Labbé et Guyon faisaient cette communication à l'Académie des sciences, M. le docteur Guibert (de Saint-Brieuc) réclamait l'ouverture d'un mémoire qu'il avait déposé à l'Académie de médecine en 1870, où il annonçait avoir obtenu l'anesthésie par l'association du chloroforme et du chlorhydrate de morphine ; mais il prétendait avoir constaté deux effets bien distincts : l'analgésie, l'anesthésie :

1° *Analgésie*. — Les injections jointes au chloroforme produisent un état d'analgésie avec conservation de l'intelligence et des mouvements volontaires, qui devait suffire, disait-il, dans les accouchements et les opérations de petite chirurgie.

2° *Anesthésie*. — En prolongeant les inhalations du chloroforme, sans dépasser cependant des doses relativement minimes, on obtient une anesthésie aussi complète que par le chloroforme seul (il employait des doses de 1 à 2 centigrammes).

Nous devons avouer qu'aucun autre expérimentateur n'a

pu obtenir cette analgésie dont parle le docteur Guibert, sauf dans quelques cas rares, comme nous le verrons dans la suite.

L'explication des faits dont nous venons de présenter le tableau était facile à trouver ; il n'y a là ni combinaison, ni antagonisme des deux agents employés, il y a simplement superposition des effets. Le chloroforme, en effet, pour exercer son action, doit être absorbé dans une certaine proportion ; s'il est introduit en trop petite quantité à la fois, l'élimination se produit en même temps que l'introduction d'une nouvelle dose, et l'anesthésie ne peut se produire. Mais si, au lieu de donner encore du chloroforme, vous administrez de la morphine, celle-ci, émoussant la sensibilité, rend suffisante cette quantité de chloroforme, qui ne l'était pas auparavant, et vous obtenez une insensibilité parfaite. On voit par là que le chlorhydrate de morphine ne joue pas d'autre rôle que de rendre le système nerveux plus impressionnable, et prend par conséquent la place d'une certaine quantité de chloroforme.

Cette méthode trouva bientôt des ennemis qui en signalèrent les dangers et qui la représentèrent comme plus redoutable encore que l'anesthésie chloroformique. M. Demarquay fit de nombreuses expériences à ce sujet, et ses conclusions sont tout à fait défavorables. Étudiant surtout l'action du chlorhydrate de morphine et du chloroforme combinés sur la température des animaux, il constata un abaissement constant et progressif de la température, deux ou trois et même quatre degrés en quelques heures, ainsi qu'une diminution du pouls et de la respiration. A son avis, de semblables chutes thermométriques doivent être nuisibles pour le malade, et il rejette en conséquence ce mode d'anesthésie. En résumé, dit-il, cette pratique, journellement suivie, donnerait lieu à de fréquents accidents, et, dans les cas de traumatisme grave, comme dans la chirurgie d'armée, elle serait certainement désastreuse (*Gazette des hôpitaux*, 1872).

Ce qu'il dit des grands traumatismes est conforme à ce qu'écrivait le docteur Poncet, médecin-major à l'École de santé militaire de Strasbourg, qui employa cette méthode pendant le siège de cette ville ; il y renonça bientôt, trouvant que la morphine augmentait encore l'état de stupeur qui accompagne les blessures de guerre et ne faisait nullement disparaître la période d'excitation. « Si, pour des opérations légères, dit-il en outre, la période de sommeil peut s'étendre et éviter au malade, par un repos artificiel, les premières douleurs cuisantes, suites inévitables d'un traumatisme opératoire, dans les blessures graves accompagnées de phénomènes nerveux, prolonger le sommeil après l'opération, c'est tuer souvent l'opéré. En effet, il n'est pas complètement démontré que le chloroforme, qui abaisse la température de l'organisme, ne contribue pas, après l'opération, à reproduire cet état d'immobilité nerveuse que nous avons vu se terminer souvent par la mort. Dans de telles conditions, vouloir continuer l'opium et le chloroforme, serait doubler le danger. »

Devant les différentes opinions que nous venons d'énumérer, nous ne croyons pas pouvoir nous prononcer d'une façon favorable pour l'emploi de cette méthode anesthésique. Les autres faits observés au Val-de-Grâce dans le service de M. Chauvel, professeur agrégé, sont également défavorables. On lira avec intérêt la remarquable thèse écrite sur cette question par M. le D<sup>r</sup> Piétri, qui a recueilli un assez grand nombre d'observations.

A ces détails fournis par M. Piétri, il faut ajouter ceux qui ont été mis en avant par un savant distingué, M. le professeur Konig.

Dans plusieurs centaines de cas, d'après des indications précises, M. Konig a fait précéder la chloroformisation d'une injection sous-cutanée de morphine; ou bien, dans le cours de l'anesthésie, dans les cas où l'indication s'en présentait, il a fait injecter une seringue d'une solution morphinée. Rarement il a été utile de dépasser la dose de 2 centigrammes; le plus souvent 1 centigramme a suffi; dans quelques cas seulement on est allé jusqu'à 3 centigrammes.

Les indications d'après lesquelles, à la clinique du professeur Konig, on associe la morphine au chloroforme, sont de deux sortes. Tout d'abord, il est de règle que les ivrognes de profession reçoivent une injection d'une seringue de la solution morphinée, immédiatement avant l'emploi du chloroforme.

Mais, outre les ivrognes, il existe toute une série d'individus chez lesquels la chloroformisation fait naître des symptômes d'où l'on peut conclure que même de petites quantités de boissons fermentées, si elles ont été l'objet d'habitudes anciennes et régulières, amènent contre l'influence du chloroforme une réaction analogue à celle observée chez les grands buveurs. Konig pense que cela le mènerait trop loin s'il voulait établir pourquoi il place les états spasmodiques, spécialement ceux de nature toxique, sur le compte d'un léger état d'alcoolisme chronique; il suffit que l'on veuille bien admettre, comme indication de l'emploi de la morphine, les accidents d'origine douteuse, qui n'éclatent pas trop brusquement et qui rendent le sommeil anesthésique plus difficile.

La seconde indication pour l'emploi de l'injection de morphine se rencontre dans les cas où la nature de l'opération ne permet pas de continuer jusqu'à la fin une inhalation régulière. Le but de l'injection de morphine est d'obtenir une analgésie qui dure plus longtemps que le sommeil anesthésique du chloroforme. L'état des opérés est tel que, bien que n'ayant pas complètement perdu le sentiment, ils demeurent très abattus et perçoivent les impressions sensitives d'une façon très imparfaite.

L'innocuité de cette méthode est démontrée par la statistique de Konig dont le chiffre atteint plus de sept mille cas ! Aucun malade n'est mort par ce procédé d'anesthésie.

Malgré les résultats, malgré l'autorité des maîtres qui ont préconisé l'emploi de cette méthode mixte d'anesthésie, nous pensons qu'elle n'a pas d'avenir et ne deviendra jamais d'un usage général. En effet, à part quelques indications spéciales, il n'est pas nécessaire de compliquer l'anesthésie par un agent tel que la morphine, dont les effets toxiques peuvent s'ajouter à ceux du chloroforme pour produire des accidents, d'un autre côté, les nouvelles proposées par M. Bert et par nous-même, rendent inutile cette complication anesthésique.

# CHAPITRE XVIII

### ANESTHÉSIE LOCALE.

#### Historique.

Nous avons vu, dans les chapitres de cet ouvrage consacrés à l'historique, que les anciens avaient déjà fait quelques tentatives dans le but d'endormir les malades qui devaient subir des opérations douloureuses.

Nous allons compléter dans ce chapitre les détails que nous avons déjà donnés sur l'invention des anesthésiques. Nous n'avons rien à changer à ce que nous avons dit précédemment sur cette importante question, mais nous voulons faire connaître quelques documents qui ne nous étaient pas encore parvenus à l'époque où le commencement de cet ouvrage a été mis sous presse, et qui ont trait à l'anesthésie.

En premier lieu, nous citerons une note publiée récemment par M. le Dʳ Brémond dans la *Revue de littérature médicale* et qui tend à revendiquer pour Denis Papin une partie de l'honneur de l'invention des agents anesthésiques.

Voici cette note :

« On vient de découvrir près de Marbourg, petite ville de la Hesse-Électorale, un manuscrit très précieux de Denis Papin, l'illustre Français qui constata le premier l'emploi qu'on pouvait faire de la vapeur comme force motrice, et qui trouva ainsi le principe de la machine à vapeur. Ce manuscrit est intitulé : *Traité des opérations sans douleur.* L'auteur y examine les différents moyens qu'on pourrait employer pour endormir la sensibilité des malades et leur éviter la douleur des opérations. Ce travail, que Papin composa à l'époque où il était professeur à l'université de Marbourg, et dans lequel son génie entrevoyait déjà la découverte, réalisée de nos jours, du chloroforme et de l'éther sulfurique, n'eut alors aucun succès. Ses collègues, auxquels il communiqua ses idées, ne l'approuvèrent pas et l'engagèrent à ne point publier son ouvrage.

» Papin, qui comprenait la vérité des idées qu'il émettait, éprouva un profond découragement, et cette circonstance lui fit abandonner l'exercice de la médecine, qu'il avait pratiquée jusqu'à ce moment avec un grand avantage, pour se livrer exclusivement à l'étude de la physique dans laquelle il fit, quelques années plus tard, les découvertes qui ont immortalisé son nom.

» Le manuscrit de Papin est de 1681. En quittant l'Allemagne pour revenir en France, il le donna à un vieux médecin, le docteur Bœrner, son ami, qui lui seul lui avait offert des encouragements. Il appartenait, en dernier lieu, au pasteur Lahn, instituteur aux environs de Marbourg, qui est mort au mois de janvier dernier. Il vient d'être acquis par le grand-duc de Hesse, pour sa bibliothèque particulière, déjà très riche en manuscrits précieux. »

Nous regrettons de n'avoir pas pu consulter nous-même le manuscrit en question, mais nous sommes porté à croire que les procédés proposés par Papin se rapportaient plutôt à l'anesthésie locale et n'ont pas été appliqués, car il n'est nulle part fait mention de cet auteur et de ses procédés anesthésiques dans les ouvrages publiés par ses contemporains.

Une revendication beaucoup plus récente a été faite, il y a quelques mois, par le Dr Samuel Sexton (de New-York), par un certain docteur Wright. Le procédé est cette fois indiqué d'une façon assez précise; mais il ne s'agissait que d'une anesthésie locale de l'oreille, et l'auteur n'a jamais eu l'idée de généraliser la méthode.

La lettre du Dr Sexton, récemment publiée dans la *Gazette hebdomadaire* (n° 36, 1879), mérite d'être reproduite, parce qu'elle présente un intérêt particulier au point de vue de l'histoire de l'anesthésie.

« Cher Monsieur, les médecins ont suivi avec intérêt tous les progrès qui ont déterminé l'adoption finale de l'éther comme anesthésique général, depuis les expériences de sir Humphrey Davy sur le gaz nitreux, au commencement de ce siècle, et l'allusion de Pereira à l'usage de l'éther en 1839, jusqu'au triomphe final de Morton en 1846. Mais, à ma connaissance, il n'a pas été parlé de l'adoption de l'éther comme anesthésique général en 1829, et le fait présente assez d'intérêt pour vous prier de lui accorder une place dans votre journal.

» Ayant eu l'occasion de consulter un vieil ouvrage de chirurgie otiatrique de ma bibliothèque, mon attention fut arrêtée par les lignes suivantes :

» *Vapour of Æther inhaled (as assisting in the examination of the Ear)* (vapeur d'éther en inhalation comme *moyen de permettre l'examen de l'oreille*). Le livre que je consultais est intitulé : *On the varieties of Deafness and diseases of the Ear, with proposed methods of relieving them* by WILLIAM WRIGHT esq. *Surgeon Aurist to her late Majesty Queen Charlotte.* LONDON, 1829.

» Me reportant à la page 38 de l'ouvrage indiquée par la table, je trouvai le passage suivant :

» VAPOUR OF ÆTHER INHALED (vapeur d'éther en inhalation). « Il arrive souvent qu'une éruption herpétique considérable s'est produite dans le conduit auditif, et que la simple introduction d'un morceau d'ouate ou même le toucher externe de l'oreille amène un violent accès de toux, par l'irritation des filets nerveux de la portion dure du nerf auditif qui transmet la sensation aux nerfs du larynx, etc.

» Dans ces cas, j'ai mis une cuillerée à thé d'éther dans une tasse ou dans une coupe à évaporation (*into a cupor evaporating dish*), flottant dans une bassine d'eau chaude, et je faisais inhaler la vapeur au malade, en respirant simplement au-dessus du plat ; ce qui, dans presque tous les cas, calme l'irritation, et alors on peut nettoyer l'oreille sans difficulté. Certaines personnes affectées d'une toux habituelle ou d'une affection chronique bornée à la trachée, étaient particulièrement sujettes à ressentir une irritation au plus léger toucher du conduit auditif ; ayant découvert que le procédé décrit plus haut prévenait l'accès de toux, elles l'ont employé depuis lors avec un succès constant chaque fois que la toux devenait pénible. » (Voy. *Aurist*, p. 79.)

» Le docteur Wright, paraît-il, avait publié cette découverte, avant même 1829, dans l'*Aurist*, publication qu'il éditait. Bien que l'affection de l'oreille pour laquelle on avai eu recours à M. Wright ne fût pas des plus importantes, elle était suffisamment douloureuse pour lui suggérer l'idée de l'emploi d'un moyen calmant, et sa description ne saurait être lue sans qu'on éprouve un certain étonnement de ce qu'il n'ait pas étudié la matière plus à fond, ce qui l'eût certainement conduit à des résultats plus pratiques.

· » Nous sommes ainsi amené à cette réflexion que, bien des découvertes importantes ne sont pas le résultat d'nne inspition soudaine, mais qu'elles résultent de travaux multipliés. Quant à l'introduction définitive et méthodique de l'anesthésie, nous en sommes redevables à l'intelligence de Morton qui, lorsqu'il fut saisi de cette idée, ne cessa de la poursuivre jusqu'au succès définitif.

» Samuel SEXTON, M. D.

» New-York, 18 juillet 1879. »

Nous avons tenu à reproduire la revendication du docteur Sexton, de même que nous avions accueilli celle du docteur Sims en faveur de M. Long. Nous pensons qu'il est superflu d'entrer dans de longs développements pour démontrer à nos lecteurs que ces réclamations sont sans importance et ne sauraient rien enlever à l'honneur de Horace Wells. En ce qui concerne Papin, nous manquons de renseignements sur les procédés qu'aurait préconisé le grand physicien, mais il est certain que ces procédés n'ont jamais eu ni sanction pratique ni notoriété. Quant au docteur Wright, il est évident que le procédé qui avait simplement pour but d'atténuer les douleurs de l'oreille ne saurait être comparé à la méthode générale proposée par Wells en 1844.

Depuis que les propriétés anesthésiques de l'éther et du chloroforme furent connues, depuis surtout qu'on sut que ces agents pouvaient donner lieu à des accidents mortels, les chirurgiens se sont efforcés de rechercher s'il serait possible d'obtenir, par des applications locales, une anesthésie mitée à la région sur laquelle on voulait opérer.

Il est évident, en effet, que si l'on pouvait à volonté anesthésier telle ou telle région, même pour un temps très-court, un grand progrès serait réalisé.

Nous avons nous-même poursuivi ce but depuis longtemps et, dès 1859, nous avons publié un premier travail sur l'*anesthésie locale*.

Si l'anesthésie générale est indispensable pour les grandes opérations, telles que l'ovariotomie, il en est tout autremen quand il s'agit d'opérations relativement moins importantes, comme de simples incisions, l'extraction d'une dent, l'opération de l'ongle incarné, etc.

C'est à l'effet d'obtenir l'anesthésie locale, c'est-à-dire l'insensibilité seulement de la partie devant être opérée, que depuis un temps relativement assez long on a essayé l'application de différents topiques : la glace, l'électricité, les douches narcotiques, etc.

L'effet anesthésique de la réfrigération est connu depuis longtemps ; Larrey et Hunter l'ont signalé. Mais ni l'un ni l'autre des deux chirurgiens n'en ont tiré des déductions pratiques.

James Arnott, le premier, conseilla ce moyen pour obtenir l'insensibilité locale. Ce chirurgien appliqua de la glace sur les parties à opérer.

Une série de petit s opérations put être exécutée de cette façon, sans causer de douleur aux patients, et l'effet le plus considérable dans l'application de cette méthode fut obtenu par M. Ad. Richard, qui désarticula deux doigts à un malade, après les avoir réfrigérés et rendus localement insensibles.

L'application de la glace a été essayée par plusieurs chirurgiens dans l'extraction des dents. Mais là on trouva de sérieuses difficultés, qui consistent surtout dans la nécessité de maintenir la glace un certain temps sur une partie de la bouche.

Des essais d'autre nature furent donc tentés pour obtenir la réfrigération dans la cavité buccale.

Le docteur Morrison, à Édimbourg, fit breveter un appareil très compliqué, inventé à cet effet.

J'ai fait construire, de mon côté, un appareil qui me semblait devoir remplir le but d'une façon plus simple : un tube dont l'une des extrémités est découpée de façon à s'appliquer facilement sur la bouche et les alvéoles, est rempli de glace repoussée, au fur et à mesure qu'elle se fond, par un ressort à boudin.

L'application de ce moyen d'anesthésie, bien que parfaitement efficace par elle-même, ne m'a pas donné de résultats heureux. Un de ses principaux inconvénients était la douleur instantanée causée sur des dents sensibles par la sensation du froid.

Un dentiste de Philadelphie, M. Francis, essaya d'obtenir l'anesthésie locale par l'électricité.

J'ai eu connaissance de ces essais en 1856, et au mois d'août de la même année, j'ai commencé une série d'expériences publiées plus tard. Le résultat était peu favorable. Quelques malades, en effet, m'accusaient peu ou point de douleur pendant l'avulsion d'une dent; d'autres, au contraire, dirent avoir beaucoup souffert.

Ces expériences étaient faites au moyen du courant intermittent. M. Schift me conseilla alors d'essayer le courant continu, ce que je fis avec M. Tripier à Paris. Mais nous n'avions pas à nous louer des résultats.

L'électricité comme moyen d'anesthésie locale a trouvé une application très étendue en Amérique, sous les auspices du Comitee of the Franklin Institute.

Des centaines d'extractions de dents furent opérées et les résultats semblaient être satisfaisants. Néanmoins l'électricité fut abandonnée en Amérique par presque tous les dentistes.

Le danger de l'anesthésie générale par le chloroforme et l'éther ont conduit, presque immédiatement après la découverte de l'anesthésie artificielle, à des expériences tendant à obtenir l'insensibilité locale.

Simpson et après lui Nunneley firent les premiers essais sur des animaux. Ces expérimentateurs obtinrent parfaitement l'anesthésie locale. Roux (de Toulon), Aran, Hardy (de Dublin), firent des expériences analogues, mais les plus heureux résultats appartiennent à cet égard à M. Guérard. Richard a publié ces expériences, suivant lesquelles, sur 14 opérés, on obtint 9 fois un succès complet, trois des malades ne furent qu'incomplètement anesthésiés, un des opérés n'éprouva aucun effet.

Malgré ces résultats relativement très favorables l'anesthésie locale fut oubliée, quand Richardson a de nouveau soulevé la question en 1865.

L'anesthésie locale par l'éther a été très en vogue pendant quelques années. J'ai moi-même étudié cette question avec le plus grand soin en 1866. J'avais alors eu l'idée d'associer à l'éther le chlore-éthyle et les résultats que j'ai obtenus ont été assez satisfaisants.

### Anesthésie locale par l'éther.

Après avoir reconnu la difficulté d'obtenir le narcotisme voltaïque et les dangers qu'il comporte en imprimant de profondes modifications moléculaires aux tissus soumis à son influence, M. Richardson arriva à cette conclusion, que tout progrès réel pour l'anesthésie locale ne pouvait être obtenu que par la production d'un froid intense. Restait à trouver une méthode sûre, facile et prompte de le produire. A cet effet, il s'est livré à plusieurs expériences d'un utile enseignement : d'abord avec la glace et le sel, en injectant ensuite sous la peau refroidie des solutions narcotiques, mais sans obtenir de résultat satisfaisant. La pulvérisation des liquides volatils fut également expérimentée avec l'appareil de Siègle, et il apprit ainsi à produire un refroidissement intense avec l'éther sulfurique rectifié, mais pas assez puissant pour les opérations chirurgicales. Il tenta même de l'augmenter en entourant le tube conducteur de l'éther du mélange frigorifique de glace et de sel, et il parvint ainsi à pouvoir piquer la peau et extraire des dents sans douleur; mais l'appareil fonctionnait mal; l'eau, en se condensant, se congelait et en arrêtait la marche; il fallut y renoncer définitivement.

Devant ces insuccès, M. Richardson fut conduit à cherer s'il ne se produirait pas un degré de froid plus intense en faisant passer par une force mécanique, dans le même temps et avec le même volume d'air, une plus grande quantité d'éther dans le jet que n'en admet l'appareil de Siègle. Or, l'expérience confirma la théorie. En soumettant l'éther à la pression atmosphérique, au lieu de l'action capillaire ou de la succion, le jet fit descendre le thermomètre, en trente secondes, à 4 degrés au-dessous de zéro. Le résultat était donc satisfaisant. Il fit dès lors adapter au moyen d'un bouchon, à un flacon gradué contenant l'éther, un double tube dont l'extrémité inférieure plonge au fond. Immédiatement au-dessus du bouchon, un petit tube, muni de deux vessies pleines d'air, communique avec la partie externe du double tube, et par ce moyen dans l'intérieur du flacon. Le tube interne donnant passage à l'éther s'élève jusqu'à l'extrémité supérieure du tube externe. Dès lors, les soufflets à air étant mis en action, un double courant d'air s'établit : l'un, descendant et comprimant l'éther, le force à parcourir le tube interne; l'autre, ascendant dans le tube externe, presse la colonne d'éther qui s'échappe en jet fin. On peut ainsi augmenter ou diminuer à volonté le jet de l'éther en agissant sur la partie inférieure du tube interne, soit en diminuant la pression de l'air, soit en l'augmentant au moyen de deux tubes et de deux paires d'ampoules aériennes.

Par ce simple appareil, le chirurgien peut avoir en toute saison un moyen de produire un refroidissement jusqu'à 6 degrés au-dessous de zéro Far. En dirigeant le jet ainsi refroidi sur un tube à essai d'un demi-pouce de diamètre rempli d'eau, on obtient une colonne de glace en deux minutes au plus. Par cette modification du pulvérisateur de Siègle, il est facile d'introduire des liquides pulvérisés dans toutes les cavités de l'utérus, la vessie et l'utérus entre autres, au moyen d'un simple cathéter.

Dirigé sur la peau, le jet d'éther ainsi produit en amène l'insensibilité dans une minute. Mais l'effet ne s'arrête pas là. Aussitôt que la peau est divisée, l'éther continue à produire son action anesthésique sur les filaments nerveux, de manière qu'elle peut s'exercer ainsi très profondément, sans que l'effet topique soit nullement dangereux quand l'éther est pur et bien rectifié.

Ce procédé a pu servir ainsi non seulement à l'extraction des dents, mais à l'ouverture d'un abcès profond de la cuisse par M. Adams, au *Great Northern Hospital*, à l'application de six sutures sur une dilacération accidentelle des téguments. M. Gowlland a opéré une fistule anale sur l'un de ses confrères, sans aucune douleur. L'anesthésie fut complète en quinze secondes dans un cas de phimosis opéré par M. Erichson; en une minute, sur une tumeur du pied grosse comme une noisette, enlevée par M. Adams; en quelques secondes, dans un abcès du sein, par M. H. Thompson. Le succès n'a été que partiel dans l'amputation d'un sein cancéreux par M. J. Lane. Sur 40 opérations de petite chirurgie, telles que ligatures, ouvertures d'abcès et de furoncles, extraction de dents, etc., il a réussi 35 fois, l'impureté de l'éther ayant déterminé l'insuccès dans les 5 autres.

La sensation éprouvée par les divers opérés est ressentie

différemment : pour les uns, elle est plutôt agréable qu'autrement ; pour les autres, elle est légèrement désagréable ; d'autres la décrivent comme brûlante et aiguë. Suivant M. Richardson, ces différences dépendent de la partie sur laquelle on opère et de la rapidité de l'anesthésie. Les membranes muqueuses, les mains et la face sont plus sensibles que d'autres parties. Il est moins douloureux aussi de produire l'anesthésie rapidement. On peut, à cet effet, comprimer avec avantage les artères de la partie à opérer, et nul doute que, par une observation ultérieure, on ne parvienne à rendre ce procédé d'anesthésie locale tout à fait exempt de douleur.

La réaction consécutive n'est nullement douloureuse, et l'hémorrhagie est toujours arrêtée, tant que l'anesthésie existe. Quelques conditions sont pourtant indispensables. D'abord, il faut avoir de l'éther pur dont la densité spécifique n'excède pas 0,723 (1). Il doit bouillir dans la paume de la main ; mis sur la langue, il doit s'évaporer rapidement sans laisser d'autre sensation qu'un léger refroidissement. Sur le papier à filtre, il doit s'évaporer sans laisser d'humidité ni d'odeur. Dirigé en jet sur la boule du thermomètre, il fait descendre le mercure à 6 degrés au-dessous de zéro Far., et y produit une couche de neige par la condensation de l'air atmosphérique. Sur le dos de la main, il doit aussi produire un léger dépôt de gelée blanche suivi d'une pâleur diffuse de la peau et d'une insensibilité complète. Sa réaction doit être parfaitement neutre. (*Med. Times*, février 1866.)

Telles sont les épreuves à faire subir à l'éther anesthésique avant de l'employer. S'il n'y répond pas, c'est qu'il est impur et contient de l'alcool ou d'autres corps étrangers.

_______

(1) Rappelons ici que, dans leur mémoire sur la purification de l'éther, MM. Regnauld et Adrian ont même abaissé ce degré à 0,720 + 15°, et que, dans cet état de pureté, l'éther bout à 36°,5.

L'alcool est surtout nuisible. Il empêche l'anesthésie et produit de l'irritation, surtout dans les opérations de la bouche. Il est donc important de se le procurer chimiquement pur.

Bien des malheurs peuvent être prévenus à l'avenir par ce procédé d'anesthésie locale. En permettant d'exécuter sans douleur toutes les petites opérations, légères, superficielles, rapides, il évite les chances de mort d'un nombre considérable d'opérés. Plusieurs catastrophes sont ainsi arrivées dans ces cas légers. On ne saurait donc, dans l'intérêt des opérés, trop se familiariser avec ce nouveau mode d'anesthésie locale qui peut rendre de réels services. Néanmoins, l'anesthésie locale par la méthode de Richardson est beaucoup moins employée depuis la généralisation du protoxyde d'azote qui convient si bien aux opérations très douloureuses et de courte durée.

### Anesthésie locale par le chloro-carbone.

Un moyen secondaire de produire une anesthésie locale légère, superficielle, contre les douleurs névralgiques ou autres, et même certaines opérations, est l'emploi du chloro-carbone. Beaucoup moins stimulant et irritant que le chloroforme, dont il ne diffère dans sa composition que par un équivalent de chlore, il lui est surtout préférable dans les applications externes, en n'étant jamais suivi de cette chaleur vive, de cette douleur cuisante, que provoque celui-ci.

Il est donc important pour les praticiens de pouvoir différencier ces deux produits similaires analogues. Voici, d'après M. Adrian, qui a bien étudié ce nouveau produit, les caractères distinctifs de ces deux anesthésiques :

| *Chloroforme.* | *Chloro-carbone.* |
|---|---|
| Odeur suave éthérée. | Odeur douce éthérée. |
| Saveur piquante et sucrée. | Saveur piquante et âcre. |
| Très fluide. | Très fluide. |
| Densité : 1,48. | 1,60 |
| Point d'ébullition : 61° centigr. | 78° centigr. |
| Difficilement inflammable. | Non inflammable. |
| Eau : peu soluble. | Insoluble. |
| Alcool et éther : très soluble. | Très soluble. |
| Glycérine : peu soluble. | Insoluble. |
| Huile et corps gras : très soluble. | Très soluble. |

De ces essais il résulte aussi que le chloro-carbone se prête à toutes les formes pharmaceutiques sous lesquelles le chloroforme est employé. A l'intérieur, on peut le prescrire en potion et en sirop. Telle est la formule suivante adoptée par M. le docteur Vée :

| | |
|---|---|
| Chloro-carbone .................. | q. v. |
| Huile d'amandes douces........... | 15 grammes |
| Gomme arabique................. | 10 — |
| Eau distillée simple ou aromatique.. | 100 — |
| Sirop simple.................... | 25 — |

Malgré les promesses faites au nom de cet agent, l'anesthésie locale par le chloro-carbone est peu employée aujourd'hui.

A l'extérieur, pour être appliqué en compresses ou en vapeur, et mélangé à l'huile d'amandes douces, au baume tranquille, etc., pour former des liniments très sédatifs, on en obtient une pommade très homogène dans les proportions suivantes :

| | |
|---|---|
| Axonge................. | 20 grammes. |
| Cire blanche.................. | 4 — |
| Chloro-carbone.............. | 6, 8, 12 gr. |

En lavement, la suspension s'en fait parfaitement par l'intermède de l'huile d'amandes douces et d'un jaune d'œuf.

*Anesthésie locale par le chlore-éthyle.* — J'ai présenté, en 1866, à la Société de médecine allemande de Paris, un travail sur l'anesthésie locale, dans lequel je rendais compte des expériences que j'avais faites à l'aide de différents agents chimiques employés purs ou mélangés avec l'éther. J'arrivais à cette conclusion : qu'un mélange d'éther et de chlore-éthyle produisait une anesthésie locale plus rapide et plus profonde que l'éther. Je me crois donc autorisé à réclamer la priorité pour l'emploi du chlore-éthyle dans l'anesthésie locale.

### Anesthésie locale par l'électricité.

Le fait que l'application d'un courant induit suffit souvent pour produire une anesthésie assez complète pour permettre d'opérer une extraction d'une dent sans douleur est hors de contestation. Nous avons eu nous-même souvent l'occasion, dans notre clientèle, de nous servir du courant électrique comme moyen anesthésique avec le plus grand succès. Malheureusement l'explication de la manière dont le courant produit l'anesthésie présente de grandes difficultés. Nous ne nous arrêtons pas à l'explication qui est basée sur le principe, d'ailleurs complètement faux, qu'une douleur plus forte fait disparaître la douleur faible. S'il en était ainsi, l'emploi du courant électrique provoquerait une douleur plus vive que l'extraction de la dent elle-même. On se demanderait alors où serait l'avantage de son emploi. D'ailleurs tous les dentistes qui se sont servis du courant électrique comme moyen anesthésique sont d'accord que ce sont surtout les courants faibles qui exercent une action vraiment salutaire.

L'hypothèse de M. E. Robin, que le courant électrique produit l'anesthésie en désoxygénant le sang, mérite à peine d'être discutée.

Le D<sup>r</sup> Tripier est le premier qui a essayé de donner une explication vraiment scientifique du phénomène qui nous occupe. Discutant plusieurs observations d'anesthésie électrique, M. Tripier (1) arrive à la conclusion que si l'on excite plusieurs points d'un nerf sensible, la transmission des différentes excitations aux centres de perception ne se fait pas avec la même facilité que l'excitation agissant sur le point du nerf le plus central se transmet seule ou au moins plus facilement que les autres ; qu'elle parvient ainsi à abolir ou à diminuer l'effet d'une excitation périphérique.

Cette explication, tout ingénieuse qu'elle est, ne se concilie malheureusement pas avec des données physiologiques les mieux établies. Les lois qui déterminent la summation des excitations, lois établies par MM. Pflüger, Wundt, Du Bois-Reymond et dernièrement par M. Kronecker, indiquent bien les cas dans lesquels deux excitations d'un nerf insensible ou moteur peuvent *ne pas augmenter* la perception ou le mouvement. Mais ils n'ont jamais pu observer que deux excitations envoyées simultanément dans la même fibre nerveuse puissent se détruire, ou que l'excitation plus centrale puisse empêcher la plus périphérique d'arriver à destination. D'ailleurs, dans le cas dont il s'agit, quand l'excitation électrique est donnée par une suite de coups, les phases dans lesquelles les excitations se communiquent au nerf doivent nécessairement coïncider avec l'excitation produite par l'opération chirurgicale.

Nous croyons plutôt que l'explication doit être cherchée dans la série des phénomènes connus en physiologie sous le nom d'*électrotomes*.

(1) Voici le texte du passage résumant la théorie du D$^r$ Tripier :

« Rapprochant ces faits pathologiques ou provoqués, de ceux rapportés comme exemples d'anesthésie électrique, j'ai cru pouvoir conclure que lorsqu'on irrite *en même temps* deux ou plusieurs points du trajet d'un nerf sensitif, la transmission des diverses impressions au centre percepteur ne se fait pas avec une égale facilité ; que l'action exercée sur le point le plus voisin du centre est seule transmise à celui-ci, ou du moins est transmise plus facilement que les autres ; qu'elle annule ou amoindrit ainsi la perception des impressions d'origine périphérique.

Ces phénomènes établissent effectivement que quand un courant traverse un nerf dans sa longueur, il se forme près du pôle positif une zone où l'excitabilité et la contractilité sont diminuées, qu'on désigne sous le nom de zone *anélectrotomique*, et près du pôle négatif une zone où l'excitabilité et la conductibilité sont exagérées : zone *cathélectrotomique* (Pflüger).

Or, il peut arriver que dans l'application du courant électrique faite par les dentistes, le nerf se trouvait dans une zone *anélectrotomique*, c'est-à-dire qu'il est devenu moins excitable et en même temps incapable de conduire une excitation agissant sur un point plus périphérique. Cette explication suffirait complètement si, au lieu des courants induits, les chirurgiens s'étaient servis des courants continus et avaient toujours soigneusement appliqué le pôle positif sur l'endroit à anesthésier.

Mais, m'objectera-t-on, dans les appareils induits la direction du courant change à chaque coup, c'est-à-dire que le coup de fermeture a une autre direction que celui d'ouverture du courant. Cette objection n'est pas valable pour les cas d'application spéciale qui nous intéressent ici.

En effet, on sait que dans les appareils induits ordinaires c'est toujours au genre de coups qui prévaut dans l'action physiologique et notamment les coups de fermeture qui sont beaucoup plus brusques que ceux d'ouverture. Les physiologistes, MM. Helmholtz, Du Bois-Reymond et d'autres ont eu recours à des constructions spéciales de leurs appareils d'induction pour pouvoir éviter cette inégalité des deux coups, sur laquelle le physicien américain Jos. Henry a, le premier attiré l'attention.

On doit donc admettre que dans les cas où l'application du courant induit produisait une anesthésie, la disposition de l'appareil et la direction du courant étaient telles que c'est justement le pôle positif qui se trouvait dans le voisinage de la dent opérée. (Tous les physiologistes connaissent les grandes difficultés qu'il faut vaincre pour éviter de pareilles actions électrotomiques dans les excitations des nerfs par des courants induits.)

On comprendrait aisément pourquoi l'action anesthésique du courant d'induction a si souvent fait défaut aux dentistes : c'est que, par hasard, ils tombaient sur une disposition du courant dans laquelle c'était le pôle négatif qui exerçait son action sur le nerf de la dent opérée. Dans ces cas on devait même obtenir souvent une augmentation de la douleur, vu que, sous l'influence du pôle négatif, le nerf était devenu plus sensible.

C'est la seule explication conforme aux données de la physiologie qu'on puisse donner à l'anesthésie obtenue par les courants induits. Il est d'ailleurs facile de vérifier l'exactitude de cette explication ; on n'a qu'à imiter les physiologistes qui, lorsqu'ils désirent produire une anesthésie d'un nerf, ont recours au courant continu, dont on peut à volonté déterminer la direction. C'est ainsi que M. E. Cyon produisait l'anesthésie sur le nerf d'un homme vivant, en étudiant les lois de l'électrotomie sur l'homme.

On pourrait ainsi élaborer une méthode vigoureuse d'anesthésie locale par les courants électriques qui permettra d'obtenir des résultats constants, et qui, par conséquent, pourrait rendre des réels services à l'art chirurgical.

M. le D<sup>r</sup> Vigouroux, qui s'occupe avec tant de succès d'électrologie médicale, a bien voulu nous adresser une petite note contenant ses appréciations sur cette importante question.

Ses remarques portent *sur l'action du courant induit au point de vue de l'anesthésie.* Il agit, selon les circonstances, de deux façons très différentes. Il peut produire l'anesthésie locale la plus complète, mais il faut pour cela que le sujet soit apte déjà à présenter cette anesthésie, soit spontanément, soit sous l'influence d'autres agents (métaux, aimant, diapason, courant galvanique, mesmérisme, etc.) ; il faut, en d'autres termes, que le sujet soit plus ou moins en puissance d'hystérie. Alors le courant induit agit simplement comme tout autre *œsthésiogène*. Mais sous le rapport pratique, comme les sujets de cette catégorie sont très nombreux, même dans le sexe fort, il y auraittou jours avantage, en vue d'une opération, à rechercher si le sujet présente cette disposition et à l'augmenter s'il y avait lieu.

La seconde manière d'agir du courant induit est plus générale. Il émousse fortement la sensibilité chez tous les sujets, lorsqu'on le fait passer pendant un temps et avec une force suffisants. Il peut alors être comparé au choc ou à la compression d'un nerf. C'est un effet d'épuisement. Le Dʳ Vigouroux signale dans la *Gazette des hôpitaux* un article du Dʳ Guyot où cette propriété et les usages pratiques qu'on pouvait en faire étaient signalés. Quant à la remarque du Dʳ Tripier sur les impressions simultanées, notre confrère la trouve très juste. Il est connu qu'un même nerf recevant deux impressions à la fois ne transmet que la plus forte.

# CHAPITRE XIX

### DE L'ANESTHÉSIE PROTO-AZOTÉE PAR LA MÉTHODE DE M. PAUL BERT.

Nous avons souvent parlé des avantages que présente l'anesthésie par le protoxyde d'azote, et nous avons souvent insisté sur ce fait, que cet agent, injustement délaissé par les chirurgiens et relégué dans la pratique dentaire, pouvait cependant rendre des services dans la chirurgie générale.

On ne saurait, en effet, contester que le protoxyde d'azote détermine une anesthésie complète, suffisante pour pratiquer les opérations les plus douloureuses; mais cette insensibilité ne peut être prolongée pendant le temps nécessaire à la plupart des opérations chirurgicales, parce que, au moment où elle est suffisante, apparaissent les symptômes d'une asphyxie qui deviendrait rapidement mortelle si l'on ne cessait les inhalations. Les chirurgiens américains et nous-même ont, il est vrai, essayé de faire des opérations de longue durée avec le protoyxde, mais ils ne pouvaient arriver à ce résultat qu'en produisant des anesthésies courtes, répétées et séparées par des phases de sensibilité désagréables pour l'opérateur. Les essais que nous avons fait nous-même nous ont démontré combien il est difficile de prolonger l'anesthésie.

C'est pour remédier à ce grave inconvénient que M. Paul Bert avait institué une série d'expériences dans lesquelles il employait le protoxyde d'azote mélangé à l'oxygène et à d'autres gaz inertes. On arrivait assez facilement par les mélanges à faire cesser les accidents asphyxiques, mais l'anesthésie était alors incomplète et donnait lieu à des phénomènes d'excitation qui rendaient l'opération impraticable. Il fallait donc employer le protoxyde pur, et c'est alors que le savant physiologiste eut l'idée de chercher si l'on ne pourrait, en faisant respirer ces mélanges gazeux sous une pression atmosphérique supérieure à la pression ordinaire, supprimer l'asphyxie tout en conservant l'anesthésie.

Voici sur quel raisonnement théorique M. Paul Bert appuya ses premières expériences : « Le fait que le protoxyde d'azote doit être administré pur signifie que la tension de ce gaz doit, pour qu'il en pénètre une quantité suffisante dans l'organisme, être égale à une atmosphère. Sous la pression normale, il faut, pour l'obtenir, que le gaz soit à la proportion de 100 pour 100. Mais, si nous supposons le malade placé dans un appareil où la pression soit poussée à 2 atmosphères, on pourra le soumettre à la tension voulue en lui faisant respirer un mélange de 50 pour 100 de protoxyde d'azote et 50 pour 100 d'air ; on devra donc obtenir de la sorte l'anesthésie, tout en maintenant dans le sang la quantité normale d'oxygène, et, par suite, en conservant les conditions normales de la respiration. »

Cette théorie fut complètement justifiée par l'expérimentation. Les animaux auxquels on faisait respirer, sous une augmentation de pression d'un cinquième d'atmosphère, un mélange de cinq sixièmes de protoxyde d'azote et d'un sixième d'oxygène, tombaient rapidement dans une anesthésie profonde, qu'on pouvait prolonger fort longtemps sans déterminer aucun phénomène d'asphyxie. Le sang conservait sa coloration normale, le cœur battait avec la même force et la même régularité, une excitation portée sur un nerf centripète provoquait sur la respiration et la circulation tous les phénomènes d'ordre réflexe qui se produisent chez l'animal sain. En un mot, tous les phénomènes dits de la vie végétative demeuraient intacts, tandis que ceux de la vie animale étaient absolument abolis. Lorsque, au bout d'un temps quelconque, on enlève le sac qui contenait le mélange gazeux, on voit ces animaux, à la troisième ou à la quatrième respiration à l'air libre, recouvrer tout à coup la sensibilité, la volonté et l'intelligence.

Cette innocuité ressort non moins nettement du nombre infiniment petit d'accidents qui ont suivi les inhalations exécutées par les dentistes, souvent en dehors de toute prudence et de toute compétence, et dans des conditions où l'asphyxie vient augmenter, s'ils existent, les dangers de l'anesthésie. Il est incontestable que, malgré que nous n'ayons pas de chiffres précis, le protoxyde a été employé dans plus d'un million de cas. Le docteur Colton, qui recueille avec le plus grand soin les observations à l'Institut anesthésique de New-York, a employé cet agent cent cinq mille fois sans accident.

Nous n'avons pu trouver, jusqu'à ce jour, que huit cas de mort par le protoxyde d'azote, dont l'authenticité est encore douteuse. Nous reviendrons, dans un chapitre spécial, sur la question de mortalité relative des agents anesthésiques.

Ce rapide retour à l'état normal, si différent de ce qu'on observe avec le chloroforme, tient à ce que le protoxyde d'azote ne contracte pas, comme le chloroforme, de combinaison chimique dans l'organisme, mais est simplement dissous dans le sang. Dès qu'il n'y en a plus dans l'air inspiré, il s'échappe rapidement par le poumon, comme l'ont montré les analyses des gaz du sang pratiquées par M. Paul Bert.

L'innocuité d'action du protoxyde d'azote s'explique, du reste, assez facilement au point de vue théorique. D'une part, en effet, l'anesthésie, en frappant la sensibilité médullaire, respecte les réflexes de la vie organique, dont la suppression, facile par le chloroforme, peut seule mettre la vie en danger; d'autre part, le retour rapide à l'état normal, lorsqu'on revient à l'air libre, fait que l'opérateur est toujours maître de la situation.

Mais la méthode d'anesthésie sous pression, appliquée par M. Bert sur des animaux, pouvait-elle s'étendre à la pratique chirurgicale? Les expériences du laboratoire pouvaient-elles servir de base à la clinique? Telles étaient les questions qui avaient accueilli les remarquables communications faites par le savant physiologiste à l'Académie des sciences et à la Société de biologie, communications que nous avons reproduites dans une autre partie de ce volume (voy. page 127). Il était à craindre, en effet, que les résultats obtenus sur des animaux avec la nouvelle méthode ne fussent pas les mêmes chez l'homme. Les appareils compliqués nécessités pour l'application du protoxyde d'azote sous pression étaient également de nature à inspirer quelque défiance aux chirurgiens. Aussi attendions-nous avec une certaine inquiétude la publication des premières observations cliniques.

Dans une première expérience pratiquée le 13 février 1879, et dont M. Paul Bert a déjà fait connaître l'observation à la Société de biologie, M. Léon Labbé a opéré sous une cloche à air comprimé une jeune fille atteinte d'ongle incarné. L'anesthésie a été prolongée pendant quatre minutes, et la malade a déclaré n'avoir rien senti ; mais, comme il ne s'agissait, en somme, que d'une opération de courte durée, pour laquelle le protoxyde d'azote seul est généralement suffisant, on pouvait ne pas considérer cette première expérience comme très concluante.

Voici un résumé de l'observation de M. Labbé. Elle présente une certaine importance, parce que c'est la première opération pratiquée en France par la nouvelle méthode anesthésique.

Il s'agissait de l'extirpation d'un ongle incarné avec ablation de la matrice de l'ongle. La malade était une jeune fille de vingt ans très timorée et très nerveuse. La malade, M. Labbé et ses aides, entrèrent dans la grande chambre en tôle de l'établissement du D$^r$ Daupley, où la pression de l'air fut, en quelques minutes, augmentée, sous courant, de 0$^m$,17 (pression totale, 0$^m$,92). La malade s'étendit sur un matelas, et M. Preterre lui appliqua sur la bouche et sur le nez l'embouchure à soupapes qu'on a coutume d'employer pour l'inhalation du protoxyde d'azote pur ; ici, le sac avec lequel elle communiquait était rempli d'un mélange contenant 85 de protoxyde d'azote et 15 d'oxygène. Je tenais, dit M. Paul Bert, l'un des bras de la malade dont le pouls était assez rapide, lorsque soudain, sans qu'aucun changement dans le pouls, dans la respiration, dans la couleur de la peau, dans l'aspect du visage nous eût avertis, sans qu'aucune raideur, aucune agitation, aucune excitation se fût produite, lorsque, dis-je, dix à quinze secondes après la première inspiration du gaz anesthésique, je sentis le bras s'affaisser complètement. L'insensibilité et la résolution musculaire étaient obtenues ; la cornée elle-même pouvait être impunément touchée. L'opération commença aussitôt et le pansement suivit, sans un seul mouvement de la patiente, qui dormait du plus calme sommeil ; le pouls était revenu à un chiffre normal. Au bout de quatre minutes, au moment où M. Labbé terminait le pansement, survinrent de légères contractures dans un bras, puis dans une jambe. Tout était fini, on enleva l'embouchure et aussitôt la contracture cessa. Pendant trente secondes, l'enfant continua à dormir ; puis, quelqu'un lui ayant frappé sur l'épaule, elle s'éveilla, nous regarda d'un air étonné, se mit sur son séant et soudain s'écria que son pied lui faisait bien mal, assez mal pour qu'elle se mît à pleurer pendant quelques secondes. Interrogée, elle déclara se trouver fort bien, sans aucun malaise, et fort désireuse de manger, car, dans sa terreur, elle n'avait ni déjeuné le matin ni dîné la veille. Elle déclara, de plus, n'avoir rien senti, rien rêvé, mais rappeler qu'aux premières inhalations du gaz elle éprouva un grand bien-être, qu'il lui semblait monter au ciel et « qu'elle voyait bleu avec des étoiles ». Cela dit, elle se leva, s'en alla regagner à pied la voiture qui devait la ramener à l'hôpital et se plaignit tellement de la faim en route, qu'il fallut s'arrêter pour la faire manger. Elle n'eut, du reste, aucun accident consécutif.

Mais, comme nous l'avons déjà dit, cette première observation était insuffisante pour démontrer la supériorité de la méthode, soit à cause du peu de durée de l'anesthésie, soit à cause du peu d'importance de l'opération. Nous avions déjà démontré nous-même que pour les opérations de cette nature le protoxyde d'azote seul pouvait déterminer une anesthésie suffisante. Il fallait donc de nouveaux faits cliniques pour établir les avantages de la méthode de Paul Bert.

C'est grâce à l'initiative hardie d'un habile chirurgien, M. Péan, que l'anesthésie sous pression est décidément entrée dans le domaine de la clinique. Dans une série d'opérations remarquables pratiquées d'abord dans l'établissement de M. le D<sup>r</sup> Fontaine, puis à l'hôpital Saint-Louis, il a été parfaitement démontré que le protoxyde d'azote mélangé d'oxygène et employé sous pression détermine une anesthésique complète, prolongée et sans phénomènes asphyxiques. Nous avons nous-même administré le gaz dans la plupart de ces opérations, et nous avons pu juger par nous-même de l'innocuité et des grands avantages de cette méthode.

L'observation suivante, que nous allons brièvement rapporter et dont nous avons pu nous-même contrôler tous les détails, est certainement de nature à lever tous les doutes, et elle peut être contidérée comme la première grande opération faite sous pression. Nous avons réuni plus loin dans un tableau les opérations pratiquées par M. Péan et où nous avons nous-même administré le gaz.

Il s'agissait d'une femme de quarante ans, atteinte d'un carcinome de la glande mammaire. L'opération fut pratiquée par M. Péan, dans l'une des cloches à air comprimé de l'établissement aérothérapique de M. le docteur Fontaine, et sous une pression de 17 à 19 centimètres. Assistaient avec nous à l'opération, M. Paul Bert qui dirigeait les préparatifs anesthésiques, MM. Regnard, Lutaud, Brochin, Barraux, Nilot, Boucheron. On avait emmagasiné dans un vaste sac de caoutchouc et dans plusieurs ballons annexés 200 litres d'un mélange de protoxyde d'azote et d'oxygène, dans la proportion de 14,8 d'oxygène pour 85,2 de protoxyde d'azote. Cette préparation des gaz avait été confiée à un habile chimiste, M. Limousin. La malade, l'opérateur et ses aides entrés sous la cloche, la compression a été commencée à midi cinquante-huit minutes. L'inhalation, confiée à nos soins, a commencé à une heure neuf minutes :

la pression était alors tout près de 18 centimètres. La malade n'a donné aucun signe d'agitation, elle n'a fait aucun mouvement, elle était dans un état de calme et de relâchement musculaire complet, lorsque M. Péan a fait, à une heure dix minutes quinze secondes, la double incision elliptique circonscrivant la tumeur. La malade n'a donné à ce moment aucun signe de sensibilité. Le sein était enlevé à une heure douze minutes. L'application des pinces hémostatiques prend environ deux minutes. A une heure quatorze minutes on remplace l'un des ballons de gaz épuisé et la malade fait quelques respirations à l'air libre ; à ce moment elle fait un léger mouvement des deux jambes (jusque-là elle était restée dans une immobilité complète). A une heure quinze minutes, léger réveil, la malade dit quelques mots, porte la main à la plaie et paraît sentir quelque douleur, mais sans se douter que l'opération est faite. On reprend l'inhalation un instant interrompue. Repos absolu pendant que l'opérateur procède à la réunion des lèvres de la plaie (de une heure quinze minutes à une heure vingt minutes). A une heure vingt minutes, on enlève le sac de protoxyde. Le pansement est fait sous l'air comprimé. Des 200 litres de gaz contenus dans les sacs, il en restait 50. La malade en avait respiré par conséquent 150 litres en quatorze minutes, durée totale de l'opération.

A une heure vingt-deux minutes cinquante-cinq secondes, tout étant terminé, la malade, complètement réveillée, s'aide quand on la soulève pour passer le bandage de corps. A une heure vingt-cinq minutes, elle descend seule du lit d'opération, sans aide, et déclare n'avoir rien senti.

Le pouls, compté avant l'opération, était à 60. Au commencement de l'inhalation, il était monté à 104 ; quand l'anesthésie a été complète, il est redescendu à 60. Au moment du premier réveil passager, il était remonté à 92 et retombé à 68 dès que l'anesthésie a été reprise. Au réveil définitif, il était à 84 ; dix minutes après la sortie de la cloche, il était à 76. Ces variations du pouls sont, du reste, celles qu'on observe habituellement dans l'anesthésie.

En somme, dans cette observation, l'anesthésie par le protoxyde d'azote a été prolongée pendant quinze minutes sans déterminer aucun accident, aucune menace d'asphyxie ; l'insensibilité complète a été obtenue sans période d'excitation en moins d'une minute, et le retour à la sensibilité a été instantané ; la malade n'a éprouvé ni suffocation, ni douleur, ni nausée, ni aucun des phénomènes désagréables qui accompagnent l'emploi du chloroforme ou de l'éther.

Les deux premières applications chirurgicales de la nouvelle méthode ont été rapportées avec assez de détails pour qu'il soit inutile d'y revenir. Ces deux observations, très concluantes, permettaient déjà de se prononcer d'une façon définitive sur la valeur de la méthode. Nous avons néanmoins suivi avec le plus grand intérêt les expériences qui ont été continuées depuis le mois de mars 1879 dans l'établissement de M. le docteur Fontaine. Ainsi qu'on en jugera par le tableau que nous reproduisons plus loin, les opérations pratiquées par M. Péan ont été assez importantes et assez variées pour démontrer que la méthode est applicable à toutes les branches de la chirurgie opératoire. Elles nous semblent également avoir démontré que le protoxyde d'azote mélangé d'oxygène et employé sous pression présente par la suppression de l'asphyxie une beaucoup plus grande innocuité que lorsqu'il est employé pur.

A partir du mois d'octobre, les opérations se sont continuées dans les hôpitaux. M. Labbé a fait à l'hôpital Lariboisière, où la cloche mobile du docteur Fontaine est installée pour le service des bains d'air comprimé, 18 opérations de toute nature ; de plus, la cloche a été amenée trois fois à Saint-Louis et M. Péan y a fait 3 opérations dont 2 amputations de jambes.

Le tableau ci-dessous contient un exposé sommaire des opérations pratiquées par M. Péan à l'aide du nouveau pro-

| DATE de L'OPÉRATION. | SEXE ET AGE des MALADES. | NATURE de L'OPÉRATION. | DURÉE de L'ANESTHÉSIE. | TEMPS pour L'OBTENIR. |
|---|---|---|---|---|
| 27 mars. | Femme, 46 ans. | Ablation d'une tumeur du sein. | 12 minutes. | 1 minute. |
| 10 août. | Homme, 47 ans. | Résection d'une portion du nerf sous-orbitaire. — Souffrances atroces. | 12 minutes. | 2 minutes. |
| 4 avril. | Femme, 58 ans. | Ablation d'une tumeur cancéreuse à l'aisselle. Récidive. Adhérences. | 26 minutes. | 1 minute et 30 second. |
| 2 mai. | Femme, 44 ans. | Ablation d'une tumeur récidivée du sein. | 6 minutes. | 1 minute. |
| 8 mai. | Garçon, 14 ans. | Ablation de deux tumeurs papillaires du talon. | 6 minutes. | 15 secondes. |
| 15 mai. | Homme, 35 ans, très robuste. | » | 5 minutes. | 30 secondes. |
| 22 mai. | Femme, 50 ans. | Ablation d'une tumeur du sein gauche. | 12 minutes. | 2 minutes. |
| 29 mai. | Fille, 12 ans, nerveuse. | Évidemment d'une portion du tibia. | 17 minutes. | 30 secondes. |
| 12 juin. | Homme, 46 ans, alcoolique. | Réduction d'une luxation de l'épaule droite. | 9 minutes. | Un peu moins de 1 minute. |
| 19 juin. (13e opér.) | Homme, 22 ans. | Extraction de séquestres du fémur droit. | 17 minutes. | 2 minutes. |
| 19 juin. | Homme, 25 ans. | Résection du premier métatarsien. | » | » |
| 26 juin. | Femme, 40 ans. | Dissection d'une tumeur solide du cuir chevelu. | 5 minutes. | » |
| 3 juillet. | Garçon, 13 ans, amputé de la cuisse gauche. | Résection de l'extrémité de l'os amputé, faisant saillie à travers la peau. | 4 minutes. | 15 secondes. |
| 10 juillet. | Homme, 40 ans. | Tumeur de la région pariétale droite. | 3 minutes et 30 second. | 15 secondes. |
| 17 juillet. | Femme, 29 ans, hystérique. | Tumeur de la vulve. | 4 minutes et 10 second. | 1 minute et 30 second. |
| 17 juillet. | Femme, 45 ans, hystérique. | Tumeur de la vulve. | 5 minutes. | 50 secondes. |

cédé anesthésique, depuis le 27 mars jusqu'au 17 juillet, dans l'établissement de M. le docteur Fontaine.

Parmi les opérations pratiquées, nous citerons trois abla-
tions du sein, quatre opérations sur les os, six extirpations
de tumeurs diverses, une résection du nerf sous-orbitaire, et
deux réductions de luxation d'épaule datant de trois à quatre
jours. La durée de l'anesthésie a varié de quatre à vingt-six
minutes. L'anesthésie complète a été obtenue sans traverser
aucune période d'excitation, et au bout d'un temps qui oscillait entre quinze secondes et deux minutes. Le retour à la
sensibilité avait lieu habituellement après une demi-minute
ou une minute; dans quelques cas très rares, un certain
degré d'analgésie persistait encore pendant les deux ou trois
minutes qui suivent l'inhalation.

Les expériences de M. Paul Bert ont permis de constater
que le pouls et la respiration s'accélèrent au début de l'anesthésie par le protoxyde d'azote oxygéné sous pression; ce
phénomène, qui avait déjà été signalé par Herrmann pour le
protoxyde d'azote employé pur et plusieurs observateurs, n'a
aucune importance pratique, car il disparaît aussitôt que
l'anesthésie est complète.

Contrairement à ce qui a lieu avec le chloroforme ou
l'éther, le protoxyde d'azote mélangé d'oxygène et sous
pression augmentée pour rétablir la tension habituelle, ne
donne lieu ni à des vomissements, ni à aucun malaise
consécutif. Dans la grande majorité des cas, les malades
sortent eux-mêmes de la cloche sans se plaindre et sans
qu'il soit nécessaire de les transporter sur un brancard.
Cette absence de vomissements nous paraît être l'un des
grands avantages de l'anesthésie proto-azotée; car on sait
que le succès d'un certain nombre d'opérations pratiquées
sur l'abdomen ou sur les yeux est souvent compromis par
les vomissements, parfois incoercibles, que l'on observe
après l'administration du chloroforme.

Le tableau ci-dessus est loin de contenir l'exposé complet
des opérations pratiquées pendant l'anesthésie proto-azotée

sous tension. Pendant les mois de juillet et d'août 1879 un grand nombre de malades ont été anesthésiés avec notre concours dans l'établissement aérothérapique de la rue de Châteaudun. Depuis que M. le D<sup>r</sup> Fontaine a eu l'ingénieuse idée de faire construire la cloche mobile dont nous donnons la description plus loin, les opérations anesthésiques ont pu être pratiquées à l'hôpital, ce qui était nécessairement préférable pour les malades. C'est ainsi que M. Péan à l'hôpital Saint-Louis et M. Léon Labbé à Lariboisière ont fait un grand nombre d'opérations à l'aide de la nouvelle méthode. L'anesthésie proto-azotée a été également appliquée sur des malades de la ville, grâce à la cloche mobile de M. Fontaine.

On a souvent observé, pendant les premières anesthésies pratiquées selon la nouvelle méthode, l'apparition de contractures dans les membres. Cette complication, qui semblait assez grave, avait d'abord inquiété les opérateurs ; mais M. Paul Bert a reconnu qu'elle tenait à ce que le protoxyde d'azote n'était pas sous une tension suffisante. Il suffit en effet, pour calmer ces contractures ou les faire disparaître, de faire monter la pression dans la chambre de 2 ou 3 centimètres, ce qui peut être obtenu avec une grande facilité.

La sur pression a oscillé entre 15 et 22 centimètres. Dans quelques cas très rares, il a fallu aller jusqu'à 26 centimètres pour obtenir l'insensibilité et la résolution. Cette facilité avec laquelle on augmente la pression, et par suite l'insensibilité, constitue un des grands avantages de la méthode.

### Cloches et appareils destinés à l'application de la méthode de P. Bert.

Il nous a paru opportun de donner une description assez complète des divers appareils pneumatiques mis en usage pour l'emploi du protoxyde d'azote sous tension. La méthode de M. Paul Bert nous paraît appelée à un grand avenir, et nous avons pensé être utile à tous nos confrères de province qui s'occupent particulièrement d'anesthésie, en leur fournissant les indications nécessaires pour qu'ils puissent établir chez eux une cloche anesthésique.

Il est incontestable que la nouvelle méthode anesthésique dont le savant professeur de la Sorbonne vient de doter la science, présente quelques difficultés dans son application. On peut même avancer, sans crainte d'être contredit, qu'elle est inapplicable pour les opérations pratiquées dans les campagnes et dans les camps, mais, en revanche, elle peut rendre de grands services dans les villes et dans les établissements hospitaliers pour lesquels l'installation d'une cloche est une dépense relativement minime, surtout si l'on considère que la cloche anesthésique peut également être employée dans le traitement des nombreuses affections dans lesquelles le traitement aérothérapique est indiqué.

Nous décrirons donc successivement la cloche pneumatique et les différents appareils utilisés pour la compression de l'air. La plupart des détails qui suivent nous ont été communiqués par M. le D<sup>r</sup> Fontaine qui est lui-même l'auteur de la plupart des modifications ingénieuses récemment apportées aux appareils pneumatiques qui fonctionnent dans son magnifique établissement aérothérapique de la rue de Châteaudun.

### Cloche pneumatique.

La *cloche pneumatique* (fig. 38) est une capacité en tôle, de forme cylindrique, dont le haut et le bas sont fermés par des calottes hémisphériques; elle doit pouvoir résister à l'*essai* à une pression de deux atmosphères supplémentaires. La lumière a accès dans l'appareil par quatre verres épais, montés dans des châssis de fonte rivés sur les tôles. La porte s'ouvre de dehors en dedans; ses bords portent une saillie qui, pressant sur une bande de caoutchouc, assure l'her-

méticité de l'appareil. A sa partie postérieure, en face
de la porte, se trouve un petit sas à air, muni de deux clapets, qui permet de faire passer au malade ou à l'opérateur
les objets dont ils peuvent avoir besoin.

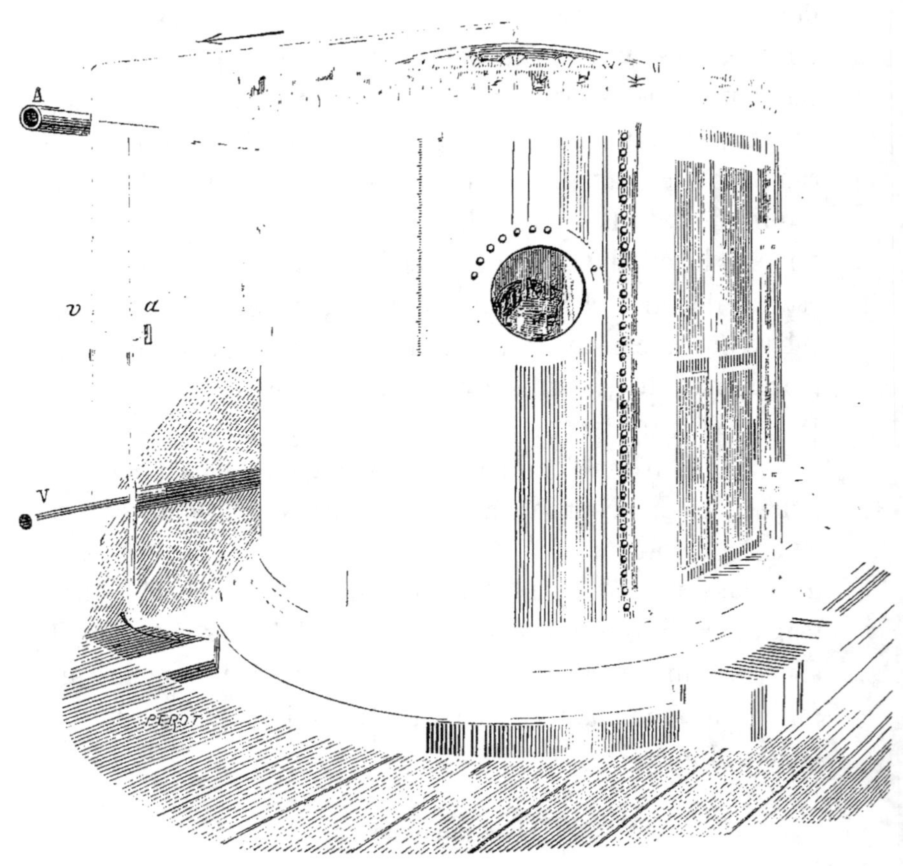

Fig. 38.

Un tube en V, à moitié rempli de mercure, et dont une
branche est dans la cloche, sert de manomètre. La dénivella-
tion du mercure indique la pression; toute élévation d'un
centimètre dans la branche externe indique un abaissement
d'un centimètre dans la branche interne; aussi les centimètres sont-ils indiqués dans l'une et l'autre par des traits

espacés de 5 millimètres seulement; l'échelle intérieure descend, celle extérieure monte.

La cloche repose sur un socle en bois ou en fonte à 30 ou 40 centimètres du sol. Le tuyau *a* sert à l'alimentation de l'appareil et le tuyau *b* à sa ventilation.

Au-dessus de la calotte hémisphérique inférieure se trouve un plancher percé de trous pour le passage de l'air; c'est sur ce plancher que se trouvent les fauteuils et la table qui forment le mobilier de l'appareil.

Il nous reste maintenant à parler des appareils de compression employés pour obtenir la pression dans les cloches à anesthésie.

### Système Tabarié.

La figure 39 donne une idée d'ensemble du système de compression adopté jusqu'à ces dernières années, dans les divers établissements aérothérapiques.

P est une pompe de compression à double effet, dont le piston est mis en mouvement par une bielle actionnée par les poulies *pp*, dépendant de l'arbre de couche d'une ma-

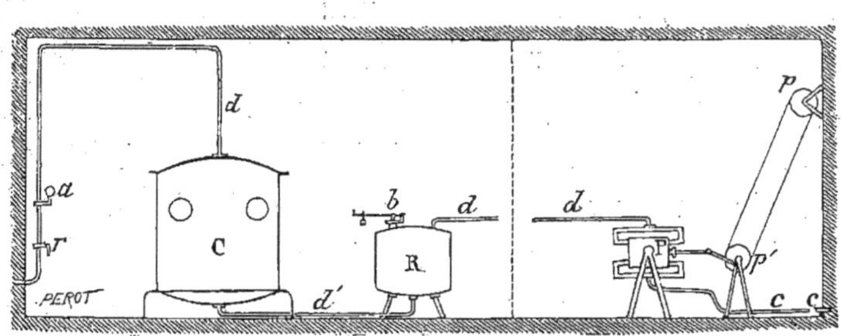

FIG. 39.

chine motrice quelconque : gaz, eau, vapeur, etc. *c* représente le tuyau dont les divisions coiffent les deux clapets d'aspiration de la pompe, et *d* représente le tuyau qui prend l'air aux clapets d'émission pour l'alimentation du réservoir R et de la cloche C : à partir du sommet de celle-ci, ce tuyau prend le nom de tuyau d'échappement ou de ventilation. *b* indique la soupape de sûreté du réservoir R, lequel a pour objet d'atténuer les à-coups de la pompe.

Un manomètre *a*, placé à l'extrémité de la conduite *d*, indique la pression dans tout le système, réservoir et cloche.

Pendant les trois temps : compression, pression fixe, décompression, on manœuvre le robinet d'échappement *r* de façon à laisser sortir *moins*, *autant* ou *plus* d'air que la pompe n'en engendre.

Les interruptions des lignes qui représentent les tuyaux *c* et *d* indiquent les points où l'on peut placer les appareils — étuve et réfrigérant — employés, suivant la saison, pour refroidir ou réchauffer l'air des pompes.

Dans les établissements des villes, pour avoir de l'air aussi pur que possible, on fait remonter la conduite *c* à dix ou quinze mètres du sol. Au lieu de pompes à clapets, on emploie quelquefois des pompes à tiroir. Leur fonctionnement est très satisfaisant.

Ce système présente, d'après le D<sup>r</sup> Fontaine, quelques inconvénients ; voici les principaux :

1° L'air est souvent trop *chaud ;* la chaleur dégagée par la compression n'étant pas, dans toutes les circonstances, et malgré l'emploi d'un appareil réfrigérant, facile à absorber.

2° L'air est souvent trop *sec ;* la capacité hygrométrique croît nécessairement avec la température et la pression ; or, l'air ne contient pas, comprimé, d'autre vapeur d'eau que celle qu'il contient sous la pression ordinaire.

3° L'air conserve plus ou moins l'odeur des graisses qui servent à la lubrifaction du cylindre de la pompe, de son piston et de son presse-étoupe.

### Pompe à piston liquide.

Les appareils pneumatiques mis en usage dans l'établissement de M. le D<sup>r</sup> Fontaine pour l'usage thérapeuthique, et pour obtenir la tension nécessaire à l'emploi du protoxyde d'azote par la méthode de M. Paul Bert, comprennent encore une pompe à piston liquide.

Cette pompe se compose d'un piston métallique qui se met dans un cylindre horizontal plein d'eau dont les extrémités sont surmontées par deux cylindres verticaux.

Le piston est mis en mouvement par un moteur quelconque. Dans cette pompe, la chaleur dégagée par la compression est consommée par la vaporisation d'une petite quantité d'eau qui donne à l'air l'état hygrométrique correspondant à sa température et à sa pression; de plus, comme il n'est pas en contact avec le piston métallique, l'air n'a pas l'odeur de graisse ou d'huile animale des pompes à *piston sec*. Cette pompe, ou une pompe construite sur ce principe, est employée à l'établissement médico-pneumatique de Milan que dirige le docteur Forlanini.

*Compresseur hydraulique.*—M. le D<sup>r</sup> Fontaine a appliqué aux cloches pneumatiques de son établissement la compression hydraulique.

Les compresseurs inventés par M. le D<sup>r</sup> Fontaine utilisent comme moteur l'eau du canal de l'Ourcq; ils ont tous les avantages de la pompe à piston liquide que nous venons de décrire, et, de plus, ils purifient l'air en lui enlevant l'acide carbonique en excès et les autres substances gazeuses ou volatiles que l'analyse décèle dans l'atmosphère des villes. Leur fonctionnement est basé sur le principe bien connu des cuves à eau des mines de Schemnitz. Un certain volume d'eau sous pression pénètre dans une capacité étanche, et en s'y élevant, comprime et expulse un égal volume d'air, puis, en l'abandonnant après ce travail pour s'écouler par un tuyau de décharge, aspire un nouveau volume d'air qu'un égal volume d'eau sous pression comprimera et chassera à son tour. La figure 40 représente ce *compresseur hydraulique*. A et A sont deux cuves en tôle qui, chacune, portent latéralement à leur base un robinet à trois voies de gros calibre. Suivant la position de leur robinet, ces cuves communiquent avec la conduite d'eau motrice $e'$, ou avec la conduite de décharge $e$. Le tuyau $a$ coiffe par ses extrémités la soupape d'aspiration de chaque cuve. Celle-ci s'ouvre de haut en bas sous la pression

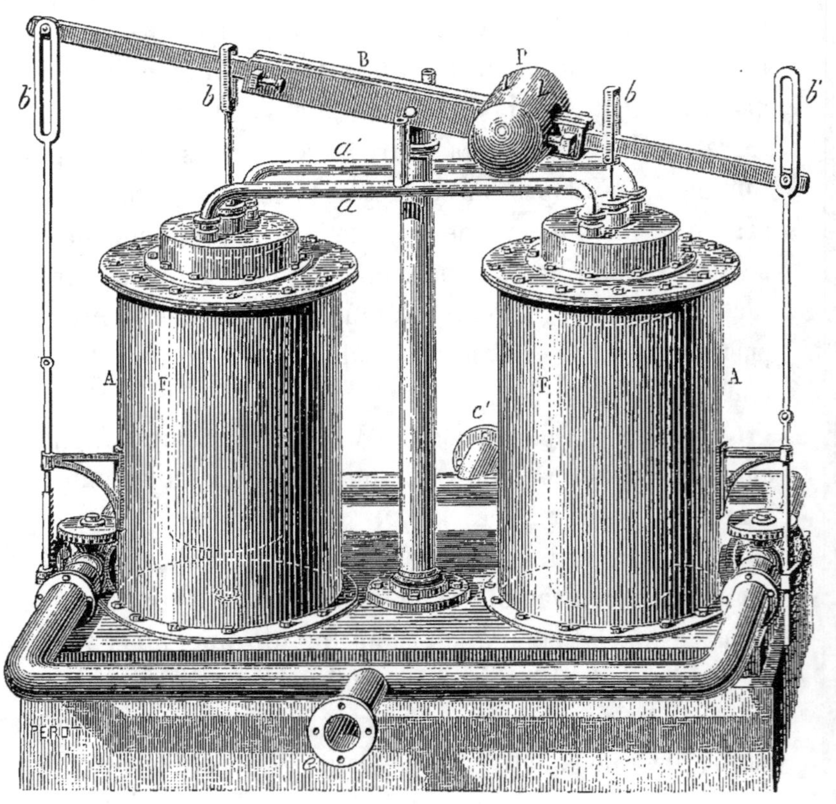


Fig. 40.

de l'air par le fait de l'écoulement de l'eau. Le tuyau $a'$ coiffe les soupapes d'émission qui, s'ouvrant sous l'effort de la pression, donnent issue à l'air lorsqu'il a été comprimé. Quand le robinet d'une des cuves communique avec la conduite d'eau motrice, celui de l'autre cuve communique avec la conduite de décharge ; d'où il résulte que, lorsque l'appareil est en marche, l'eau y pénètre constamment, alimentant tantôt l'une, tantôt l'autre. La conduite commune d'émission d'air également alimentée, tantôt par une cuve, tantôt par l'autre, se termine à un réservoir de dix à douze hectolitres, qui sert de *régulateur de pression.* De ce réservoir part une grosse conduite a, figure 40, sur laquelle sont branchés les tuyaux d'alimentation des cloches. Quand les robinets de ces tuyaux sont fermés, l'air comprimé dans une des cuves du compresseur tient en échec l'eau motrice comme dans un manomètre, et l'appareil ne marche pas ; mais aussitôt qu'un de ces robinets est ouvert, l'air pénètre dans la cloche correspondante, et par suite l'eau qui le chasse s'élève dans la cuve sous pression.

En remplissant cette cuve, l'eau entoure et immerge presque complètement un flotteur cylindrique F, dont la force ascensionnelle dans l'eau est égale à son poids dans l'air, — ce qu'on obtient en lui donnant un volume en litres double du chiffre de son poids en kilogrammes ; — celui-ci à l'aide d'une tige qui le surmonte, fait effort pour soulever le bras du balancier B, sur lequel se trouve le poids moteur P ; il est aidé par le flotteur de l'autre cuve qui, étant plongé dans l'air, retrouve son poids et tend à abaisser le bras opposé.

Quand le bras du balancier portant le poids P a été soulevé au-dessus de l'horizon, ce poids se déplace, va prendre une place identique sur le bras opposé et détermine brusquement l'abaissement de ce bras et l'élévation de celui qu'il vient de quitter ; les extrémités de tous les deux opèrent alors en même temps les bielles motrices des robinets ; la cuve pleine d'eau se vide, aspirant l'air du tuyau a, et la cuve pleine d'air se remplit d'eau, qui force cet air, par le tuyau a', dans le réservoir régulateur de pression.

Cela continue ainsi jusqu'au moment où, les robinets des

cloches (fig. 40) étant fermés, l'air comprimé fait équilibre à l'eau motrice. L'eau ne pénétrant plus alors, le flotteur *ascensionnel* ne fonctionne pas et la machine s'arrête. Quand les commissures inférieures ou supérieures de l'œil des tiges des flotteurs soulèvent ou abaissent le balancier, les extrémités de celui-ci cheminent librement dans l'œil des bielles motrices des robinets ; et quand, au contraire, le balancier, mû par le poids, soulève ou abaisse ces bielles par ses extrémités, il se meut librement dans l'œil des bielles du flotteur. A l'avant et à l'arrière du poids, à droite et à gauche, sont placés intérieurement des ressorts à boudin qui viennent rencontrer les petits buttoirs destinés à limiter sa course.

S'il faut une force de 100 kilogrammes pour élever au-dessus de l'horizon le poids P, on donne à chaque flotteur un volume de 100 litres et un poids de 50 kilogrammes. La force ascensionnelle de l'un et le poids de l'autre additionnés font exactement 100 kilogrammes.

Les appareils à eau présentent des avantages très appréciables dans la pratique des anesthésies prolongées : l'eau étant perpétuellement renouvelée, dissout et entraîne l'acide carbonique en excès et les autres substances volatiles qu'on trouve dans l'air des villes. L'air qui alimente les cloches est ainsi chimiquement pur, et de plus, comme il se *détend* en pénétrant dans ces appareils, il se refroidit, et lutte par conséquent contre l'élévation de température qui accompagne l'élévation de la pression.

Avec ce système, l'opérateur a deux robinets à manœuvrer au lieu d'un seul comme dans le système Tabarié. Pendant le temps de *compression*, il admet plus d'air (fig. 40) par le tuyau d'alimentation *a* qu'il n'en laisse sortir par le tuyau de ventilation *b ;* il en laisse sortir autant qu'il en entre, pendant le stade de *pression fixe*, et davantage enfin pendant le temps de la *décompression*. Le manomètre de la conduit générale d'alimentation indique toujours la même pression.

— L'opération des robinets, guidée par les manomètres à mercure de chaque cloche, permet d'avoir dans toutes des pressions différentes, si cela est nécessaire.

Si nous sommes entré dans quelques détails au sujet des nouveaux appareils de M. Fontaine, c'est que nous pensons qu'ils pourront puissamment aider à la propagation de la méthode anesthésique de M. P. Bert dans les villes où il n'existe pas d'établissements médico-pneumatiques.

Dans les cloches pneumatiques, la ventilation est parfaite : l'air expiré, plus chaud que l'air ambiant, ne se mélange pas avec lui comme dans les appartements, il s'élève immédiatement dans la partie supérieure de l'appareil et est aussitôt évacué par le tuyau de ventilation placé au centre de la calotte hémisphérique. C'est là un grand avantage, car il est évident que, dans les opérations prolongées, le malade, le chirurgien et ses aides éprouveraient quelques inconvénients à rester longtemps enfermés dans un espace aussi restreint si la ventilation n'était pas parfaite.

Jusqu'à présent, les expériences ont eu lieu dans des cloches fixes, et il était nécessaire de transporter les malades dans l'établissement de M. le D$^r$ Fontaine pour y être opérés. De plus, les dimensions des cloches ne permettaient pas aux chirurgiens d'avoir un grand nombre d'aides. Tous ces inconvénients ont aujourd'hui disparu, depuis que M. Fontaine a fait construire une cloche mobile et beaucoup plus spacieuse que celles qui avaient été employées jusqu'à ce jour dans un but thérapeutique.

Voici quelques détails sur la cloche mobile du D$^r$ Fontaine, que nous reproduisoons d'après l'*Union médicale* du 18 septembre 1879 :

«Cet appareil, monté sur un camion faisant corps avec lui, est peint en blanc intérieurement. Il reçoit la lumière par dix hublots, dont quatre supérieurs éclairent directement le lit d'opération, sa largeur est de 2 mètres, sa longueur de 3 mètres 50 et sa hauteur de 2 mètres 65. Dix ou douze personnes peuvent y tenir très à l'aise (fig. 41).

La cloche dans laquelle M. Péan a opéré pendant trois mois, et dans laquelle il prenait avec lui cinq ou six aides, n'avait pas le tiers de la surface utilisable de celle-ci. On peut régler la pression soit de l'intérieur, soit de l'extérieur, au choix; dans les deux cas, un manomètre métallique sert de guide.

A côté de la cloche, on voit sur un petit chariot :

1° Une pompe à bras à double corps, A, avec piston liquide, pouvant donner de 400 à 600 litres d'air à la minute ;

2° Un réfrigérateur B, placé sur le chemin de l'air comprimé par le corps de pompe pour empêcher la température de la cloche de s'élever à plus de 1 ou 2 degrés au-dessus de celle de l'air ambiant. Pendant l'hiver, ce réfrigérateur peut être remplacé par un calorifère à eau : serpentin plongé dans l'eau chaude ;

3° Un récipient en tôle, C, contenant 350 litres du mélange anesthésique gazeux, comprimé à 10 atmosphères (soit 3 mètres cubes 1/2 à la pression ordinaire).

Sur les parois de la cloche, on voit deux clefs : La première manœuvre un robinet qui est raccordé avec le récipient sous pression, C, et avec le sac placé sous le lit d'opération. Quand le sac est près d'être vidé, on le remplit en y détendant une certaine quantité du mélange gazeux du récipient. La seconde appartient à un sifflet, F, pour la commande de l'équipe des pompes.

Le masque employé pour l'anesthésie est en caoutchouc; il porte à sa périphérie un bourrelet qu'on peut gonfler à volonté et qui permet de faire joint parfait. Pendant l'inspiration, la soupape d'expiration est fermée par la pression ambiante, sollicitée par le vide pulmonaire ; pendant l'expi-

ration cette soupape s'ouvre, et celle de l'inspiration est fermée par l'excès de pression du gaz expiré sur celle du
mélange gazeux.

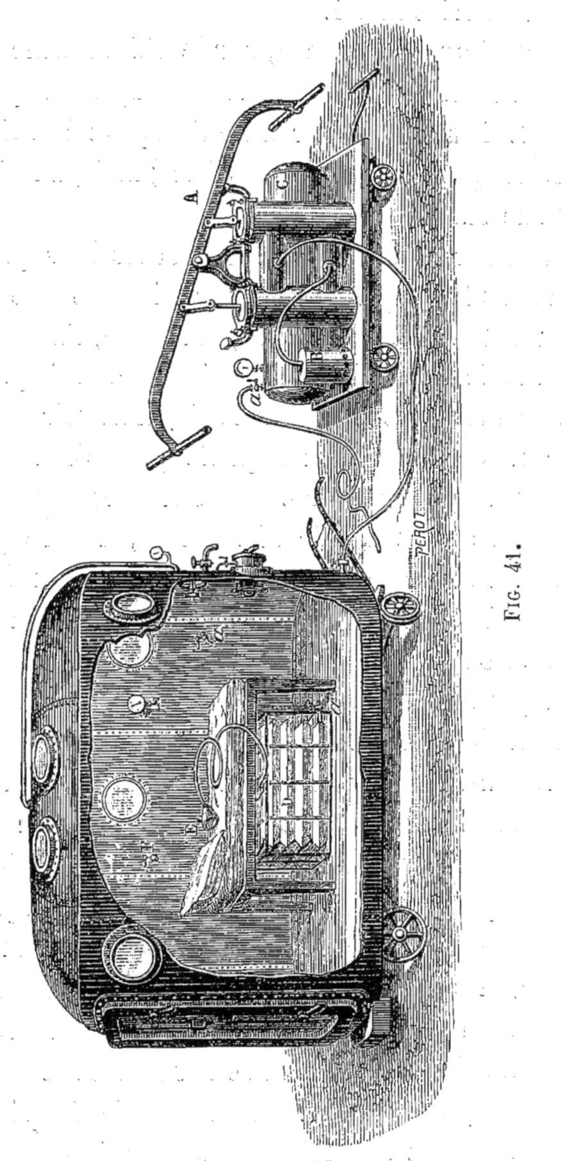



Fig. 41.

Avec cette cloche, on pourra opérer aux hôpitaux, dans
les maisons de santé et les maisons particulières. Il faudra

toujours amener le malade dans la cour, mais on sait qu'on peut, avec un lit bien entendu et des porteurs intelligents, descendre un malade d'un ou plusieurs étages, sans lui faire perdre son horizontalité.

Le nouvel anesthésique a, sur le chloroforme et l'éther, d'incontestables avantages, mais on objectera qu'il est encombrant. Cela est vrai et cela ne l'est pas : à la ville, il faudra l'outillage qui vient d'être décrit; mais, à l'hôpital, une cloche fixe suffira.

Il est de toute nécessité que les cloches fixes que l'on construira dans les hôpitaux soient aussi vastes que les amphithéâtres actuels et permettent, par suite, l'admission d'un grand nombre d'étudiants en médecine, et de plus qu'elles soient établies dans les cours de façon à avoir un éclairage abondant. Il faut aussi que, quelle que soit la température des cours, on puisse avoir dans ces cloches une température variant entre 12 et 15 degrés. Il faut, d'autre part, qu'on puisse faire sortir ou entrer les assistants ou les malades opérés ou à opérer sans avoir à décomprimer la cloche entière. M. Fontaine étudie actuellement une *cloche amphithéâtre* pouvant contenir 300 personnes. Le sol de cette cloche serait fait en ciment, et dans ce ciment passeraient les conduites métalliques servant à l'admission de l'eau froide et de l'eau chaude, dont on a toujours besoin dans les opérations, — les eaux de la Ville ont une pression toujours suffisante pour pénétrer dans un milieu n'ayant qu'une atmosphère et demie de pression, — celle du gaz anesthésique, et enfin celle qui sert à régler la ventilation de l'appareil; la cloche serait faite en tôle sans hublots, elle serait munie de deux écluses se faisant face et assez grandes pour qu'on puisse y admettre les malades à opérer couchés sur un brancard; la partie centrale du dôme serait faite de petits cubes de verre dépoli pris dans du caoutchouc et enclavés dans des armatures en fer formant plafond lumineux

Ce plafond donne un éclairage très intense, il est utilisé dans les deux sous-sols du Crédit lyonnais où les employés peuvent écrire très facilement. Dans une cloche au grand air, l'éclairage sera parfait, comme il l'est, du reste, dans la cloche du Dr Fontaine, où l'on a un plus grand jour que dans aucune des salles d'opérations de Paris. Dans la cloche projetée, des gradins circulaires permettraient de recevoir, comme nous l'avons dit, un grand nombre d'étudiants. Pour maintenir dans l'appareil une température convenable suivant les saisons, l'air, après avoir été comprimé, traverserait des frigorifères ou des calorifères à eau, et l'on pourrait régler la température aussi aisément qu'on règle la pression, ainsi que cela se pratique dans les établissements aérothérapiques.

Comme l'appareil serait installé dans un pavillon vitré relié à l'hôpital par une galerie, les malades pourraient y entrer et en sortir sans danger de refroidissement.

La force motrice nécessaire à l'alimentation et à la ventilation de cette cloche sous une pression d'un tiers d'atmosphère pour 300 spectateurs, serait de 12 chevaux environ. Or, en comptant le cheval à 15 centimes l'heure (3 à 4 kilogrammes de charbon) on voit qu'une séance opératoire de deux heures reviendra à 3 fr. 50 environ.

Le mélange de protoxyde d'azote et d'oxygène coûte actuellement très cher ; si les hôpitaux fabriquaient ces deux gaz, ce qui ne leur demanderait que l'installation de quelques gazomètres et de quelques cornues, le prix de revient se réduirait considérablement et l'on pourrait obtenir le gaz à raison d'un franc ou 1 fr. 50 l'hectolitre. Comme la cloche mobile a parfaitement réalisé les promesses de son inventeur, le Dr Fontaine, on peut croire que le projet de cloche fixe dont nous venons de parler réussira aussi bien. Nous faisons pour cela les vœux les plus sincères.

En résumé, toutes les prévisions qu'avaient permis d'établir les expériences faites sur les animaux ont été vérifiées dans les opérations sur l'homme. Le protoxyde d'azote a montré sa supériorité sur l'éther, le chloroforme et les autres combinaisons de l'hydrogène avec le chlore ou le carbone : 1° par l'absence de cette période d'excitation initiale souvent si pénible et parfois même dangereuse ; 2° par la tranquillité absolue du malade pendant toute la durée du sommeil anesthésique ; 3° par le retour quasi instantané, même après vingt-six minutes d'anesthésie, à la sensibilité complète, si bien qu'on peut, si l'on veut, réveiller le malade à un temps quelconque de l'opération, pour le rendormir aussitôt ; 4° par l'absence des malaises et vomissements, si fréquents, si fatigants et parfois si durables, chez les malades soumis au chloroforme ou à l'éther.

Mais il y a des raisons plus importantes encore de préférer, partout où cela sera possible, le protoxyde d'azote aux anesthésiques anciens. Ceux-ci, en effet, ne sont rien moins qu'inoffensifs. Sans doute, grâce aux précautions les plus minutieuses, le nombre des accidents mortels est fort restreint, et l'on n'en compte guère plus d'un par an dans les hôpitaux de Paris. Mais il n'est guère d'opération pendant laquelle le chirurgien ne se préoccupe avec quelque inquiétude de son malade, de ses agitations et même de son repos lorsqu'il lui semble trop complet : à chaque instant on entend demander des nouvelles du pouls et de la respiration, questions souvent motivées par les changements de couleur du sang.

Il en est tout autrement pour le protoxyde d'azote. Et cela s'explique aisément. En effet, d'une part, l'administration de ce gaz est aussi régulière que celle des anesthésiques liquides l'est peu. Pour ceux-ci on emploie des linges ou des éponges imbibés qu'on place sous le nez du malade, qui en absorbe des quantités fort variables suivant le degré d'imprégnation du véhicule et sa distance des voies respiratoires, deux conditions les plus irrégulières du monde dans la pratique, sans compter que l'aide, trop souvent, se préoccupe au moins autant de l'opération qu'il suit de l'œil que du malade qu'il est chargé d'endormir. Rien de plus fixe, au contraire, que la quantité du protoxyde d'azote dans le sang du patient pendant toute la durée de l'opération, car il est impossible qu'elle change tant que la pression de l'air reste constante. Donc, une fois la dose anesthésique obtenue, le chirurgien n'aura plus à s'inquiéter. Il est cependant utile d'enlever le masque de temps à autre pour faciliter l'élimination du gaz par les poumons, ce qui peut être fait sans que le malade revienne à la sensibilité.

Le chloroforme et l'éther dissolvent les matières grasses, comme chacun le sait, et, réciproquement, se dissolvent en elles. Il en résulte qu'ils se fixent dans l'organisme, peut-être même dans le cerveau et la moelle épinière, d'où ils ne s'échappent qu'après un temps plus ou moins long ; c'est ce qui explique pourquoi l'haleine des malades anesthésiés par ces substances en conserve l'odeur caractéristique pendant des heures et même des jours. De là le danger qu'elles présentent ; car en vain éloigne-t-on, lorsque quelque accident survient, la compresse imbibée, et fait-on la respiration artificielle, on n'obtient pas l'élimination immédiate de la substance toxique. Le protoxyde d'azote, au contraire, simplement dissous dans le sang où il ne contracte aucune combinaison chimique, s'élimine presque instantanément dès les premières respirations à l'air libre, en telle sorte que si la dose anesthésique avait été dépassée, tout danger disparaîtrait dès que le masque serait enlevé.

Du reste, ce danger ne saurait jamais menacer le patient. M. Paul Bert estime, en effet, que la dose redoutable du protoxyde d'azote correspond à au moins une atmosphère de surcompression, et, pour obtenir l'insensibilité, on n'a jamais besoin de dépasser un tiers d'atmosphère.

Cette notion lui a permis d'apporter à sa méthode un perfectionnement qui rendra les plus grands services aux dentistes. Ceux-ci agissent dans les conditions les plus défavorables, puisqu'il faut, pour leurs opérations, enlever l'embouchure et laisser le patient respirer l'air pur ; aussi n'ont-ils, même par la méthode de M. Paul Bert, que quelques secondes à leur disposition. L'inventeur a eu l'idée d'élever la pression un peu au-dessus du degré nécessaire pour l'anesthésie et d'attendre quelques minutes, afin que le sang et les tissus du patient soient imprégnés et en quelque sorte sursaturés par le gaz. Lorsque alors arrive la respiration à l'air libre, on a du temps devant soi avant que tout l'excès de gaz soit éliminé.

L'innocuité du protoxyde d'azote peut encore être conclue de ce fait que les centaines de mille opérations faites par les dentistes n'ont amené aucune mort pouvant être attribuée à l'anesthésique. Et cependant il s'en faut que les opérateurs aient toujours eu la compétence désirable et pris les précautions nécessaires. D'autre part, il ne faut pas oublier que, dans leur procédé, l'asphyxie marche de pair avec l'anesthésie, ce qui devrait augmenter le nombre des accidents.

Ainsi, aux grands avantages que nous avons plus haut signalés, relativement à l'absence d'excitation préalable et de malaises consécutifs, le protoxyde d'azote en joint un bien plus grand encore, celui d'une innocuité qu'on peut presque considérer comme absolue.

Une seule objection se présente : les difficultés de l'application. Et tous les ennemis des choses nouvelles de s'exclamer sur la nécessité d'une chambre en tôle, d'une pompe à compression, d'une machine à vapeur, etc.

Tout ce qu'on a dit à ce propos est fort exagéré. D'abord la question n'en est pas une pour les hôpitaux des grandes villes. Le prix de revient de la vaste cloche pour 300 personnes, projetée par M. Fontaine et dont nous avons parlé plus haut, serait de 30 000 francs à peine. Pour 15 000 francs on peut avoir une installation complète : cloche pour 40 personnes, avec moteur à gaz ou à vapeur et pompe à point hydraulique. Pour une opération en ville la cloche mobile du D$^r$ Fontaine nous paraît suffisante. Quoique d'assez grande dimension, elle peut être admise dans toutes les cours des maisons avec porte cochère de Paris nouvellement construites, et dans toutes les maisons de santé où opèrent les chirurgiens.

On peut donc dire aujourd'hui que, grâce à la belle découverte de M. Paul Bert, et grâce à l'initiative chirurgicale de M. Péan, qui a bien voulu accepter notre concours ainsi que celui de MM. Fontaine et Limousin, le protoxyde d'azote est entré dans le domaine de la grande chirurgie. Cet agent est, en effet, supérieur au chloroforme et à l'éther : 1° par l'absence de toute période d'excitation au début de l'anesthésie ; 2° par la tranquillité qu'il donne au chirurgien, assuré que le dosage de l'agent anesthésique ne peut changer pendant le cours de l'opération ; 3° par le retour rapide, même après une longue anesthésie, à la sensibilité complète ; 4° par l'absence de vomissements consécutifs ; 5° enfin, et c'est là le point le plus essentiel, par sa complète innocuité.

# CHAPITRE XX

## APPLICATION DE L'ANESTHÉSIE A L'OBSTÉTRIQUE

### § 1. — Historique.

Ce fut le 19 janvier 1847 que sir James Simpson administra pour la première fois l'éther dans le but d'atténuer la douleur de l'accouchement. Il s'agissait d'un cas de bassin vicié où il était nécessaire de pratiquer la version, et le résultat que donna l'éthérisation fut tellement satisfaisant, que dans le cours des trois semaines qui suivirent cette date, sir James Simpson avait employé l'éther dans plusieurs cas de travail naturel, et une fois pour une application de forceps. Pendant l'année 1847, l'éther fut administré dans le travail par Paul Dubois à Paris, par le D$^r$ Tyler de Dublin, par le D$^r$ Murphy de Londres, par le professeur Martin d'Iéna et par d'autres encore. Mais l'introduction du chloroforme comme anesthésique du travail de l'accouchement par sir James Simpson, en novembre 1847, fut l'événement scientifique qui contribua le plus au progrès de la pratique obstétricale moderne. Toutes les objections imaginables, d'ordre moral, physiologique, thérapeutique et religieux s'élevèrent contre cette innovation. Il y a longtemps que le chloroforme est accepté en Angleterre à titre d'agent thérapeutique pouvant, sans danger et avec de grands avantages, contribuer à la diminution des douleurs de l'accouchement. Il y a donc lieu de s'étonner qu'à Paris le chloroforme en soit encore à faire ses preuves, et qu'à l'heure présente des accoucheurs distingués de cette capitale se livrent, à ce sujet, à une discussion non moins acerbe, non moins violente que celle dont l'Angleterre fut témoin il y a une trentaine d'années.

Il a paru récemment à Paris deux mémoires sur l'administration du chloroforme pendant le travail. L'auteur du premier est le regretté Campbell, qui a exercé avec succès l'obstétrique pendant de longues années. Le second est dû au D$^r$ Pinard et n'est autre que sa thèse de concours pour l'agrégation à la Faculté de médecine. Les conclusions du D$^r$ Pinard sont basées sur l'expérience, limitée et insuffisante, de chloroformisations faites pendant 23 accouchements à différentes périodes du travail.

Le D$^r$ Campbell, ancien chef de clinique de P. Dubois,

s'est servi bien des années, et avec succès, du chloroforme donné pendant le travail, et se trouvait en position d'en parler avec autorité. Le mémoire qu'il vient de publier est une réponse complète aux critiques du professeur Pajot et d'autres écrivains qui ridiculisent l'administration du chloroforme à doses faibles et intermittentes pendant la deuxième période du travail. Le professeur Pajot s'est déclaré l'ennemi de l'emploi du chloroforme à doses intermittentes qu'il désigne par l'épithète de *chloroforme à la Reine.*

Il soutient que l'inhalation du chloroforme pendant les contractions utérines n'abolit pas la douleur, que c'est un *vain simulacre*, et que, pour obtenir l'anesthésie pendant le travail, on doit dépasser les limites de l'analgésie et se trouver en face d'un danger. A l'appui de son opinion, il en réfère aux assertions du D<sup>r</sup> Pinard, d'après l'expérience duquel — expérience fondée sur quelques expérimentations faites à l'occasion de la thèse qu'il préparait — le chloroforme, administré à doses faibles et intermittentes, ne suffit pas à alléger la souffrance, et ne fait que donner lieu à une loquacité compromettante d'où peut résulter la révélation de secrets que la parturiente eût préféré garder pour elle-même. Nous ne pensons pas que les assertions faites au sujet de la tendance qu'auraient les femmes à dévoiler leurs secrets, soient de nature à être acceptées par les accoucheurs vraiment expérimentés de notre pays, pas plus que ceux-ci n'admettraient les effets érotiques attribués au chloroforme par l'auteur de *Némésis* dans les vers suivants :

> « Là c'est le doux repos, l'extase, le plaisir, .
> Le spasme de l'amour, quand l'éther hallucine
> La jeune femme en proie aux tourments de Lucine ;
> Oh ! d'un double mystère ineffable pouvoir,
> Au moment qu'elle enfante, elle croit concevoir. »

Sans doute il existe une croyance populaire qu'il se manifeste, pendant l'état d'éthérisme, une véritable tendance à la révélation de secrets ou à l'emploi de termes dont la patiente rougirait si elle avait sa pleine connaissance ; mais le sentiment presque universel s'accorde à nier qu'il en soit réellement ainsi. On ne rencontre pas d'ordinaire de semblables résultats pendant l'anesthésie générale de la chirurgie, et l'on ne voit pas de raison plausible pour qu'il se développe, chez les parturientes, une disposition toute spéciale à une loquacité indiscrète. S'il en était ainsi, l'emploi du chloroforme pendant le travail ne serait presque jamais sollicité. Il est, croyons-nous, peu de femmes qui ne préférassent se soumettre à n'importe quelle torture plutôt que de courir la chance de faire, étant inconscientes, de désagréables ou compromettantes révélations.

L'administration du chloroforme à doses intermittentes, pendant la seconde période du travail, est d'une valeur indubitable. N'eût-elle d'autre effet que celui produit sur le moral de la parturiente, même alors son importance serait encore des plus grandes, en ce qu'elle supprime l'appréhension de la douleur à venir et permet à la femme d'envisager, avec l'esprit confiant et tranquille, le travail de son accouchement. Mais le chloroforme, sans diminuer la force des contractions utérines, relâche les voies maternelles, abolit la sensation des douleurs expulsives, qui, à cette période, sont extrêmement violentes, et économise la force de la parturiente en lui épargnant l'épuisement qui résulte de la tension extrême du système nerveux. Quant à l'hémorrhagie post-puerpérale, le danger en est à peu près nul, pourvu qu'on cesse l'administration du chloroforme à la fin de la deuxième période.

Moralement parlant, nous ne parvenons pas à comprendre pourquoi il existerait deux mesures pour procurer un soulagement humain : l'une qui accorde le bienfait de l'anesthésie à ceux qui ont à subir des opérations chirurgicales, et l'autre qui refuse ce privilège à une parturiente à laquelle on veut laisser endurer toutes les douleurs du travail, parce qu'on s'est plu à les appeler *physiologiques*.

Le D^r Campbell avait la raison et l'expérience de son côté ; et, en enseignant à la jeune génération des accoucheurs de Paris l'emploi scientifique du chloroforme, en même temps qu'il leur en démontrait les bienfaits dans la pratique, on peut dire qu'il a rendu un véritable service à la science et à l'humanité.

### § 2. — Opinion des accoucheurs français.

La question de l'anesthésie obstétricale a récemment donné lieu, en France, à une discussion très vive à laquelle ont pris part les maîtres les plus éminents. M. le professeur Pajot, d'une part, et M. Bailly, d'autre part, ont échangé dans le *Bulletin de thérapeutique* une série de lettres qui, malgré les traits spirituels dont elles étaient parsemées, n'ont guère fait avancer la question.

Dans son travail sur *le chloroforme appliqué à l'obstétrique*, le professeur Pajot s'exprime ainsi :

« Dans les accouchements *naturels*, ou bien il faudra se contenter, pendant toute la durée du travail, d'un vain *simulacre* d'anesthésie, atténuant à peine la souffrance, ou bien il faudra, pendant un grand nombre d'heures, parfois, plonger la femme dans une insensibilité véritable, dont la prolongation excessive doit toujours effrayer.

» Cependant, il faut ajouter, pour être juste, que la plupart des partisans de l'anesthésie, dans les accouchements *naturels*, conseillent d'avoir recours au chloroforme, seulement dans les derniers moments du travail. Même appliquée ainsi, l'insensibilité obtenue ne présenterait souvent qu'un avantage très contestable, car tous les accoucheurs savent combien de femmes supportent difficilement, avec peu de résignation et de courage, la fin de la première période, et combien l'on en trouve, au contraire, dont l'énergie se réveille avec les douleurs franches de la fin de l'expulsion. »

En 1878, M. Pinard eut cette question à traiter pour sa thèse d'agrégation. Il institua une série d'expériences dont le résultat lui permit de conclure d'une façon catégorique contre l'emploi du chloroforme dans les accouchements naturels. Nous allons examiner avec quelque soin ce travail auquel le talent et la situation de son auteur donnent une grande importance.

Les expériences de M. Pinard n'ont pas été favorables à la demi-chloroformisation ; devons-nous en conclure que ce procédé doive être à jamais banni de la pratique obstétricale ? Une pareille conclusion nous paraîtrait au moins hâtive. Nous n'entrerons pas, relativement à l'action physiologique du chloroforme sur les femmes en travail, dans de longs développements. Cette question a, du reste, été habilement traitée par un grand nombre d'auteurs depuis Simpson. Mais nous ne pouvons nous empêcher d'observer qu'en face des assertions opposées d'hommes très compétents, il est permis de ne pas se rendre sans merci aux faits qu'oppose M. Pinard à l'emploi du chloroforme dans les accouchements normaux.

On trouve dans les observations de l'auteur une excellente méthode d'examen et d'analyse, mais leur nombre n'est-il pas un peu restreint ? En effet, M. Pinard (pressé par les exigences du concours) a dû faire son travail à la hâte et n'a pu recueillir que 23 observations. Ce chiffre est maigre, surtout si on l'oppose aux milliers d'observations recueillies en Angleterre, et même aux 942 faits publiés en France par M. Campbell. Sans nous prononcer d'une manière catégorique sur cette importante question, nous pensons qu'il doit y avoir, soit dans le mode d'administration des agents anesthésiques, soit dans les conditions toujours différentes de la pratique hospitalière et de la pratique de la ville, des différences qui expliquent les opinions contradictoires aujourd'hui professées par les accoucheurs les plus éminents. L'avenir élucidera sans doute cette question ; en ce qui nous concerne, nous demandons, avant de repousser d'une façon définitive la demi-anesthésie obstétricale, un supplément d'expériences : celles-ci sont d'autant plus faciles que, de l'avis de l'auteur lui-même, le chloroforme ne provoque jamais d'accidents mortels sur les femmes enceintes, et qu'il n'existe aucun fait authentique qui puisse faire douter de l'immunité de la chloroformisation obstétricale. Il est à re-marquer, en effet, que les ennemis de ce procédé anesthésique le combattent, non parce qu'il est dangereux, mais parce qu'il est inutile. Parfois même ils veulent le tuer par le ridi-cule. « Le chloroforme à la reine, dit le professeur Pajot, est destiné à supplanter les médailles, les neuvaines, les eaux miraculeuses... On fera entendre aux femmes qu'elles eussent souffert bien davantage sans la demi-anesthésie. Le chloro-forme sera, pour les accouchées, comme la Providence qu'il faut toujours remercier quand on s'est fracturé une jambe : « on aurait pu se les casser toutes les deux. » De cette rail-lerie spirituelle nous retenons ceci, c'est que le chloroforme n'est pas dangereux en obstétrique. C'est là un point capital sur lequel nous appelons l'attention des accoucheurs, qui pourront dès lors constater sans crainte les effets de cet agent pendant le travail.

Nous ne nous arrêterons pas longuement sur les autres points qui ont été traités dans la thèse de M. Pinard. En ce qui concerne le chloral, l'auteur n'a pu faire qu'un nombre limité d'expériences. Les difficultés de l'administration de ce médicament en rendent l'emploi difficile en obstétrique, et il faut en réserver l'emploi pour l'éclampsie.

Pour la morphine, M. Pinard a pu constater que cette substance ralentit les contractions d'une façon notable et les fait même disparaître. En ce qui concerne l'action combinée de la morphine et du chloroforme, il pense que l'association de ces médicaments peut être utile dans les cas de manœuvres obstétricales, mais qu'elle produit dans le travail naturel un ralentissement et un raccourcissement notable des contractions utérines, et prédispose aux hémorrhagies de la délivrance.

On voit d'après cette analyse que deux des principaux obstétriciens de notre faculté sont décidément hostiles à l'emploi des anesthésiques dans les accouchements naturels. Mais il nous serait facile de citer une longue liste d'accoucheurs français, qui emploient journellement le chloroforme en obstétrique. Sans parler de notre regretté ami Campbell qui a été l'introducteur de la méthode en France, nous pouvons citer les docteurs Danyau, Bailly, Bucquoy, Legroux, Hervieux, Fereol et Dumontpallier. Ces autorités peuvent donc être opposées avec avantage aux deux obstétriciens que nous avons cités plus haut.

Le D͏ʳ Dumontpallier, dont l'autorité est si considérable, a fait connaître à la Société médicale des hôpitaux son opinion sur cette importante question. Il se montre complètement favorable à l'emploi du chloroforme pendant la pratique des accouchements et fait connaître quelques faits intéressants que nous reproduisons.

« C'était en 1874, au mois de février : je fus mandé près d'une dame à laquelle notre regretté confrère, le docteur Axenfeld, gravement malade à cette époque, ne pouvait plus prêter son assistance. Cette jeune dame avait déjà eu deux enfants ; elle habitait la campagne et, sachant que cette dame avait eu des attaques d'éclampsie lors de son second accouchement, j'avais emporté avec moi un flacon de chloroforme. — Les premières douleurs de ce troisième accouchement s'étaient fait sentir dans la matinée ; lorsque j'arrivai près d'elle, vers une heure, les douleurs étaient régulières dans leur succession et très bien supportées ; la tête du fœtus, engagée dans la partie supérieure du petit bassin, indiquait une occipito-iliaque gauche antérieure ; le col de l'utérus était effacé, bien appliqué sur l'occiput et offrait déjà une dilatation notable. Toutes choses marchèrent à souhait jusqu'à six heures du soir : la tête descendait dans le petit bassin et la dilatation du col utérin était de plus en plus grande ; mais, à partir de ce moment, la femme, souffrant beaucoup, prétendait que le travail était arrêté, que la tête de l'enfant ne descendait plus, que ses douleurs ne portaient plus et qu'elle se sentait à bout de forces. En effet, le col était assez dilaté pour laisser passer la tête du fœtus, mais chaque douleur était sans effet appréciable. Enfin, après une heure de souffrances inutiles en apparence pour le travail, M^me X... me pria d'imiter la conduite habituelle du D^r Axenfeld, lorsqu'il l'avait précédemment assistée, et de lui donner du chloroforme ; je résistai d'abord, parce que je n'avais pas d'expérience pratique personnelle en cette affaire ; puis enfin je cédai, mais tout en me promettant de ne donner que de très faibles doses de chloroforme, et voici comment je procédai dans l'inhalation de ce précieux auxiliaire :

» Aussitôt que la parturiente sentait venir la douleur, je tenais à une petite distance des narines et de la bouche un mouchoir disposé en cornet, et sur lequel j'avais laissé tomber une petite quantité de chloroforme. Est-il besoin de dire que j'observais attentivement l'état de la circulation et de la respiration. Les respirations étant amples et le pouls ne cessant pas d'avoir sa régularité, je laissai agir le chloroforme tout le temps que durait chaque douleur ; la femme ne cessa pas une seule fois de répondre très nettement aux différentes questions que je lui adressais pendant l'inhalation de l'anesthésique, elle affirmait qu'elle ne souffrait plus, et elle ajoutait, pendant chaque contraction, dont elle avait conscience sans souffrir : « Vous voyez bien, docteur, que cela avance. » — En effet, après cinq ou six grandes contractions utérines, la tête se présenta trois à quatre fois à la vulve, et bientôt l'accouchement fut terminé, à la grande satisfaction de M^me X..., qui n'avait nullement souffert pendant la dernière heure. La sortie du délivre s'effectua un quart d'heure après la sortie de l'enfant, et les suites de couches furent très heureuses.

» En cette circonstance, je cherchai à me rendre compte du mode d'action du chloroforme, et je pensai que la douleur éprouvée par la femme dans la seconde période de l'accouchement avait eu très vraisemblablement une part importante dans l'insuffisance des contractions utérines. Nous savons que les anciens accoucheurs recommandaient souvent aux parturientes de ne pas retenir leurs douleurs. Ils avaient donc remarqué que, dans certaines circonstances, la douleur ressentie vivement et la crainte de souffrir pouvaient arrêter le travail régulier de l'enfantement. Les contractions de l'utérus sont, il est vrai, indépendantes de la volonté ; mais la douleur éprouvée par la femme ne peut-elle, par action réflexe, modifier la contraction utérine? Si cette interprétation est acceptable, ne comprend-on pas aisément que, diminuant ou faisant presque nulle la douleur si redoutée par certaines femmes, on puisse par cela seul rendre aux contractions utérines toute leur puissance et toute leur efficacité? Les faits relatés dans l'observation suivante viendront à l'appui de cette interprétation. Quoi qu'il en soit, chez cette première dame, aussitôt que les douleurs de l'accouchement furent rendues supportables par l'inhalation du chloroforme, le travail marcha avec régularité et rapidité. Qu'il me soit permis d'insister sur ce double fait, que M^me X... conserva pendant la dernière période de l'accouchement une conscience parfaite de la marche du travail, la possibilité de répondre nettement à toutes mes questions, et que, s'il y avait analgésie des parties utérines et voisines de l'utérus, il n'y avait pas anesthésie de la peau ou des masses musculaires des membres : car, lorsque je pinçais la peau ou lorsque je pressais l'avant-bras de cette dame, elle savait très bien me dire que je lui faisais mal. »

La seconde observation, recueillie au mois de novembre 1877, est encore plus démonstrative de l'action favorable du chloroforme sur le travail régulier de l'accouchement.

« Le 8 novembre 1877, j'étais appelé près d'une jeune dame que j'avais déjà assistée lors de son premier accouchement. Lorsque j'arrivai près d'elle, elle souffrait depuis quelques heures. Il s'agissait encore, dans ce cas, d'une présentation occipito-iliaque gauche antérieure ; la tête du fœtus était engagée dans le petit bassin, le col était dilaté dans l'étendue d'une pièce de deux francs ; cette dame allait et venait dans son appartement ; à trois heures de l'après-midi, les douleurs devinrent plus fortes, et j'engageai la parturiente à se mettre sur son lit. Les douleurs se répétaient de dix en dix minutes ; elles étaient fortes, duraient de trente à quarante secondes, et le col se dilatant de plus en plus, la tête descendait régulièrement ; mais à partir de cinq heures les douleurs parurent ne plus faire avancer le travail, et, à sept heures du soir, les contractions utérines devinrent moins soutenues et plus rares.

» Le doigt, introduit dans le vagin pendant ces fausses douleurs, constatait que la tête restait immobile et que la poche des eaux ne faisait point saillie à travers l'ouverture du col utérin dilaté. La femme était agacée, énervée et réclamait l'application du forceps. Déjà, lors du premier accouchement, j'avais été témoin de cette suspension de travail et, après avoir attendu inutilement pendant toute une nuit le retour des douleurs efficaces, j'avais prié le professeur Blot de venir me prêter son concours, à six heures du matin, pour faire l'application du forceps. Aussi M^me X..., qui avait conservé le souvenir de la marche de son premier accouchement, disait-elle qu'elle se sentait impuissante à terminer seule son travail ; que les choses se passaient de même que lors du premier accouchement, et elle me suppliait de ne pas la laisser souffrir inutilement plus longtemps.

» Les contractions incomplètes de l'utérus me parurent la conséquence de la douleur éprouvée par la parturiente, douleur qui l'avait jetée dans un état nerveux très grand ; ses forces étaient épuisées, disait-elle, et chaque douleur était accompagnée d'un tremblement général, d'une variété de frisson. — Alors, convaincu que la douleur avait une grande part dans l'étiologie de cet état nerveux et de cet affaissement des forces, je me décidai à faire usage du chloroforme.

» Aussitôt que M^me X... sentait venir la douleur de la contraction utérine, je faisais respirer le chloroforme, et cela pendant cinquante, soixante secondes, c'est-à-dire pendant toute la durée de la contraction utérine. — Pendant tout le cours de l'inhalation anesthésique, je pus étudier la puissance des contractions en laissant l'index en rapport avec l'occiput du fœtus, et je constatai que chaque douleur poussait avec une violence soutenue, continue, la tête du fœtus sur le doigt introduit dans le vagin. Je pus alors annoncer qu'après quelques douleurs semblables l'accouchement serait bientôt terminé. En effet, trente à trente-cinq minutes après la première inhalation de chloroforme, l'occiput s'était engagé au-dessous de l'arcade pubienne, et le passage à travers l'orifice vulvaire s'effectua sans arracher de cris à la parturiente, qui fut très étonnée d'être si vite délivrée. — Pendant toute la durée des chloroformisations successives, M^me X... conserva la conscience de toutes choses, elle répondait pertinemment et vite à toutes mes questions, l'analgésie paraissait limitée à la région utérine et vulvaire : car, lorsque je pinçais la peau du bras, M^me X... me priait de cesser cette expérience et m'assurait qu'elle sentait très bien. — Elle ajoutait qu'elle sentait les douleurs utérines comme à travers un voile, qu'elles étaient très supportables, et qu'elle pouvait les seconder en poussant, c'est-à-dire en faisant effort pour faire avancer le travail, mais que ces efforts ne lui étaient plus douloureux et que ses forces lui étaient revenues ».

Voici comment procède M. Dumontpallier : Aussitôt que la femme sent venir la douleur, c'est-à-dire la contraction utérine, il place, au-devant et *à distance* des ouvertures nasales et buccale, une compresse de linge, à laquelle il donne la forme d'un cornet, et dans laquelle il verse une faible quantité de chloroforme. Après deux ou trois larges inspirations de l'anesthésique mélangé à l'air ambiant, la douleur est moins vive, et il maintient la compresse, toujours à une petite distance des narines et de la bouche, tout le temps que dure la contraction utérine, soit 20, 30, 40, 60 secondes. Pendant toute la durée de l'inhalation, la contraction utérine est *puissante, soutenue*, et les doigts introduits dans le vagin sentent très nettement que la tête du fœtus est poussée avec force vers la vulve. Après huit à dix de ces contractions, la tête a franchi la vulve, même chez les primipares.

Chose importante à noter, c'est que la femme ne perd point connaissance, elle conserve la conscience parfaite de tout ce qui se passe en elle et autour d'elle. Elle parle avec celui qui l'assiste, et cela très pertinemment ; elle sent la moindre excitation provoquée à la surface de son corps ; elle entend, elle voit toutes choses. Il n'y a point anesthésie générale ni sensorielle ; il y a seulement analgésie ou, pour dire plus exactement, diminution très grande, presque complète, des douleurs de la région utérine, et la femme, qui souffre à peine, si peu qu'elle ne pense plus à se plaindre, peut aider la contraction utérine par l'effort. Elle pousse et sent très bien que son travail avance à chaque retour de la contraction utérine.

L'inhalation du chloroforme, dans les conditions ci-dessus rappelées, diminue la douleur et hâte la marche du travail. Ajoutons que la délivrance se fait d'une manière normale, et que le nouveau-né ne semble pas avoir ressenti les effets de l'anesthésique.

### § 3. — Théorie de l'accouchement dans ses rapports avec l'anesthésie.

Dans une remarquable étude critique publiée dans la *Gazette hebdomadaire de médécine et de chirurgie* (1), M. le D^r Legroux a exposé les phénomènes de l'accouchement normal dans leurs rapports avec l'anesthésie. Nous empruntons à cet éminent confrère quelques passages de son travail.

Qu'est-ce donc que l'accouchement? C'est un acte réflexe : la fibre utérine, fibre lisse, est irritée par le corps étranger qui la distend; l'irritation est conduite par les filets sensitifs du sympathique aux ganglions et à la moelle, qui réagissent par réflexe sur les fibres motrices du même système, et la réaction a lieu. Les choses peuvent se passer en dehors de toute participation de l'encéphale, ainsi qu'on l'a observé chez des femmes en état de stupeur mélancolique ou de coma engendré par la fièvre typhoïde, le choléra : l'accouchement s'effectue sans que la femme en ait conscience. Il y a là un phénomène analogue aux évacuations involontaires du bol fécal ou de l'urine, que nous observons dans de si nombreuses conditions. L'accouchement est en tous ses actes physiologiques, ainsi que l'a si nettement établi M. Depaul, parfaitement assimilable à l'acte de la défécation. Or, cet acte, qui s'accomplit sans douleur dans l'état normal, peut lui aussi être la source de phénomènes sensitifs fort violents quand l'intestin est malade, quand le bol fécal est trop volumineux, quand l'orifice anal fissuré est pris de contractions spasmodiques; et alors les coliques survenant, le malade peut en ressentir des effets de sensibilité qui vont parfois jusqu'à la syncope. Dans ces cas, la sensibilité inconsciente, perçue par la moelle et trop surexcitée, retentit par une transmission

(1) 15 mars 1878, n° 11.

irritative des cellules médullaires elles-mêmes jusqu'au centre perceptif encéphalique, et la sensibilité consciente s'éveille avec intensité. Dans l'accouchement normal, les choses se passent de même, et à part certaines femmes privilégiées qui accouchent vite et relativement sans beaucoup plus de douleur que d'autres n'en éprouvent pour aller à la garde-robe après plusieurs jours de constipation, le travail d'expulsion du fœtus est tel qu'il provoque une sensibilité consciente intense (phénomène encéphalique) consécutive à la sensibilité inconsciente (phénomène médullaire et sympathique). Poussée à un haut degré, cette sensibilité consciente provoque fatigue, sueurs, agitation, rapidité du pouls, vomissements, énervement, épuisement, et les actes du travail cessent de s'accomplir régulièrement, les contractions des muscles abdominaux se suspendent, celles de l'utérus restent stériles, le col est dur quand il n'est pas encore dilaté, le périnée conserve une rigidité fâcheuse, et le danger commence pour la mère et pour l'enfant.

Eh bien, quelle doit être la préoccupation du médecin? Il doit chercher à atténuer cet excès de sensibilité consciente qui trouble les actes médullaires et leur enlève la régularité; il doit chercher à restituer à la moelle son *summum* d'énergie réflexe; pour cela, il n'est pas de plus sûr et de plus rapide moyen que de dissocier les actes sensitifs céphaliques et les actes sensitifs médullaires.

Quand la moelle est isolée de l'encéphale, c'est alors que les réflexes prennent leur plus grande action : il faut donc éteindre la sensibilité consciente cérébrale. Sommes-nous en possession d'agents qui puissent agir sur l'une ou l'autre sensibilité, dont l'action soit élective sur l'une plutôt ou plus vite que sur l'autre?

Il est bien démontré par les expériences physiologiques que certaines substances abolissent la sensibilité consciente, tantôt en agissant sur le centre perceptif, sur la cellule céré-

brale, telles que le sulfate de quinine, le salicylate de soude
et le chloroforme. Mais cette dernière substance, qui agit non
sur tel ou tel système organique, mais, comme l'a démontré
Claude Bernard dans ses dernières leçons sur les phénomènes
de la vie communs aux animaux et aux végétaux (Paris, 1878),
sur la cellule, sur le protoplasma de tous les tissus où il est
transporté avec le sang, cette substance impressionne d'abord
et en premier lieu la cellule si délicate des centres nerveux ;
elle abolit d'abord, et avant tout autre, les phénomènes de
conscience et de perception sensorielle, et cela à des degrés
divers suivant l'intensité de l'imprégnation ; puis, pénétrant
les éléments des autres tissus, elle les influence chacun à son
heure et suivant sa susceptibilité et la gradation des tissus.
C'est l'irritabilité du protoplasma que le chloroforme atteint et
non la sensibilité comme fonction ; cette irritation du protoplasma des cellules cérébrales est abolie par le chloroforme,
et dès lors la fonction sensorielle consciente disparaît momentanément.

Et ainsi se trouve réalisée cette séparation demandée du
cerveau et de la moelle ; la moelle, libre dans son action,
exagère même ses fonctions réflexes, et les contractions utérines n'en acquièrent que plus de force et de régularité, en
même temps que se trouve supprimée toute la part de phénomènes pénibles qui ressortissaient de la sensibilité consciente et qui détruisaient l'harmonie qui doit exister entre
l'acte réflexe et certains efforts imposés aux muscles volontaires abdominaux. L'analgésie est produite.

Mais le chloroforme ne s'arrête pas à ces seuls phénomènes ; il porte vite son action sur les cellules motrices encé-
phaliques, sur la moelle et sur les éléments des autres tissus.
Si l'on continue son emploi, on peut voir successivement
l'irritabilité de tous les éléments s'éteindre, et l'anesthésie
complète, la résolution musculaire se produire ; et enfin, si
l'action arrive jusqu'au bulbe, respiration ou circulation se

suspendre : c'est la mort. C'est donc dans un dosage réfléchi, par des inhalations courtes et plusieurs fois répétées, que l'on peut se maintenir dans cette limite, sans danger, et si profitable pour le bien-être de la femme qui accouche et pour la bonne conduite du travail; il ne s'agit pas là d'anesthésie, de demie anesthésie : il y a suppression de l'impression réceptive à la douleur; la preuve en est que les sujets restent capables de parler, de sentir les attouchements, tout comme nous le voyons dans le commencement de l'imprégnation alcoolique. L'homme simplement ébrieux est insensible ou peu sensible au phénomène douleur ; cependant il perçoit les sensations générales ; il parle, beaucoup même, comme les chloroformés au début des inhalations; mais si l'alcool agit à plus forte dose, alors arrive l'insensibilité générale, la résolution musculaire, le coma.

Et ces considérations ne sont pas le fruit de conceptions idéales : les expériences de physiologie de Claude Bernard, l'observation médicale journalière, nous les fournissent avec une rigueur véritablement scientifique.

Nous avons la conviction et nous avons aussi l'expérience que le chloroforme utilisé dans la mesure indiquée par ses partisans, dans l'accouchement naturel, avec les précautions que réclame un agent dont l'action peut devenir dangereuse à un moment donné, en tenant compte des contre-indications générales, rend des services incontestables en supprimant des phénomènes douloureux dont l'effet est plus nuisible qu'utile à la marche et à la bonne terminaison du travail. Les médecins, qui seuls sont capables d'administrer le chloroforme en connaissance de cause, doivent seuls l'appliquer; mais encore est-il qu'ils ne l'applqueront pas dans ces accouchements si heureusement rapides qui n'entraînent avec eux que des douleurs très atténuées.

C'est par une meilleure appréciation des degrés d'action du chloroforme, c'est aussi par l'explication physiologique des actes de l'accouchement que l'accord se fera. Nous n'avons voulu aujourd'hui qu'esquisser rapidement comment, à notre sens, doit se poser la question, sans nous arrêter à tous les points incidents qu'elle soulève et qui se trouvent amplement discutés dans les ouvrages que nous avons cités. Éteindre la perception à la douleur, produire l'analgésie et non l'anesthésie, régulariser ainsi une parturition dont la durée est prolongée par une irritation sensitive consciente à peu près inutile ; obtenir ces résultats sans faire courir le moindre risque aux deux êtres dont la vie est entre les mains de l'homme de l'art, c'est là le but que l'on doit chercher, et qu'avec une observation attentive et délicate on peut obtenir.

### § 4. — Théorie de Campbell.

L'innocuité du chloroforme en obstétrique a été expliquée par Campbell par la théorie de l'effort obstétrical. Cet effort produit un flux et un reflux du sang qui ne cesse de baigner les centres nerveux, maintient l'intégrité de ceux-ci et leur permet de résister à l'action délétère d'une chloroformisation prolongée. C'est en cela précisément que réside la différence qui distingue l'anesthésie obstétricale de celle que l'on fait en chirurgie, où il ne se trouve pas de condition essentielle pouvant produire, chez les opérés, à de courts intervalles, de semblables ondées réparatrices de l'anémie chloroformique. On conçoit donc très facilement qu'avec un mode d'administration presque nécessairement différent du nôtre, et ayant affaire à des idiosyncrasies physiques et morales tout particulièrement affectées par la nature même du mal qu'elles endurent, les chirurgiens aient plus d'occasions de malheurs regrettables que ne pourront jamais en avoir les accoucheurs, dont la méthode anesthésique porte avec elle sa prophylaxie ; ce qui ne devra pas empêcher ces derniers de se maintenir toujours fidèles, en anesthésie, aux petites doses, aux intermittences dans l'administration de ces doses, et au temps d'élection du chloroformisme, c'est-à-dire à la seconde période du travail.

En obstétrique, cette garantie contre les dangers de l'anesthésie ne peut, ne doit jamais faire défaut, parce qu'elle est intimement liée à la nature même des choses, pourvu toutefois que le travail, à la seconde période, ne soit pas interrompu par l'anesthésie elle-même. Or, tous les physiologistes et les accoucheurs ont été, dès les premiers temps de l'éthérisme et de la chloroformisation, d'accord sur ce point, à savoir que si l'anesthésie éloigne quelque peu le retour des contractions utérines, et cela n'est pas toujours ni d'une manière constante, elle ne les influence jamais au point de les annihiler, ce qu'il était fort important de constater ; car empêcher les contractions utérines équivaut à la négation de l'anesthésie en obstétrique. Bien plus, on sut aussi, et dès les premiers essais, que des muscles tout autrement innervés que l'utérus n'étaient pourtant pas soumis non plus à l'influence résolutive de l'anesthésie, parce qu'ils étaient les auxiliaires de la fonction respiratoire et par conséquent de l'effort, qui n'est qu'une modification de cette dernière. Que si cependant (car il faut tout prévoir en semblable matière) ces conditions essentielles, et d'un accouchement normal et d'une anesthésie régulière, venaient à nous manquer, il n'y aurait qu'une chose à faire, ce serait de ne pas entreprendre ou de suspendre l'anesthésie, ainsi que nous avons eu soin de le dire ailleurs. Ce serait à une intervention ou manuelle ou chirurgicale, ou peut-être à l'expectation seule qu'il faudrait avoir recours pour voir se terminer un accouchement aussi exceptionnel.

De toutes ces considérations Campbell a tiré des conclusions importantes qu'il a formulées en ces termes :

Le retour périodique de l'*effort obstétrical* qui caractérise la seconde période d'un travail normal, ce retour à intervalles à peu près les mêmes dans un même cas et que l'on évalue approximativement de trois à cinq minutes en moyenne, produit une congestion ou une hyperhémiation des centres nerveux, intermittente comme le retour même de l'effort.

Dans les accouchements soumis à l'anesthésie, ce même effort expulsif avec ses effets immédiats et éloignés m'a paru exister, à peu de chose près, au même degré que pendant les accouchements laissés à eux-mêmes. Parfois il y a eu un peu plus d'éloignement entre deux efforts consécutifs, mais pas toujours. Le contraire même a été observé et un certain accroissement dans l'intensité de l'effort a été signalé par quelques observateurs.

S'il est prouvé, d'un autre côté, que l'anémie des centres nerveux qui accompagne le sommeil anesthésique prédispose à la syncope, dont la mort (soit de la cellule nerveuse primitive, soit de l'individu) puisse être une conséquence et puisse dans un cas donné, d'apparente ou passagère, devenir réelle et définitive, alors il nous semble que les effets produits par l'effort, tel que nous l'avons décrit, sont de nature à être opposés avec succès aux effets nuisibles d'une anémiation anesthésique.

Nous savons, d'ailleurs, qu'il est dans la nature de cet effort de congestionner le cerveau et de le rendre momentanément vasculaire au degré où l'on trouve normalement celui des enfants, à propos desquels Paul Guersant disait que s'il fallait, pour une raison quelconque, renoncer à l'anesthésie des adultes, il faudrait la réserver pour la chirurgie du jeune âge. C'est en effet en raison de la vascularité naturelle si remarquable des centres nerveux chez les enfants, que ces derniers supportent si admirablement tous les degrés du chloroformisme (Gubler).

L'existence, au moins pendant tout le temps que dure la période expulsive, d'une hyperhémie cérébrale à forme intermittente procurée par le retour souvent répété de l'effort, dans l'accouchement anesthésié comme dans celui qui ne l'est point, me semble devoir permettre d'affirmer davantage, sinon absolument, ce dont je n'avais parlé qu'à l'état d'hypothèse, à la page 20 de mon premier mémoire, à savoir l'étrange et consolante *immunité*, insuffisamment démontrée jusqu'ici, je crois, et dont paraissent jouir toutes les parturientes, chez tous les peuples, dans tous les pays, entre les mains de tous les accoucheurs, et cela depuis un quart de siècle, contre les dangers de l'anesthésie. Une telle interprétation qui s'applique à la totalité de centaines de mille cas heureux, ne semble-t-elle pas devoir rendre rationnelle l'idée, et, pour ainsi dire, évidente l'existence d'une *tolérance anesthésique* spéciale aux femmes qui accouchent ?

Et si cette *tolérance* existe, comme nous en sommes convaincu, n'est-elle pas de nature, tout en se faisant précéder de toutes les réserves déjà posées, de l'examen de toutes les aptitudes, de toutes les idiosyncrasies, de toutes les conditions, enfin, de son développement régulier, n'est-elle pas de nature à inspirer à nos confrères, à ceux de Paris surtout, un peu plus de confiance dans l'innocuité de l'anesthésie obstétricale, et plus de sécurité dans l'emploi de la méthode pour leurs patientes d'abord et aussi pour eux-mêmes ?

Après avoir donné les conclusions de Campbell, il nous paraît intéressant de reproduire une observation de cet éminent obstétricien contenant un exemple de l'hyperhémiation intermittente des centres nerveux pendant le sommeil chloroformique de l'accouchement.

« Madame T..., vingt-deux ans, primipare, est prise des premières douleurs de l'accouchement vers deux heures du matin, le 24 mars dernier. Dès le début du travail, les contractions utérines prirent un caractère d'intensité et de fréquence insolite. Ce fut au point que cette jeune dame, fort peu nerveuse de sa nature, fut obligée de quitter son lit et de marcher avec une rapidité exagérée, d'une pièce à l'autre de son appartement, tant elle supportait mal, en place, ces douleurs qui ne lui laissaient aucun répit; elle semblait vouloir échapper à leur sévérité en s'enfuyant avec elles.

» Dès que je fus appelé auprès de madame T..., je constatai la présentation de la tête en seconde position. A neuf heures du matin, l'orifice utérin commençait à peine à se dilater. Les douleurs étaient intolérables et rapides dans leur succession.

» Parmi les moyens que j'avais à ma disposition pour calmer la violence exagérée de ces douleurs, je choisis le chloral sous la forme de pastilles contenant chacune 25 centigrammes d'hydrate de chloral (Limousin). De onze heures du matin jusqu'à deux heures du soir il en fut donné huit pastilles (2 grammes d'hydrate de chloral) ; mais il fut mal supporté et ne parut pas, en somme, produire d'effet calmant notable. Le progrès du travail amena de lui-même un peu de soulagement. Il y eut, à partir de quatre heures du soir jusqu'à six heures, des douleurs moins fréquentes et plus efficaces avec un repos intermédiaire plus franc.

» Vers six heures du soir les eaux s'écoulèrent et, à huit heures, la dilatation étant à peu près complète, la patiente se coucha. Je lui administrai alors le chloroforme.

» De huit heures à neuf heures, madame T..., moyennement endormie, nous dit qu'elle souffre bien moins. La contraction utérine se traduit plutôt, pour elle, par une *pression en bas* que par une sensation douloureuse.

» C'est que la patiente fait déjà des efforts expulsifs, et les douleurs sont véritablement très atténuées. Elle nous parle, divague bien un peu de temps en temps, pousse en se plaignant; la tête commence d'ailleurs à être visible entre les grandes lèvres.

» C'est alors, un peu avant *neuf heures* du soir, que j'augmentai la dose du chloroforme. J'en donnai assez pour que la patiente parût dépasser un peu les limites de l'anesthésie obstétricale sans entrer cependant dans l'état de narcose chirurgicale. Le pouls était bon et le facies très calme ; exceptionnellement nous n'avions pas eu de *bruissement d'oreilles* (je le lui avais demandé bien des fois pendant la première heure de l'anesthésie), et nous n'étions pas arrivés au *stertor;* nous assistions, enfin, à un sommeil réel, plus que suffisant pour notre atténuation obstétricale. Aussi je crus devoir suspendre le chloroforme, et voici ce qui se passa, le retour des contractions utérines se faisant à peu près toutes les trois minutes.

» I. Vers neuf heures une contraction a lieu : la patiente pousse très fort en se congestionnant et en faisant entendre le simple bruit glottique de l'effort. Elle ne cria point, ne se plaignit même pas, et aucun muscle de son visage ne témoigna d'une douleur sentie.

» (A) Cette contraction à peine finie et avant que la parturiente ait eu le temps de reprendre, quant au visage, sa couleur naturelle, je lui demande si elle a souffert. Elle me répondit en grommelant : « Je crois que non. » Puis je la pinçai ; elle le sentit et retira son bras.

» J'attendis une minute à peine et, *sans lui donner de chloroforme nouveau* (car elle me paraissait suffisamment endormie), je lui refis la même question : *elle ne me répondit pas;* je la pinçai de nouveau : *elle ne remua plus.*

» II. Moins de deux minutes après cette petite expérience, une autre contraction survint, je voulus voir ce qu'elle produirait comme expression et *je m'abstins encore de donner du chloroforme.* La patiente pousse ferme ; la congestion céphalique visible a lieu ; le bruit seul de l'effort est entendu. Pas un cri, pas une plainte, pas un pli contracté au visage, qui est simplement rouge bleu et bouffi par l'effort.

ROTTENSTEIN. 23

» (B.) Une fois l'effort terminé, je parle haut à l'oreille de la malade, qui répond vaguement à ma question toujours la même; elle retire à elle son bras que j'avais pincé de nouveau en même temps que je lui adressais la parole.

» Environ une minute après avoir constaté ce que je viens de dire et encore *sans donner du chloroforme,* je lui fais subir les deux mêmes épreuves de la parole et du pincement, et elle *ne répondit ni à l'une ni à l'autre.*

» J'attendis encore un peu, et nous allions peut-être assister à une troisième répétition des mêmes phénomènes, lorsque, ayant remarqué que, dès avant l'arrivée de la troisième contraction attendue, la patiente commençait à être moins calme, et comme, d'ailleurs, il y avait près de dix minutes qu'elle n'avait eu de chloroforme, je repris alors cette anesthésie qui, poussée à une certaine dose, presque chirurgicale, puis suspendue comme je l'ai dit en détail, venait de nous laisser assister à des phénomènes très délicats et fort intéressants à observer et à noter, ce qui fut fait, d'ailleurs, séance tenante. Avant de revenir sur ces faits, et pour en finir avec cet accouchement, je dirai que madame T... fut, dès lors, maintenue anesthésiée jusqu'à 9 heures 30 minutes du soir, heure à laquelle elle mit au monde, sans en avoir conscience, une fille très bien portante. Les suites de couches furent excellentes, et la mère a pu nourrir son enfant. »

Les points essentiels que Campbell signale dans cette observation sont, d'une part, l'existence possible, au milieu d'une anesthésie portée assez loin, mais sans aucun danger, d'une espèce de *demi-réveil* cérébral au moment même où survient une contraction utérine accompagnée d'un effort expulsif; et, d'autre part, la *récidive du sommeil anesthésique* profond, dès que l'effort a fini son effet, et cela *sans nouvelle administration de chloroforme* pendant l'intervalle qui sépare deux contractions consécutives.

Ce n'est certes pas la première fois qu'un accoucheur est

témoin de ces réveils partiels, permettant aux sens de l'ouïe et du tac, qui se narcosent les derniers, d'être superficiellement affectés par un bruit ambiant ou par un contact périphérique, sans qu'il soit nécessaire pour cela de supposer la mise en jeu d'une sensation douloureuse bien profonde, coïncidant avec le temps du demi-réveil, et interprétée jusqu'ici comme devant être la cause de ce demi-réveil. Du reste, au degré assez prononcé que nous avions donné à l'anesthésie, dans ce cas particulier, une sensation profonde due à une contraction utérine, par exemple, si l'on admet pour un instant qu'elle ait pu être perçue, ne tarderait pas à s'évanouir en même temps que cesse le demi-réveil durant lequel pourtant, comme dans notre observation, l'expression ni faciale ni phonique n'a, à coup sûr, indiqué aucune perception consciente de cette sensation-douleur ; ce qui revient à dire qu'il y a eu ici, comme dans tous les cas d'anesthésie portée au même degré, une contraction utérine suivie d'effort, très efficace pour la parturition, mais sans douleur accusée par la parturiente endormie. Dans ces cas, en effet, c'est l'effort avec son expression bruyante et sa congestion artérioso-veineuse caractéristique qui, seul, domine la scène ; et le demi-réveil bien superficiel de l'ouïe et de la sensibilité tactique périphérique, demi-réveil qui pourra passer inaperçu de nous, si nous ne nous adressons pas à la parturiente par la voix et par le pincement, disparaît pour faire place, *sans l'aide d'une nouvelle dose de chloroforme*, à la narcose qui existait avant l'effort.


### § 5. — Conclusions.


L'exposé que nous avons fait des théories et des opinions qui ont cours actuellement sur l'emploi des anesthésiques en obstétrique, suffit pour démontrer que les douleurs de la parturition peuvent être considérablement atténuée par ce procédé, et que le médecin n'est plus maintenant autorisé à refuser ce soulagement aux parturientes.

Les conclusions suivantes nous paraissent résumer clairement la question. Elles diffèrent peu de celles qui ont été communiquées, en 1878, au congrès de Genève par M. le D<sup>r</sup> Piachaud.

1° L'emploi des anesthésiques doit être conseillé d'une manière générale dans l'accouchement naturel ;

2° Le chloroforme paraît être celui qu'on doit préférer ;

3° Il doit être administré suivant la méthode de Snow, c'est-à-dire par petites doses au début de chaque douleur, et en le suspendant dès que la douleur est passée ;

4° On ne doit jamais pousser l'action jusqu'à l'insensibilité complète, mais se borner à une demi-anesthésie, c'est-à-dire à une atténuation de la souffrance ;

5° On donne généralement le précepte de n'administrer le chloroforme que pendant la période d'expulsion ; cependant dans certains cas de nervosité et d'agitation extrêmes, il est avantageux de ne pas attendre la complète dilatation du col pour employer les anesthésiques ;

6° Les expériences ont démontré que les anesthésiques ne suspendent ni les contractions utérines, ni celles des muscles abdominaux, et qu'elles affaiblissent la résistance naturelle des muscles du périnée ;

7° L'emploi des anesthésiques n'a aucun effet fâcheux sur la santé de la mère ni sur celle de l'enfant ;

8° En atténuant plus ou moins la souffrance, les anesthésiques rendent un grand service aux femmes qui redoutent la douleur, ils diminuent les chances des crises nerveuses qui ont pour cause, pendant le travail, l'excès de la souffrance ; enfin ils rendent plus rapide le rétablissement de l'accouchée ;

9° Les anesthésiques sont spécialement utiles pour calmer

l'extrême agitation et l'excitation cérébrale que le travail produit souvent chez les femmes très nerveuses ;

10° Leur emploi est indiqué dans le cas d'accouchement naturel, lorsque le travail est suspendu ou retardé par la souffrance causée par des maladies antérieures, ou survenant pendant le travail, et dans le cas où des contractions irrégulières et partielles occasionnent une souffrance interne et presque continue, sans concourir au progrès du travail ;

11° L'anesthésie est évidemment indiquée dans les cas ou il faut appliquer le forceps ou pratiquer toute autre manœuvre obstétricale ; dans ce cas elle doit être complète ;

12° Dans l'accouchement naturel, le chloroforme ne devra être employé qu'avec l'assentiment de l'accouchée et de sa famille.

# CHAPITRE XXI

## DE QUELQUES AGENTS ANESTHÉSIQUES PEU EMPLOYÉS :
### CHLORURE D'ÉTHYLÈNE, AMYLÈNE, CHLORAL, ETC.

Il nous a paru intéressant de faire connaître un certain nombre de substances douées de propriétés anesthésiques et qui ont été l'objet d'expériences plus ou moins complètes. La plupart de ces substances sont abandonnées aujourd'hui, et avec raison, car elles sont incontestablement inférieures aux trois agents anesthésiques habituellement employés.

### CHLORURE D'ÉTHYLÈNE

$$C^4 H^4 Cl^2$$

Le chlorure d'éthylène, *chloratum*, *dutchoil*, *huile des chimistes hollandais*, a été découvert en 1795 par les chimistes Deimann, Troostwyk, Bondt et Lauwerenburg.

L'action du chlore sur l'éthylène donne un produit dont le liquide est neutre, incolore, d'odeur semblable au chloroforme, saveur douce ; pesanteur spécifique : 1,28. L'eau agit à peine sur lui ; soluble par l'alcool, l'éther et le chloroforme, très inflammable, brûle avec une flamme verte sous l'expulsion du gaz hydrochlorique. Dans les années 1848 et 1849, Simpson, Snow, Nunneley ont fait beaucoup de recherches sur cet anesthésique, et ce dernier le recommandait très vivement. Il occasionne des vomissements, agit lentement et n'est certainement pas supérieur au chloroforme.

CHORURE D'ÉTHYLIDÈNE

$C^2 H^4 Cl^2$

Le chlorure d'éthylidène, *œthylidenchlorid, œthylidenum, chloratum, œthylidenum, bichloratum ;* c'est le premier produit qui résulte de l'action du chlore sur le chlore-éthyle, et il se forme aussi lorsque l'on mélange le pentachlorure de phosphore et l'éthyl-aldéhyde. Regnault le découvrit en 1839. C'est un liquide très semblable au chloroforme et au chlorure d'éthylène. Insoluble dans l'eau, soluble dans l'éther, l'alcool, le chloroforme et dans toutes les huiles. Pesanteur spécifique : 1,182. — Snow l'a employé en 1852 dans des opérations chirurgicales et en a obtenu de bons résultats. La difficulté de le conserver pur l'a empêché de faire d'autres expériences. O. Liebriech a fait, sur des animaux, de nombreuses expériences couronnées de succès. B. Langenbeck en vante l'action prompte (six fois il a obtenu l'anesthésie dans l'espace d'une minute, une minute et demie à trois minutes), l'uniformité de l'insensibilité et la persistance d l'anesthésie ; Steffen préfère le chloroforme ; Sauer a employ' le chlorure d'éthylène dans 33 cas d'extractions de dents ave doses variant de 4 à 15 grammes. A l'exception de deux ca où l'anesthésie n'était pas possible, le pouls et la respiration étaient d'une rare uniformité, et l'état des malades après le réveil était normal.

ALDÉHYDE

$C^3 H^4 O$

L'éthyl-aldéhyde, acétaldéhyde, æthylénoxyde, ou plus brièvement l'aldéhyde a été découvert par Döbereiner. Poggiale le recommandait en 1848 comme un anesthésique très efficace, et Simpson l'a employé le premier sur des malades.

L'aldéhyde est un liquide incolore, mobile, d'odeur asphyxiante; pesanteur spécifique : 0,807. Miscible avec l'eau, l'alcool et l'éther. Flamme blanche. S'obtient en oxydant l'æthylalcool avec le bioxyde de manganèse et l'acide sulfurique, ou le bicromate de potasse avec l'acide sulfurique et par la distillation faite dans l'éther sans eau. Il faut saturer l'éther avec l'ammoniaque et distiller les cristaux obtenus avec l'acide sulfurique raréfié. Simpson, après plusieurs expériences, a constaté une toux violente, une respiration saccadée et pénible. Quatre personnes ayant inhalé de l'aldéhyde ont été forcées de s'arrêter avant l'anesthésie à cause de la dyspnée, la constriction de la poitrine et la toux violente qu'il déterminait (Kappener); un autre individu était devenu insensible après inhalation de deux minutes. Le pouls était faible et lent. Après le réveil, mêmes symptômes que ceux mentionnés ci-dessus.

ÆTHER ANÆSTHÉTICUS OU ETHER D'ARAN

L'éther d'Aran est une combinaison de divers produits du chlore et du chlorure d'éthyle, dont la partie essentielle est $C^2 H Cl^5$ ou *chlorure d'éthyle tétrachloré*.

C'est un liquide clair, incolore, très semblable au chloroforme, en ébullition à 130 degrés; pesanteur spécifique : de 1,55 à 1,6. Mialhe a trouvé le premier l'éther d'Aran. Aran, Schott et Heyfelder en ont fait l'application à l'inhalation anesthésique. Il n'est plus guère employé à cause de sa composition changeante et de sa décomposition facile.

## CHLORAL

Nous avons déjà fait connaître (p. 59) les propriétés chimiques et physiologiques du chloral, qui a été essayé comme agent anesthésique, quoique son emploi à hautes doses soit dangereux.

En 1872, Oré a recommandé l'emploi d'injections dans les veines de solution de chloral, dans les cas d'empoisonnement par la strychnine.

En 1874 il a obtenu dans plusieurs opérations (extirpation d'une tumeur cancéreuse des testicules, opérations sur les os, ovariotomie, extirpation du bulbe) l'anesthésie par l'injection de chloral dans les veines.

Dans la première opération, il a injecté dans la saphène une solution de 12 grammes de chloral et de 180 grammes d'eau, et a obtenu l'anesthésie la plus complète en sept minutes, laquelle a duré trois heures. Après le retour à la sensibilité, le malade a dormi pendant plusieurs heures d'un sommeil tranquille.

Il recommande la neutralisation du chloral par quelques gouttes d'une solution de bicarbonate de soude. Il ne conseille pas de découvrir la veine. Pour faire l'injection il se sert d'une seringue contenant 15 grammes de l'infusion ci-dessus; il existe dans la seringue un mécanisme qui empêche l'introduction dans les veines de cristaux pouvant provenir de cette solution.

Il préfère une grande veine du bras.

Il pense que l'injection doit être terminée dans dix minutes.

Cette méthode d'Oré pour obtenir l'anesthésie fut discutée dans l'Académie de médecine et rejetée à l'unanimité comme dangereuse.

Vulpian a observé, sur des chiens qu'il avait injectés, quelques cas d'ecchymoses des reins et de l'hématurie.

Colin craint aussi la mort instantanée par syncope. Cruveilhier et Tillaux ont fait de semblables constatations.

Deux médecins belges, Deneffe et Van Vetter, ont obtenu sur six opérations des résultats très satisfaisants avec une dose de 8 grammes seulement.

En 1875, ces mêmes médecins ont publié une série d'observations sur l'application de la méthode d'Oré et ont recommandé cette méthode dans les opérations de la cataracte ; ils n'ont vu ni vomissements, ni excitation, et dans aucun cas ils n'ont observé de coagulation dans la veine ni de phlébite ; cependant dans quelques cas ils ont observé de l'hématurie et de l'albuminurie peu significatives et de peu de durée.

Lanelongue (de Bordeaux) a observé, après une injection d'infusion de chloral, une anurie de quarante-huit heures et la formation d'une masse coagulée dans la veine ; dans un autre cas, des excitations très fortes et de violentes douleurs au bras avant de s'endormir, excitation et délire après le réveil.

On a observé un cas de décès sur un homme anesthésié par une solution de 6 grammes de chloral ; le malade mourut tout à coup après l'injection. L'autopsie a montré que le cœur était rempli de sang liquide ; hyperhémie dans l'abdomen, dans le crâne, dans l'épine dorsale.

Nous n'avions pas besoin de ce cas de mort pour nous prononcer énergiquement contre une méthode aussi dangereuse, et aussi peu en rapport avec les lois de la prudence dont le médecin ne doit jamais se départir. Nous n'admettrons jamais que lorsque le chirurgien dispose d'agents qui peuvent être inhalés et éliminés facilement, tels que le protoxyde d'azote, l'éther et même le chloroforme, il ait recours à des procédés qui, non seulement nécessitent un traumatisme inutile, mais encore introduisent dans l'économie un liquide essentiellement toxique dont l'élimination est toujours plus ou moins longue. Nous regrettons donc que M. Oré ait trouvé des imitateurs, et nous espérons que le cas mortel qui a été rapporté, suffira pour mettre fin à des expériences qui n'ont pour résultat que de discréditer la méthode anesthésique et la profession médicale.

## ÉTHER ACÉTIQUE

$$C^8 H^8 O^4$$

L'éther acétique (*œthyläther*, *œthyloxydeacéteux*) se forme par l'action de l'acide acétique sur l'alcool en distillant dans un bain d'eau un mélange d'acide sulfurique, d'alcool, d'acétate de potasse concentré. En épurant cette distillation rectifiée avec de l'eau chaude, du carbonate de magnésie et de la chaux, on obtient un liquide clair, incolore, dont le goût et l'odeur sont agréables et rafraîchissants. Pesanteur spécifique : 0,904 17° C. Se mélange avec l'éther, le chloroforme et l'alcool dans toutes les proportions. S'il se trouve en contact avec l'air, il devient aigre et se transforme en acide acétique.

Tracy n'a jamais eu de succès remarquable avec l'inhalation de l'éther acétique; mais on a obtenu dans la maison de santé de Prague, dans deux cas, un résultat satisfaisant.

Sigmund l'a essayé dans deux cas: l'anesthésie est arrivée tard et les malades n'ont pas trouvé cet éther aussi agréable que l'éther sulfurique.

Bouisson a obtenu, dans l'extirpation d'une tumeur, une anesthésie suffisante après vingt minutes. Il trouva que l'éther acétique provoquait moins de toux que l'éther sulfurique : anesthésie profonde ; rétablissement de la sensibilité rapide.

La mort par cette substance sur les animaux arrive par l'abaissement de la température; dilatation de la pupille, interruption de la respiration, de la circulation du sang. L'autopsie donne un résultat négatif.

### ACÉTONE

$$C^6 H^6 O^3$$

On obtient l'acétone par la distillation sèche des sels formés par l'acide acétique; c'est un liquide incolore, clair, mobile; flamme brillante, odeur semblable à l'éther acétique, goût brûlant. Simpson a observé de la dypsnée et de la toux après l'inhalation.

Pesanteur spécifique : 0,8.

### HYDRURE D'AMYLE

$$C^{10} H^{12}$$

L'hydrure d'amyle ( *hydramyl, isoamyl wasserstoff, dimethylathylmethan*) se trouve dans le pétrole d'Amérique et on peut l'obtenir par la distillation. La pesanteur spécifique de ce liquide, incolore, presque sans odeur est de 0,626.

Richardson a obtenu sur des pigeons avec    et anesthésique l'insensibilité en deux minutes.

Il opère aussi très vite sur les lapins, les cochons d'Inde.

Pas d'excitation, anesthésie profonde, retour à la sensibilité rapide. La mort par cette substance arrive chez les animaux par l'abaissement de la température; dilatation de la pupille, asphyxie, interruption de la circulation du sang. A l'autopsie résultats négatifs. Richardson, qui s'est anesthésié lui-même avec les vapeurs de l'hydramyle, a trouvé l'inhalation très agréable, exempte de suffocation, d'irritation de la membrane muqueuse de la respiration. Dans quelques secondes, perte de la connaissance. Réveil sans douleur. On a extrait, sans douleur, plusieurs dents.

## CHLORAMYLE

$$C^{10} H^{11} Cl$$

Le chlorule d'amyle ou amylchlorhydrique est un liquide incolore, sentant légèrement l'ail; pesanteur spécifique : 0,699. On l'obtient en faisant chauffer l'amylalcool avec l'acide muriatique concentré.

Snow a trouvé dans ses expériences sur des animaux que l'insensibilité était venue très lentement et qu'elle était très longue, et dans une expérience faite sur lui-même il a inhalé trois grammes de chlorure d'amyle : mêmes symptômes que ci-dessus. Sans conséquences désavantageuses. Richardson l'a employé, dans quatorze extractions dentaires, avec succès.

## IODURE D'AMYLE

$$C^{10} H^{11} I$$

L'iodure d'amyle s'obtient en faisant réagir de l'iode et du phosphore sur l'acool correspondant.

Quelques chirurgiens anglais et américains, parmi lesquels nous citerons Richardson, Nunneley, Snow et Bigelow, ont fait quelques expériences avec des agents dont les résultats ont été peu satisfaisants et ne sont pas employés.

Les principaux agents sont le benzol ($C^6 H^6$), l'huile de térébenthine ($C^{10} H^{16}$) et le pétrole.

## CHLORURE D'ÉTHYLE

$$C^2 H^5 Cl.$$

Le chlorure d'éthyle est un gaz sans couleur et d'une odeur agréable. On l'obtient par le mélange de l'acide hydrochlorique sec et de l'alcool par la distillation.

Il a été employé avec succès par Flourens, Tracy, Bibra, Harless et Heyfeilder.

## BROMURE D'ÉTHYLE

$$C^2 H^5 Br.$$

Le bromure d'éthyle est un liquide sans couleur, d'une odeur éthérée et agréable, et d'un goût doux mais brûlant. Pesanteur spécifique : 1,418.

L'eau froide agit à peine sur lui, l'alcool et l'éther le dissolvent très bien.

Nunneley l'a employé en 1849, l'inhalation en est facile et agréable et ne provoque de vomissements que très rarement.

Le bromure d'éthyle est maintenant l'objet d'expérimentations intéressantes dans les services de MM. Verneuil et Terrillon.

## NITRATE D'ÉTHYLE

$$C^2 H^5 O^3$$

C'est un liquide sans couleur, transparent, d'une odeur très agréable et d'une saveur très douce. Pesanteur spécifique : 1,132. L'eau n'agit pas sur lui. Il brûle avec une couleur blanche, explosible au-dessus de 85 degrés, à l'ébullition occasionne des maux de tête aigus.

## AZOTE

$$Az.$$

Burdon Sanderson, John Murray et Turner l'ont employé

pur, sans mélange d'air. Ils ont observé qu'au début le pouls et la respiration étaient très fréquents, qu'ensuite ils devenaient plus lents et plus réguliers. Au début, pupille grande, ensuite pupille ordinaire, figure pâle. Respiration lente après le réveil.

## ACIDE CARBONIQUE

### $CO_2$

N'a jamais été employé en inhalation qu'une seule fois sur un malade qui a succombé.

## LYCOPERDON PROTHEUS (*giganteum*)

La fumée de cette plante s'emploie en Angleterre pour engourdir les abeilles. Richardson s'en est servi sur des animaux et sur des personnes; il a remarqué une respiration plus lente et les mouvements du cœur plus lents.

En cessant l'inhalation, la connaissance revient immédiatement, même le corps étant froid; pupille inflexible et mouvements du cœur à peine distincts.

## SULFURE DE CARBONE

### $CS_2$

Liquide incolore, brûlant bleu, inflammable, odeur très pénétrante, goût aromatique. Pesanteur spécifique : 1,270 15 degré centigrade. Insoluble dans l'eau. Soluble dans l'alcool, l'éther, l'huile grasse éthérique.

Simpson a employé le sulfure de carbone sur lui-même et sur vingt autres personnes avec un succès constant. Maux de tête aigus.

D'autres médecins ont obtenu les mêmes résultats accompagnés des mêmes symptômes.

### COMBINAISON DU CHLORAL AVEC LE CHLOROFORME

Forné, d'après ses observations, dit que le chloral combiné au chloroforme a les mêmes propriétés que la morphine associée au chloroforme.

Il supprime la peur chez les malades et abrège les excitations. On obtient bientôt l'insensibilité à l'aide d'une petite dose de chloroforme.

Dolbeau et Demarquay disent que la combinaison du chloral avec le chloroforme pour obtenir l'insensibilité est dangereuse; le premier en a eu la preuve par un de ses malades qui avait pris, à son insu, 10 grammes de chloral avant la chloroformation.

Lee est contre l'emploi du chloral. Perrin a employé 3 grammes de chloral avant la chloroformation avec beaucoup de succès. Hartings propose de donner 3 grammes aux adultes et 15 centigrammes aux enfants, dont moitié de cette dose par la bouche, l'autre moitié par le rectum.

### COMBINAISON DE LA MORPHINE AVEC L'ÉTHER

Le mélange de l'éther et de la morphine ne semble pas heureux. Toutes les expériences faites ont été défavorables. Douleurs fortes, notamment maux de tête, vomissements. Kappeler a employé cette combinaison sur 25 malades; voici les résultats :

8 opérations ont réussi;
5 ont laissé à désirer ;
12 ont échoué.
Dans 9 cas les malades ont vomi.

Nous avons consacré un chapitre spécial à l'anesthésie par la morphine et le chloroforme qui a été l'objet d'études sérieuses en France et en Allemagne.

## COMBINAISON DU CHLORAL ET DE L'ÉTHER

La combinaison de l'éther avec le chloralhydrate vaut mieux que celle avec la morphine. Cependant il n'y a pas de grands changements dans les caractères de l'anesthésie par l'éther combiné avec le chloral.

Les malades restent plus longtemps sous l'influence de l'anesthésie, ils n'ont pas besoin d'inhaler continuellement de l'éther, quoique l'insensibilité ne s'obtienne pas plus vite.

Le réveil est d'ordinaire lent et suivi de somnolence pendant quelque temps.

Les vomissements (29 sur 70), les maux de cœur, la fatigue sont encore plus forts qu'avec l'éther employé seul (Kappener).

On a donné aux adultes :

2 gr. 5 (moitié aux enfants) de chloralhydrate de trente à quarante minutes avant les inhalations.

## AMYLÈNE

$$C^5H^{10}$$

L'amylène dont nous avons déjà fait connaître les propriétés chimiques (p. 58), a été découvert en 1844 par Balard. C'est un liquide incolore, d'une odeur désagréable (odeur de chou pourri), d'une pesanteur spécifique de 0,663. Il brûle avec une couleur brillante, soluble avec l'éther et l'alcool dans toutes proportions, presque insoluble dans l'eau. On l'obtient par la distillation de l'isamylalcool avec le chlorure de zinc (Kappeler).

Snow reconnut, en 1836, ses propriétés anesthésiques dans ses expériences sur des animaux. Lui-même en a respiré. Il s'en est servi dans ses opérations, tant grandes que petites une centaine de fois avec succès, aussi s'est-il trouvé profondément affligé d'avoir eu à constater deux cas de décès qui l'ont déterminé à en rejeter l'usage.

Voici les observations de M. Tourdes sur l'amylène expérimenté sur des lapins :

Anesthésie obtenue en deux ou trois minutes égale à celle du chloroforme.

Le sommeil n'est jamais aussi bien obtenu qu'avec le chloroforme ou l'éther. Après le retrait de l'appareil, les animaux reviennent à la sensibilité en deux ou trois minutes.

Spiegelberg et Lohmeyer ont obtenu le même résultat.

Lallemand, Perrin, Duroy ont trouvé que l'action des vapeurs d'amylène sur les animaux offre beaucoup d'analogie avec celle des vapeurs de chloroforme et d'éther. Elle est de peu de durée à cause de sa volatilité. La contraction des muscles est plus régulière et plus forte dans la narcose par l'amylène que dans celle du chloroforme et de l'éther. Les irrégularités de la respiration cessent plus tôt que les battements du cœur si la mort survient.

En cessant l'inhalation, le rétablissement de toutes les fonctions s'opère rapidement.

L'odeur de l'air expiré par les animaux était imprégnée d'amylène. Autopsie négative des animaux tués par l'amylène.

Snow a vu se produire l'anesthésie chez les enfants en deux minutes; chez les adultes en quatre. Il a observé très souvent que la connaissance n'était pas encore perdue, tandis que la sensibilité était nulle.

MM. Egger et Petry, suivant leurs observations recueillies dans la clinique du professeur Rheharzich, à Gratz, n'ont jamais remarqué la disparition de la sensibilité avant la perte de la connaissance.

Snow a observé les phénomènes suivants au commencement de l'anesthésie : hilarité, pouls et respiration précipités et dilatation des pupilles quand la durée de l'anesthésie se prolongeait. Dans les cas ordinaires : pupilles sensibles à la lumière, hilarité légère et convulsions souvent observées, mais jamais aussi fortes qu'avec le chloroforme.

Dans 110 cas, on a noté sept fois des nausées, mais jamais de vomissements ; rétablissement plus rapide que dans la narcose avec l'éther ou le chloroforme Pendant que Snow et d'autres médecins anglais ainsi que des chirurgiens français, tels que Rigaud, Giraldès, Luton, Débout, Robert, Espagne, ont vanté la rapidité de l'anesthésie, l'absence de symptômes désagréables du côté de la respiration, le retour rapide de la conscience, des médecins allemands, Lohmeyer et Spiegelberg, Schuh, Dittel, Braun, V. Dumreicher, Berond, ont trouvé qu'il était moins favorable et se sont plaint de l'odeur fétide et de l'imperfection de l'anesthésie.

Billroth, dans une anesthésie satisfaisante faite pour une ablation du calcanéum et une amputation de la jambe, n'a pas observé d'accidents nerveux.

Jüngken a obtenu aussi de bons résultats.

Voici les deux cas de décès qui ont donné le coup de grâce à l'amylène.

1° Un homme de 33 ans a respiré environ 15 grammes d'amylène au moyen de l'appareil à inhalation de Snow pour lui faire une opération d'une fistule à l'anus. Respiration douce et tranquille, pouls normal. Après deux à trois minutes d'inhalation, débuts de l'insensibilité : l'opération commença. Tout à coup le pouls de la main gauche devient insensible et celui de la main droite à peine perceptible ; la respiration, régulière, devint, au bout de deux à trois minutes, saccadée ; figure bleuâtre. La mort survint malgré les aspersions d'eau froide et les essais de respiration artificielle. L'autopsie n'a pas donné de grands résultats et n'a

permis que de constater l'emphysème des poumons et l'abondance de sang dans le cœur.

2° Un homme de 24 ans, fort, anesthésié pour l'extirpation d'une petite tumeur du dos, avait respiré 30 grammes
d'amylène. Tout marcha bien, mais après le retrait de l'appareil les membres devinrent flasques, la respiration ron-
flante, le pouls insensible.

Un commencement de respiration artificielle apporta
quelque amélioration ; cependant le malade mourut.


# CHAPITRE XXII.

### DE LA VALEUR RELATIVE DES AGENTS ANESTHÉSIQUES
### BASÉE SUR LEUR MORTALITÉ
### ET SUR LES ACCIDENTS QU'ILS DÉTERMINENT


Avant de terminer notre travail, nous devons présenter
à nos lecteurs un tableau d'ensemble indiquant la valeur
relative de chacun des agents dont nous avons successivement
fait connaître les applications. C'est ainsi que nous serons
amené à traiter cette question de la mortalité des anesthésiques, question importante entre toutes, puisqu'elle nous
éclaire sur les véritables dangers de chacune des méthodes
qui ont été proposées jusqu'à ce jour.

Le lecteur nous pardonnera donc si nous donnons à cette
question quelques développements, et si nous revenons sur
quelques points qui avaient déjà été abordés dans les chapitres précédents.

Nous étudierons donc dans ce chapitre, non seulement la
mortalité, mais encore les causes de la mort consécutive à
l'administration des anesthésiques ; nous examinerons
ensuite les avantages et les inconvénients de chacun d'eux.

Ce n'est qu'après ce travail analytique que nous pourrons poser des conclusions générales et définitives.

La première question à résoudre est la suivante : *Faut-il appliquer l'anesthésie et dans quels cas convient-il de l'appliquer?*

Nous avons déjà, dans des chapitres spéciaux, indiqué les opérations les plus importantes dans lesquelles l'anesthésie doit être appliquée; mais nous voulons particulièrement insister sur les avantages que présente l'anesthésie dans les opérations de courte durée, dans lesquelles un grand nombre de chirurgiens refusent de faire bénéficier leurs malades des avantages de la narcose.

Il est incontestable, en effet, que l'appréhension qu'éprouvent certains malades pour des opérations en apparence insignifiantes, est parfois suffisante pour justifier l'emploi d'un anesthésique qui, comme le protoxyde d'azote, est à peu près inoffensif. En outre, ces mêmes malades différeraient peut-être, par la crainte de la douleur, une opération qui, quoique peu grave, peut avoir des conséquences importantes.

Nous pensons donc qu'on doit, sauf quelques exceptions, accorder les avantages de l'anesthésie à tous les malades qui en font la demande.

Mais le médecin doit s'attacher à faire un choix judicieux de l'agent qu'il emploie, et il faut pour cela s'appuyer sur es dangers relatifs que présentent chacun de ces agents. Nous allons étudier maintenant un point que nous avions réservé pour la fin de cet ouvrage, c'est l'importante question de la mortalité des agents anesthésiques.

### Mortalité des agents anesthésiques.

Nous voici arrivé à la partie la plus difficile et la plus importante de notre tâche : celle d'établir un parallèle entre le chloroforme, l'éther et les autres agents employés en anesthésie. C'est surtout entre les partisans des deux premiers agents que la lutte a été vive, nous dirons même passionnée; chacun sait, en effet, que le chloroforme, d'un usage général à Paris, est rejeté par les chirurgiens lyonnais, et que l'Angleterre, où il a été inventé, commence aujourd'hui à l'abandonner pour lui préférer l'éther et le protoxyde d'azote.

Nous ne tenterons pas de faire une statistique comparée de tous les cas de mort attribués à l'éther et au chloroforme, depuis la fondation de la méthode anesthésique jusqu'à nos jours; trop d'éléments nous manqueraient pour ce travail dont l'exécution est à peu près impossible, puisque nous ignorons le nombre exact des anesthésies et des décès qu'elles ont occasionnés. Mais nous pouvons donner un aperçu de la mortalité d'après les auteurs qui ont réuni le plus de cas. Nous nous occuperons d'abord de celui des deux anesthésiques qui a été longtemps et est encore aujourd'hui le plus employé; nous voulons parler du chloroforme.

### Mortalité du chloroforme.

Parmi les accidents nombreux occasionnés par le chloroforme, il faut citer les vomissements qui se manifestent surtout à la suite des longues anesthésies et presque toujours lorsque le malade a mangé. Dans les 101 observations de mort rapportées par Kappeler, la mort est survenue deux fois par suite de l'obstruction de la trachée par les matières vomies.

Les 101 cas mortels par le chloroforme recueillis par Kappeler peuvent être décomposés de la façon suivante :

*Sexe.*

Hommes.......................................... 78 cas.
Femmes......................................... 22
Sexe non signalé............................. 1

### *Age.*

Au-dessous de 5 ans.................................. 2 cas.
De  5 à 15 ans...................................... 12
De 16 à 30 ans...................................... 19
De 31 à 45 ans...................................... 21
De 46 à 60 ans...................................... 25
Au-dessus de 60 ans................................. 1
Age non signalé..................................... 21

### *Nature des opérations.*

Amputations ........................................ 20
   Des doigts ...................................... 9
   De l'avant-bras et du coude.............. 2
   Des pieds........................................ 2
   Des cuisses...................................... 3
   Des jambes ...................................... 2
   Amputations répétées..................... 1
   Un cas non spécifié........................ 1
Luxations........................................... 11
   Du pouce ........................................ 1
   Du coude......................................... 1
   De l'épaule ..................................... 7
   De la hanche.................................... 2
Extirpations de tumeurs......................... 8
Exploration de blessures, réduction de frac-
   tures, applications d'appareils............. 6
Opérations sur les voies urinaires de l'homme.... 8
(Sur ce nombre, 4 cathétérismes et une castration.)
Opérations sur les organes génitaux de la femme. 4
   (Sur ce nombre, 2 ovariotomies.)
Opérations sur l'anus et le rectum............ 4
Opérations pour des hernies.................... 2
Opérations pour nécroses et caries............ 4
Décollement d'adhérences articulaires et exten-
   sion forcée des membres...................... 4
Cautérisation de néoplasmes................... 2
Ouvertures d'abcès et de fistules............. 6
Extraction de dents............................. 6
Opérations pratiquées sur les yeux............ 12
Cas dans lesquels la nature des opérations n'est
   pas signalée.................................... 4

Total............ 101

*Manière dont les inhalations ont été pratiquées.*

Avec une compresse............................ 32 cas.
— une éponge................................. 4
— un cornet en papier....................... 3
— un masque en flanelle.................... 2
— un masque ordinaire...................... 1
— un cornet d'Esmarch...................... 5
— un appareil à inhalation................. 2
— un masque en métal permettant à l'air
        de se mêler aux vapeurs........... 2
— un appareil de Clover.................... 5
— un appareil non spécifié................. 45
                        Total................ 101

### Quantité de chloroforme employée.

Dans 46 cas seulement cette quantité a été signalée. La quantité moyenne a été alors d'environ 11 grammes, dans un cas la mort est survenue avec 20 gouttes. On est frappé de la petite quantité de chloroforme inhalé dans ces cas; ce fait prouve que cet agent n'agit pas seulement comme toxique, mais qu'il tue par arrêt du cœur.

### Combien de temps s'est écoulé entre le commencement de l'opération et la mort?

De 1 à 3 minutes ............................. 5 cas.
De 3 à 5    —    ........................... 2
De 6 à 15   —    ........................... 10
Après 15    —    ........................... 3
Non signalé.................................. 81
                        Total................ 101

### A quelle période de l'anesthésie la mort est-elle survenue?

Au début des inhalations,.................... 4 cas.
Période d'excitation........................ 14
Anesthésie incomplète....................... 25
Anesthésie complète......................... 30
Après l'opération .......................... 17
Non signalé.....  .......................... 11
                        Total................ 101

En d'autres termes, la mort est survenue :

Avant l'anesthésie complète............... 43 fois.
Pendant l'anesthésie complète............ 47
Non signalés........................... 11
                          Total.......... 101

Dans la plupart de ces cas le danger est apparu au moment de la cessation du pouls. Kappeler appelle l'attention sur la rapide dilatation de la pupille, qui arrive dans presque tous les cas où le danger de mort devient manifeste.

La chirurgie anglaise a fourni, il y a quelques années, un document d'une grande importance et qui est de nature à éclairer les chirurgiens impartiaux sur la prétendue innocuité du chloroforme. En 1864, la Société médico-chirurgicale de Londres publiait un rapport très étudié sur la mortalité et les causes de la mort par le chloroforme (*Transactions of the medico-chirurgical Society of London*).

Ce remarquable travail a été signé par dix-huit des chirurgiens les plus distingués de la capitale. Voici ce qui est dit page 333 (traduction littérale) : « Le chloroforme déprime l'action du cœur et *tue souvent en amenant la syncope*, tandis que l'éther n'exerce qu'une action légèrement dépressive sur la force d'action du cœur... » Page 375 : « Le manque subit d'action du cœur pendant que la respiration continuait s'est rarement présenté chez les animaux ; *ce genre de mort est plus fréquent chez l'homme.* » Et comme pièce à l'appui, les 109 observations que le comité a réunies sont groupées, quant au genre de mort, de la manière suivante :

Syncope............................... 62 cas.
Mort subite... ..................... 6
Dans une attaque (*in a fit*) (1)............. 10
Pouls et respiration ayant cessé ensemble.... 9
Manque de respiration (pouls non noté)...... 6
    —         —       (pouls persistant)..... 2
Non déterminé......................... 14
                                      109

(1) Les chirurgiens anglais désignent-ils ainsi ce que nous avons appelé si-

Si nous défalquons du total, d'abord les 14 cas où le genre de mort n'a pas été déterminé, les 6 où le pouls n'a pas été noté, il en reste 89 sur lesquels 62 morts sont dues à la syncope, 2 à l'asphyxie ; pour les 9 où le pouls et la respiration ont cessé ensemble, en l'absence de renseignements fournis par l'autopsie, nous ne pouvons nous prononcer.

Ce premier travail de la Société médico-chirurgicale de Londres a été le point de départ d'une campagne organisée par un de nos confrères les plus distingués de Londres, M. Ernest Hart, en faveur de l'éther. Depuis cette époque, tous les cas de mort par le chloroforme et l'éther ont été recueillis avec soin dans le *British Medical Journal* que dirige M. Hart, et l'abondance des cas mortels attribués au chloroforme a ouvert les yeux à la grande majorité des chirurgiens anglais qui ont renoncé à l'employer. Parmi ceux-ci nous citerons sir James Paget dont l'autorité ne saurait être contestée, et qui emploie exclusivement l'éther, après s'être servi du chloroforme pendant près de trente années.

*Nature des accidents déterminés par le chloroforme. La mort survient-elle par asphyxie, arrêt de la respiration ou par arrêt du cœur et syncope?*

Les chiffres que nous venons d'exposer sont assez éloquents et démontrent, mieux que tout raisonnement théorique, l'énorme mortalité qui résulte de l'emploi du chloroforme. Mais il reste à résoudre une importante question qui a donné lieu récemment à diverses discussions : nous voulons parler de la nature des accidents qui déterminent la mort à la suite de la chloroformisation.

Dans une discussion qui eut lieu en 1878 à la Société de médecine de Strasbourg, où le chloroforme est en honneur,

---

dération? M. H. Guéneau de Mussy, qui a si longtemp p a iq⁴  Londres, pense qu'ici *fit* doit signifier convulsions (Willemin) surtout depuis que Sédillot a écrit cet aphorisme inouï qui a coûté la vie à tant d'individus : *le chloroforme pur et bien employé ne tue jamais*, les partisans du chloroforme, à la tête desquels se trouve M. Bœckel, prétendaient que cet agent ne détermine jamais la mort par syncope, et que les accidents sont toujours dus à un arrêt de la respiration. Par cette assertion qu'il est si facile, du reste, de réfuter, les chloformistes voulaient conclure que le chloroforme n'est relativement pas dangereux ; parce qu'il est presque toujours facile de combattre les accidents qui surviennent du côté du poumon, lorsque l'attention est dirigée vers cet organe.

Mais les faits que nous allons exposer démontrent surabondamment que le véritable danger du chloroforme est la syncope ou arrêt brusque du cœur, accident d'autant plus redoutable qu'il est impossible de le prévoir et de le combattre. Cette opinion, habilement défendue à Strasbourg par M. Willemin, est celle de la plupart des chirurgiens. On en jugera par cet exposé.

En 1849, M. Gosselin annonçait à l'Académie de médecine que la cessation brusque des mouvements du cœur était le phénomène le plus redoutable de la chloroformisation.

La même année, Malgaigne conclut des expériences analysées par lui, que la mort par le chloroforme ne s'accompagne pas nécessairement d'asphyxie, que celle-ci « est un phénomène surajouté (1)». Il cite le fait de Hannah Greener, attribué par Simpson à une syncope, celui d'un Alsacien observé par M. Robert, et qui, d'après ce chirurgien, succomba de la même manière. La conclusion de Malgaigne fut que le chloroforme a une action toxique propre ; que, mal administré, il fait courir des risques d'asphyxie. A trente ans de distance, ce jugement de l'éminent professeur semble encore

_______________

(1) *Bull. de l'Acad. de méd.*, 1849, p. 225.

plus près de la vérité que presque tous ceux qui ont été formulés depuis.

Selon Blandin, « l'asphyxie n'a ici qu'une importance secondaire, mais on ne saurait méconnaître le rôle qu'elle joue, si minime qu'il soit » ; le chloroforme a une action toxique sur le sang. D'après Baillarger, « ces morts sont dues à la syncope (1) ». Ph. Bérard repousse le mot asphyxie, « c'est empoisonnement qu'il faut dire ». Pour Rochoux, l'asphyxie ne fait pas la vingtième partie de l'influence fâcheuse du chloroforme ; les 19/20$^{es}$ en doivent être rapportés à la toxicité.

En 1853, la Société de chirurgie de Paris consacra de nombreuses séances à la discussion d'un rapport de M. Robert sur les accidents produits par le chloroforme ; ses conclusions étaient que : 1° cet agent peut causer la mort presque instantanément par une sorte de sidération semblable à celle que déterminent certains poisons violents ; 2° la mort paraît causée en général par la sensation brusque des mouvements du cœur, *par une véritable syncope ;* aussi recommandait-il d'administrer le chloroforme avec prudence, de surveiller surtout très attentivement l'état du pouls et celui de la respiration.

M. Ricord pense que « la mort survient par syncope » ; M. Maisonneuve, que les accidents sont dus à l'asphyxie et à la syncope, ces derniers étant de beaucoup les plus redoutables. Giraldès accepte la conclusion de M. Robert. M. Gosselin déclare que, « dans presque tous les cas, la mort a été causée par la paralysie instantanée du cœur ». Demarquay admet aussi la mort par arrêt du cœur ; celle-ci ne dépendrait pas de l'action directe du sang modifié, mais de l'action déprimante du chloroforme sur le système nerveux, qui son tour enchaîne les mouvements du cœur.

(1) *Bull. de l'Acad. de méd.*, 1849, p. 225, 386.

Le professeur Roux croit que le mode d'action du chloroforme est variable, et, revenant plus tard sur la question (*Bull. de la Soc. de chir.*, t. IV, p. 336), il admet « que la mort puisse être quelquefois rapportée à l'asphyxie, mais dans des proportions assez restreintes ». Pour M. Bouisson, la mort arrive tantôt par sidération nerveuse, tantôt par asphyxie, tantôt enfin par syncope. M. Denonvilliers est d'avis que les accidents ont bien moins souvent dépendu d'asphyxie que de syncope ou d'une sorte de sidération : « le pouls est pour moi une véritable boussole ; ses variations indiquent ce qui intéresse le plus, l'état de la circulation. »

Dans un résumé de la discussion, M. Robert conclut encore que ce n'est pas par asphyxie que les sujets succombent, car celle-ci ne se présente pas avec des symptômes aussi foudroyants ; elle ne peut avoir lieu que lorsqu'on emploie des procédés d'inhalation défectueux. Les accidents qui se rattachent à la syncope sont beaucoup plus communs et plus fâcheux ; cet agent affaiblit la force de contraction du cœur, ce que prouvent les expériences sur les animaux, et il s'y joint une foule d'autres conditions qui disposent à la syncope : la terreur, l'anémie, la perte de sang, etc. Enfin, cette syncope survient quelquefois avec des caractères de soudaineté et de gravité qui peuvent la faire comparer à une véritable sidération.

Dans un nouveau rapport, M. Denonvilliers formule des conclusions semblables : « Le chloroforme agit directement sur le cœur, dont il peut arrêter instantanément et définitivement les contractions ; l'influence qu'il exerce sur la respiration est plus douteuse et moins prononcée ; les troubles de cette fonction, quand parfois il en survient, sont faciles à reconnaître et à combattre ; l'asphyxie n'est donc pas à craindre, à moins qu'on use de procédés défectueux ; la syncope, au contraire, est très redoutable, c'est à elle qu'il faut attribuer la plupart des résultats funestes que déplore la science... A l'idée présomptueuse que le chloroforme pur et bien employé ne peut pas nuire, il faut substituer cette autre, incontestable, qu'employé par des mains habiles et avec les précautions usitées, il a été nuisible. »

Chassaignac : « Parmi les causes de mort, il faut placer en première ligne la syncope. »

Broca est du même avis. Voici ce qu'il écrivait récemment à M. Willemin : « Dans les expériences sur les animaux on ne produit la mort que par asphyxie; chez l'homme il y a eu aussi des cas d'asphyxie; dans tous ceux que j'ai analysés, le chloroforme avait été mal administré; je pense qu'on peu toujours éviter cet accident. » — C'est à ce seul accident, qui représente aujourd'hui surtout une part minime de la question, c'est au danger provenant de l'asphyxie qu'est applicable la conclusion générale de M. Sédillot (que pur et bien employé le chloroforme ne tue jamais), si justement repoussée par tous. — « Le chloroforme agit certainement sur le cœur; mais chez les animaux l'action ne va pas jusqu'à la syncope; il n'en est plus de même chez l'homme, qui, ému par la crainte de l'opération et du chloroforme même, se trouve par là prédisposé à la syncope. Le chloroforme alors peut la produire et elle peut devenir mortelle, parce que l'agent anesthésique a diminué à la fois l'excitabilité du cœur et celle des organes extérieurs sur lesquels on agit pour amener une action réflexe sur les nerfs cardiaques.... Je pense que la prudence du chirurgien et l'exacte surveillance du pouls diminuent considérablement les chances d'accidents, mais ne les font pas disparaître entièrement. »

Interrogé par M. Willemin, M. Verneuil a répondu : « On peut mourir par le chloroforme de trois manières : par asphyxie, par la cessation brusque des mouvements du cœur, par la cessation brusque des mouvements respiratoires (action d'arrêt sur les muscles respirateurs, bien différente de l'asphyxie). »

« Si la mort avait lieu par asphyxie, dit M. L. Le Fort (1), l'arrêt de la respiration devrait précéder l'arrêt de la circulation : c'est le contraire qui arrive. Snow, dans un relevé de 50 cas de mort par le chloroforme, n'en donne que 1 qu'on puisse attribuer à l'asphyxie. Pour moi, je suis absolument convaincu que la mort est déterminée par une syncope... Rien ne peut mettre à l'abri des accidents anesthésiques mortels, car le danger principal est la syncope. »

M. M. Perrin (2) : « Si l'on me démontrait l'asphyxie chez » un malade mort pendant la chloroformisation, je dirais » qu'elle est due à un mode vicieux d'administration. »

On voit, d'après cet exposé, que presque tous les chirurgiens, même ceux qui emploient journellement le chloroforme, attribuent la grande majorité des cas de mort à la syncope. Les quelques cas que nous allons rapporter viennent également à l'appui de cette opinion. Ils sont extraits du remarquable discours prononcé par M. Willemin devant la Société de médecine de Strasbourg en 1878 (3).

En 1848, M. Debrou d'Orléans (4) opérait de hernie étranglée un homme âgé de 60 ans ; l'opération étant terminée, on cherche le pouls qu'on ne put trouver tant il était insaisissable ; la *respiration était lente et douce.* » Après vingt-cinq minutes de soins empressés, le sujet revint à la vie que l'opérateur croyait perdue.

En 1849, M. Barrier de Lyon chloroformise un jeune homme de 17 ans : le pouls est resté parfaitement régulier ; après cinq ou six minutes, il se manifeste un peu d'agitation ; le sujet lève brusquement la tête et agite les membres ; l'un des aides annonce que la radiale a cessé de battre ; la face est profondément altérée, l'action du cœur a cessé tout à

---

(1) *Bull. de la Soc. de chir.*, t. VII, **2e** série, 1866.
(2) *Bull. de la Soc. de chir.*, t. II, p. 232.
(3) *Gazette médicale de Strasbourg*, 1878, p. 3.
(4) *Ibid.*, t. III, p. 586.

fait, plus de bruit à la région précordiale ; *la respiration continue encore*, elle s'affaiblit et cesse enfin complète-ment.

La même année, M. de Confévron de Langres (1) chloro-formise, pour une extraction de dent, une femme de 33 ans, déjà éthérisée une première fois avec succès ; un bourdon-net de coton est imbibé de moins de 1 gramme de chloro-forme ; elle en aspire la vapeur lentement pendant huit à dix minutes ; tout à coup la face pâlit, les traits s'altèrent ; pu-pille horriblement dilatée ; le pouls a disparu ; quelques in-spirations éloignées furent les seuls signes de vie. A l'autop-sie, les membranes du cerveau sont gorgées d'un sang noir et fluide, ainsi que d'autres gros vaisseaux, les poumons parfaitement crépitants.

Chez ces sujets et chez plusieurs autres cités par M. Ro-bert, la respiration était normale au moment où ils ont été frappés. N'est-il pas évident, comme le conclut l'éminent chirurgien, que la mort a eu lieu par syncope ?

En 1854, M. Ad. Richard administre le chloroforme lui-même, et avec une extrême prudence, à une femme qu'il devait opérer d'un polype utérin (2). Au moment où il veut commencer l'opération, le pouls a disparu, la respiration *continue, mais plus lente ;* respiration artificielle, flagella-tion, titillations répétées à l'entrée du larynx, ouverture de la tranchée, galvanisme, rien ne put rappeler à la vie. A l'autopsie, faite en présence de MM. Gosselin et Richet, aucune lésion appréciable, poumons sains ; le sang conser-vait partout sa fluidité.

En 1859, le professeur Richet emploie le chloroforme, avec toutes les précautions possibles, chez un homme fort et vi-goureux pour une réduction de luxation (3). Celle-ci opérée,

(1) *Bull. de la Société de chirur.*, t. III, p. 586.
(2) *Ibid.*, t. IV, p. 478.
(3) *Ibid.*, t. IX, p. 280.

le pouls se supprime des deux côtés, mais la *respiration continue;* plus tard, elle s'arrête; on attire la langue au dehors et l'on pratique la respiration artificielle, sans parvenir à réveiller les battements du cœur. « Dans ce cas, dit M. Richet, comment serait-il possible de songer à l'asphyxie en présence des détails de l'observation? A l'autopsie, les poumons étaient crépitants et surnageaient. »

Trois semaines après, M. Marjolin vint à son tour communiquer à la Société de chirurgie le fait d'une enfant de 7 ans et demi atteinte de coxalgie, chloroformisée en plusieurs fois. Tout à coup on s'aperçoit que le pouls et le cœur ont cessé de battre; quelques inspirations eurent lieu encore. On tire la langue au dehors, on pratique la respiration artificielle, l'électrisation, le tout en vain. A l'autopsie, on trouve les cavités du cœur distendues par du sang très fluide, noir comme celui des vaisseaux des poumons.

En 1867, M. Broca opérait un jeune homme de 17 ans, d'une tumeur du cou. Plusieurs minutes s'étaient déjà écoulées depuis que l'inhalation du chloroforme avait été suspendue, lorsque tout à coup l'aide chargé d'explorer le pouls s'écrie que les battements venaient de s'arrêter subitement, la respiration pourtant continuait encore; flagellation, projection d'eau froide sur le visage, rien ne fit; la respiration se ralentit et s'arrêta au bout de quelques instants; la galvanisation du diaphragme produisit des respirations assez étendues, néanmoins le sujet ne put être rappelé à la vie.

M. Helweg, chirurgien danois, veut enlever une ulcération fongueuse à la jambe d'un charbonnier âgé de 52 ans (1). Après deux minutes d'emploi du chloroforme, période d'excitation, cris; deux ou trois minutes après, calme subit, on enlève l'appareil, le pouls est imperceptible, mais la respiration

_______________

(1) *Ugeskrift for Laeger,* 14 août 1875. — *British medic. Journ.,* 9 oct. 1875.

calme. Le sujet meurt; on ne trouve rien à l'autopsie.

En 1873, M. Léon Le Fort rapporte à la même Société l'observation d'un homme de 30 ans, très bien portant, qu'il anesthésia pour lui faire la dilatation anale; le sommeil fut calme, la respiration régulière. L'opération pratiquée, le malade continue à dormir; quelques instants après, la respiration est stertoreuse, la face cyanosée; le pouls avait disparu. On tire la langue au dehors, on a recours à la respiration artificielle; le malade ne revient pas. A l'autopsie, rien.

M. Gillette a relaté [2] trois cas de mort survenus à peu de distance en Angleterre. Le premier peut être imputé à l'asphyxie. Le second est relatif à un homme de 60 ans, anesthésié pour une luxation de l'épaule : la quantité de chloroforme employée fut très petite; on en cessa l'administration quand l'excitation commença; tout à coup le sujet présente un état alarmant; rien ne put le rappeler à la vie. A l'autopsie, aucune lésion. — La troisième observation est celle d'un gentleman que J. Marshall voulait opérer d'une tumeur des fosses nasales. La chloroformisation est conduite avec une grande prudence, on y revint par trois fois; le pouls, qui avait faibli une première fois, redevient faible; on enlève l'appareil; le sujet est pâle, avec la pupille dilatée; *il respirait lentement, mais librement;* les mâchoires étant maintenues écartées à l'aide d'un bouchon, l'air pénétrait dans le larynx sans difficulté, ni bruit, ni secousse; aucun des moyens employés pendant près d'une heure ne put rappeler la vie.

M. Hardy, de *R. Pimblico Dispensary,* veut réduire une luxation de l'épaule qui, réduite le matin, s'était reproduite. A peine a-t-on employé 2 drachmes (8 grammes) de chloroforme versé goutte à goutte; au moment de la réduction, l'anesthésie était loin d'être complète; tout à coup des symptômes alarmants paraissent : on suspend l'homme par les pieds, la langue tirée au dehors, etc., le tout en vain. A l'autopsie, on trouva le cœur et les autres organes sains.

Est-il nécessaire d'ajouter, après avoir rapporté tant de faits démonstratifs, que le chloroforme tue, malgré l'aphorisme de Sédillot (le chloroforme pur et bien employé ne tue jamais!), et que la mort survient presque toujours par syncope ou arrêt du cœur, c'est-à-dire au moment où il est impossible de la prévoir. Cet accident redoutable (syncope) peut se produire au début même de l'anesthésie, chez des sujets faibles comme chez des sujets forts, chez lesquels rien ne fait supposer le danger. En un mot, le chirurgien qui emploie le chloroforme doit toujours s'attendre à voir mourir son malade entre ses mains. Triste perspective qui devrait suffire à faire proscrire à tout jamais cet agent de la pratique anesthésique !

### Mortalité de l'éther.

Kappeler, qui se montre toujours si partisan du chloroforme et qui a recherché avec le plus grand soin les cas de mort, n'a pu recueillir que 13 cas pouvant être attribués à l'éther. Il est vrai de dire qu'il n'a recherché que les cas observés depuis la réintroduction de l'éther en Angleterre.

Ces cas se divisent en deux groupes : ceux dont la mort a eu lieu immédiatement après l'anesthésie ou pendant, et ceux qui sont survenus quelques heures après. — Or, nous voyons dans quelques-uns des cas de Kappeler que la mort est survenue plusieurs heures après la cessation des inhalations, ce qui permet alors de se demander si la mort était bien due à l'anesthésie.

Nous trouvons encore dans ces 13 cas un qui est signalé sous le n° 2 et dans lequel il s'agit de l'extirpation chez un malade apoplectique, âgé de 84 ans, des glandes du cou.

L'opération avait nécessité la compression de la carotide pendant près de dix minutes. Le malade est revenu à lui pour tomber dans le coma qui s'est terminé par la mort quarante heures après l'opération. Kappeler lui-même, qui est un des plus grands partisans du chloroforme, est d'avis que ce cas ne saurait être attribué à l'éther.

Dans un cas, le malade est succombé trois heures après l'opération, après être complètement revenu à lui. On a trouvé, à l'autopsie, une congestion du poumon droit, et des indurations cancéreuses dans les deux poumons.

Un autre cas où le malade est mort deux heures après la cessation des inhalations, mais sans être complètement revenu à lui, peut avec raison être mis au compte des accidents mortels de l'éther.

Dans un autre cas, l'agent employé était un mélange d'éther et d'amyle.

Dans les neuf derniers cas, il y a trois malades qui ont été littéralement asphyxiés par le sang et par les vomissements, ainsi que cela a été démontré par l'autopsie. Deux autres malades étaient tellement faibles et débilités, qu'on peut supposer qu'ils ont succombé au *shock* chirurgical, et qu'il est difficile de dire dans quelle proportion l'éther a été la cause de la mort.

En somme, dans les 13 cas de mort qu'a pu recueillir Kappeler, quatre seulement sont bien authentiquement attribuables à l'éther.

### Mortalité par le protoxyde d'azote.

Quittons maintenant le long nécrologue du chloroforme pour arriver à un agent sur le compte duquel les recueils les plus complets n'ont pu nous fournir jusqu'à présent que deux cas de mort bien authentiques. Nous avons déjà dit que cet agent était employé journellement par les dentistes de tous les pays, souvent en dehors de toute compétence ; que Colton l'avait employé dans plus de cent mille cas sans accidents. Nous ne reproduirons pas tous ces faits, mais nous dirons qu'on peut estimer, sans être taxé d'exagération, à plus d'un million le nombre des cas où le protoxyde d'azote a été employé comme anesthésique.

On peut donc dire qu'on ne connaît aucun autre anesthésique qui offre autant de sécurité. Les victimes du chloroforme et de l'éther se comptent annuellement par vingtaines, par centaines peut-être ; alors que le protoxyde d'azote, tout en étant administré beaucoup plus souvent que ces deux anesthésiques réunis, n'a fourni que deux accidents mortels ; ajoutons, en faveur de son innocuité, que très souvent on fait respirer un gaz mal préparé. L'azotate d'ammoniaque ordinaire du commerce est loin d'être chimiquement pur, et les produits de sa décomposition sont trop fréquemment du protoxyde d'azote mélangé de bioxyde d'azote. Or, le chimiste Brande dit, à propos de ce dernier gaz : « Il empoisonne sur-le-champ les animaux qui le respirent ; » et plus loin (à propos des vapeurs rutilantes qui résultent de son mélange avec l'air, vapeurs que la plupart des dentistes ont vues apparaître en préparant le protoxyde d'azote) : « Ce sont des vapeurs d'acide hypo-azotique $(AzO^2-2O-AzO^2)$ ; elles ont une odeur suffocante particulière et irritent fortement la poitrine ; — *il faut avoir soin de ne pas les respirer, même à l'état dilué.* » Tout danger de cette source peut cependant être facilement évité ; il suffit d'employer le protoxyde d'azote *liquide*, dont la pureté est garantie, parce qu'il est préparé constamment et en grandes quantités, sous la surveillance immédiate d'un chimiste. On ne connaît que *deux cas de mort* consécutive à l'administration du protoxyde d'azote liquide.

Ajoutons que cette innocuité si remarquable du protoxyde d'azote est encore plus assurée depuis la belle découverte de M. Paul Bert, qui permet d'employer cet agent pendant un temps très long et dans des conditions qui éloignent complètement les craintes d'asphyxie.

C'est évidemment par asphyxie que le protoxyde d'azote peut tuer. Les nombreuses expériences que nous avons rapportées dans le cours de cet ouvrage le démontrent surabondamment.

### Résumé de la mortalité.

Nous publions, d'après le *Chicago medical Examiner* un tableau qui permet de classer les agents anesthésiques d'après le danger que présente leur emploi. Nous n'avons pas besoin d'ajouter que ce tableau est incomplet, mais l'impartialité bien connue de son auteur nous met à même d'affirmer son authenticité.

Sur 200 893 cas d'anesthésie, relevés avec soin par le professeur E. Andrews :

L'éther sulfurique a donné 1 mort sur 23 204 administrations ;

Le chloroforme a donné 1 mort sur 2723 administrations ;

Le mélange de chloroforme et d'éther 1 mort sur 5588 administrations ;

Le bichlorure de méthylène 1 mort sur 75 000 administrations ;

Le *protoxyde d'azote* n'a donné *aucun cas de mort sur* 75 000 administrations.

On peut donc classer les anesthésiques les plus employés dans l'ordre suivant, en ce qui concerne le danger de leur administration :

1° Le chloroforme ;

2° Le chloroforme mélangé à l'éther ;

3° L'éther ;

4° Le protoxyde d'azote employé pur ;

5° Le protoxyde d'azote mélangé à l'oxygène et employé sous pression d'après la méthode de Paul Bert.

Nous allons donner dans le chapitre suivant les conclusions générales sur lesquelles nous nous appuierons pour indiquer d'une façon précise le choix de l'agent anesthésique qu'il convient d'employer.

# CHAPITRE XXIII

CONCLUSIONS GÉNÉRALES, CHOIX DE L'AGENT ANESTHÉSIQUE

D'après les faits exposés dans le chapitre précédent, nous croyons pouvoir conclure :

### § 1. — En ce qui concerne le chloroforme :

1° Le chloroforme est le plus dangereux de tous les agents anesthésiques.

2° Il tue le plus souvent par syncope, sans que rien puisse faire prévoir cet accident.

3° Son emploi doit être réservé pour quelques cas exceptionnels où les malades ont une répugnance invincible pour l'éther. Il peut être également employé en obstétrique, dans la chirurgie d'armée et sur les champs de bataille où il est nécessaire d'agir rapidement.

### § 2. — En ce qui concerne l'éther :

1° L'éther employé pour produire l'anesthésie chirurgicale est moins dangereux que le chloroforme.

2° L'anesthésie s'obtient aussi constamment et aussi complètement par l'éther que par le chloroforme.

3° Si l'éther offre des inconvénients que le chloroforme ne présente pas au même degré, ces inconvénients ont peu d'importance et ne compensent pas le danger inhérent à l'emploi de ce dernier.

4° En conséquence, l'éther doit être préféré au chloroforme.

### § 3. — En ce qui concerne le protoxyde pur :

1° Il est infiniment plus inoffensif.

2° Il agit rapidement ; en général, il suffit d'une minute ou deux pour mettre une personne complètement sous son influence.

3° Il détermine rarement de l'excitation, — point fort important.

4° La provocation des nausées est l'exception, même pendant les longues opérations. Cependant il faut laisser un certain intervalle entre le dernier repas et l'administration du gaz. Quelques opérateurs de grande expérience prétendent que le protoxyde d'azote *pur* ne détermine *jamais* de vomissements. Cette particularité du gaz le fait singulièrement apprécier par les malades et le rend très précieux pour les opérations qui se pratiquent sur l'œil ou dans la région pelvienne.

5° Le *shock* que ressent l'économie de l'influence des autres anesthésiques est presque aussi violent que l'opération elle-même ; et la lenteur avec laquelle les sujets reviennent à eux et reprennent leur état normal agit d'une façon fâcheuse sur leur rétablissement.

6° Enfin, un avantage qui n'est pas à dédaigner, c'est que l'opérateur n'éprouve aucun inconvénient du protoxyde d'azote, puisqu'il ne le respire pas, tandis qu'il lui est impossible de se soustraire complètement aux effets des vapeurs de l'éther et du chloroforme.

7° Le protoxyte d'azote ne peut être employé que dans les opérations de courte durée.

### § 4. — En ce qui concerne le protoxyde d'azote associé à l'éther :

C'est pour obvier à la trop courte durée de l'anesthésie par le protoxyde d'azote qu'un anesthésiste anglais distingué, M. Clover, a proposé l'emploi d'une méthode d'anesthésie mixte, qui consiste *à sidérer le malade avec le protoxyde d'azote et à continuer ensuite sans transition l'anesthésie par l'éther.*

Grâce à ce procédé très ingénieux, on peut éviter la période d'excitation de l'éther, placer en quelques secondes le malade sous l'influence de l'anesthésie, et prolonger la narcose aussi longtemps que l'exige l'opération. On a donc les avantages suivants :

1° *Bien-être du malade*, qui évite la période si pénible de suffocation et d'excitation ;

2° *Avantage pour le chirurgien et ses aides* qui ne sont pas obligés de maintenir le malade par la force ;

3° *Economie de temps*, puisque l'opération peut être commencée immédiatement.

De tels avantages ne pouvaient rester inappréciés; aussi la méthode d'anesthésie de Clover ne tarda pas à se généraliser chez nos voisins d'outre-Manche, toujours empressés à saisir les inventions pratiques et utiles. La plus grande partie des hôpitaux de Londres, et plusieurs chirurgiens éminents, parmi lesquels il nous suffira de citer sir Henry Thompson, en font journellement usage.

Nous avons été nous-même frappé des avantages de cette méthode, et nous l'avons appliquée à des opérations de grande chirurgie. Elle nous a donné d'excellents résultats, et nous

l'employons chaque jour en en appréciant de plus en plus
la supériorité.

Nous avons, par ce procédé mixte, anesthésié des malades
sur lesquels des opérations graves, telles que la lithotomie,
ont été pratiquées. Nous savons qu'il a été récemment mis en
usage avec succès par M. Péanà l'hôpital Saint-Louis, qui a
bien voulu nous confier un assez grand nombre d'anesthésies.

**§ 5. — En ce qui concerne le protoxyde sous tension par la méthode
de Paul Bert :**

1° Cette méthode peut être considérée comme l'idéal de
l'anesthésie.

2° Elle supprime complètement la période d'excitation.

3° Elle élimine le danger d'asphyxie inséparable de l'emploi du protoxyde d'azote pur.

4° Elle donne un réveil rapide, sans que le malade éprouve
aucun malaise.

5° Elle évite, dans la grande majorité des cas, les nausées
et les vomissements.

6° Elle doit être employée dans tous les cas où le chirurgien dispose des appareils nécessaires à son application.

Pour résumer nous dirons :

1° Le chirurgien doit employer la méthode de Paul Bert
chaque fois qu'il le peut.

2° Il doit employer le protoxyde seul pour les opérations
de courte durée et lorsqu'il n'a pas de cloche à sa disposition.

3° Il doit employer la méthode de Clover, protoxyde d'azote
et éther, lorsqu'il ne dispose pas des appareils nécessaires
la méthode de Paul Bert.

4° Il doit employer l'éther seul lorsqu'il n'a à sa disposition ni protoxyde d'azote ni cloche.

5° Il ne doit employer le chloroforme que dans les circonstances exceptionnelles que nous avons rapportées plus haut.

# CHAPITRE XXIV

## OBSERVATIONS CLINIQUES

Le nombre des anesthésies pratiquées jusqu'à ce jour avec le protoxyde d'azote est pour ainsi dire incalculable. Nous avons déjà dit que, dans un seul établissement (1), plus de cent mille anesthésies avaient été pratiquées à l'aide de cet agent, sans qu'on ait eu à regretter aucun accident de quelque importance. En Angleterre, en Amérique, en Allemagne, et même en France cet agent est journellement employé par les dentistes et par un certain nombre de chirurgiens. Il est donc à peu près impossible de recueillir et même d'apprécier d'une façon approximative le nombre des anesthésies proto-azotées.

Nous avons recueilli l'observation de la plupart des anesthésies que nous avons pratiquées. Ces observations, qui offrent un grand intérêt dans leur ensemble, et quant aux déductions pratiques qu'on peut en tirer, présentent entre elles une ressemblance telle, qu'il serait pour ainsi dire fastidieux de les reproduire.

Nous avons tenu cependant à publier quelques observations cliniques prises au hasard dans notre pratique personnelle. Nous y avons ajouté un certain nombre d'anesthésies pratiquées à l'hôpital Saint-Louis et dans la clinique de M. Maller, par M. Lutaud. Depuis cette époque, nous avons pratiqué de nombreuses anesthésies à l'hôpital Saint-Louis, dans le service de M. le Dr Péan, et dans l'établissement de M. le Dr Fontaine, soit par le protoxyde associé à l'éther, soit par le protoxyde sous pression par la méthode de M. Paul Bert.

OBS. I.— Hôpital Saint-Louis. 20 décembre 1877. *Service de M. Duplay*. Le gaz était administré par le Dr Lutaud.

(1) The Colton anesthetic Institute, New-York.

*Ablation d'une tumeur sarcomateuse siégeant à la partie latérale externe de la jambe gauche.*

Anesthésie par le protoxyde d'azote seul.

*Durée :* 1 minute 30 secondes ; pouls, de 65 à 115.

La malade n'a rien senti ; elle revient immédiatement à elle sans la moindre excitation.

La résolution musculaire n'a pas été complète.

Cyanose peu prononcée du visage.

Pas de vomissements.

Obs. II. — Hôpital Saint-Louis. *Service de M. Duplay.* 17 décembre 1877.

*Redressement brusque du genou.*

Malade âgé de quarante-cinq ans.

Anesthésie par le protoxyde d'azote seul. Durée totale de l'anesthésie : 1 minute 10 secondes. Le pouls est passé de 70 à 120.

Le malade se réveille et n'a rien senti, mais la résolution musculaire n'a pas eu lieu.

Pas de cyanose.

Obs. III. — *Opérateurs : MM. Marion Sims et Pratt.* 25 octobre 1877.

*Dilatation du col pour une atrésie utérine.*

Anesthésie par le protoxyde d'azote seul.

La malade ne s'endort qu'au bout de trois minutes ; elle a beaucoup d'excitation et la résolution musculaire n'a pas lieu. Ce résultat incomplet est attribué à une disposition défectueuse de l'embouchure qui permet l'arrivée de l'air.

Pouls, de 75 à 118.

Cyanose peu prononcée du visage.

Pas de vomissements.

Obs. IV. — 10 octobre 1877. *Chirurgien : D^r Sims.*

*Ablation d'une tumeur fibreuse de l'utérus.*

Malade âgée de soixante-trois ans.

Anesthésie par le protoxyde d'azote seul.

Durée totale : deux minutes cinquante secondes.

Il n'y a pas d'excitation.

Le réveil est gai et progressif.

Pas de vomissements.

Cyanose de la face peu prononcée.

Le pouls a présenté les oscillations que nous avons notées dans les autres observations.

Obs. V. — 2 novembre 1877. *Clinique du D^r Mallez.*

*Uréthrotomie.*

X..., âgé de vingt-sept ans.

Anesthésie par le protoxyde d'azote seul.

Durée : quarante secondes.

Le malade n'a rien senti.

Pas de cyanose de la face.

Pouls, de 70 à 110.

Le malade avait mangé trois quarts d'heure avant l'anesthésie ; pas de vomissements.

Obs. VI. — 2 novembre 1877. *Clinique du D^r Mallez.*
*Uréthrotomie.*

Malade âgé de soixante-six ans.

Anesthésie par le protoxyde d'azote seul.

Durée : 1 minute.

Le malade, n'a rien senti.

Pas d'excitation ; réveil gai.

Pouls, de 65 à 105.

Le malade avait mangé une heure avant l'anesthésie ; pas de vomissements ni de troubles gastriques.

Obs. VII. — *Clinique du D^r Mallez.* 1^er décembre 1877.

X..., âgé de quatorze ans. *Phimosis.*

Pouls avant l'opération, 104

Durée de l'anesthésie par le gaz : 1 minute 53 secondes.

Pouls, 130.

Anesthésie par l'éther. Pas de période d'excitation.

Durée totale de l'anesthésie : 4 minutes.

Le malade n'a rien senti. Il regagne seul sa place dans la clinique après l'opération.

Cyanose peu prononcée.

Obs. VIII. — *Opérateur : D^r Mallez.* 6 novembre 1877.
*Lithotomie.*

Malade très affaibli. Opéré déjà deux fois de la taille. Malade depuis plusieurs mois, a eu plusieurs hématuries considérables. Fongus de la vessie ? Lésions rénales ?

*Anesthésie par le protoxyde d'azote et l'éther.*

Anesthésie par le protoxyde d'azote : 2 minutes 10 secondes.

La période de transition est marquée par un mouvement du malade. L'anesthésie par l'éther se prolonge pendant une heure.

Le malade n'a pas d'excitation.

Le réveil a lieu facilement.

Pas de vomissements consécutifs.

Obs. IX. — *Opérateur : D^r Mallez.* 1^er décembre 1877.

Maison de santé de la rue Oudinot.

*Lithotomie.*

Malade âgé de quarante et un ans.

Anesthésie par le protoxyde d'azote et l'éther.

Sommeil proto-azotique après 2 minutes 10 secondes d'inhalation. Léger mouvement au moment de la transition. L'opération a duré 45 minutes.

Pas de vomissements consécutifs.

Obs. X. — *Service de M. Duplay, à Saint-Louis.* 7 décembre 1877. *Fistule à l'anus.*

Anesthésie par le protoxyde d'azote.

Le gaz fait défaut au moment de la période de transition.

Il y a donc un peu d'excitation au moment où le malade inhale les premières vapeurs de l'éther.

L'anesthésie a lieu sans incident ; l'opération dure une heure.

Pas de cyanose ni de vomissements consécutifs.

Obs. XI.—10 janvier 1878. *D<sup>r</sup> Colton ; opérateur : D<sup>r</sup> Rotteinstein.*

M. X..., onze ans. Enfant nerveux, frêle et délicat.

*Extraction de deux dents.*

Anesthésie par le protoxyde d'azote seul.

<blockquote>

Durée de l'anesthésie...... 1 minute 5 secondes.

— de l'opération....... 25 —

— du réveil.......... 8 —

</blockquote>

Pouls faible avant l'opération ; pulsations, 60. Il augmente en force et en fréquence ; moyenne de 90 pulsations au moment de l'extraction.

L'enfant respire lentement ; il n'a aucune excitation ni phénomène nerveux ; réveil très gai et très rapide. Pas de cyanose appréciable de la face.

Quantité de gaz inhalé : 40 litres.

Obs. XII. — 10 janvier 1878. *D<sup>r</sup> Colton ; opérateur : D<sup>r</sup> Rotteinstein.*

M<sup>me</sup> X..., vingt ans, bonne constitution.

*Extraction de quatre dents dont une dent de sagesse.*

Anesthésie par le protoxyde d'azote seul.

<blockquote>

Durée de l'anesthésie............... 45 secondes.

— de l'opération............... 20 —

— du réveil.................. 15 —

</blockquote>

Le pouls augmente ; il est plus fort et plus fréquent.

Nombre des pulsations :

<blockquote>

Avant l'anesthésie............... 70

Au moment du réveil............. 85

</blockquote>

Pas d'excitation. La malade n'a éprouvé aucune douleur et a eu un réveil très gai. Pas de cyanose appréciable de la face.

Quantité de gaz inhalé : 60 litres.

Obs. XIII. — 6 mars 1878. *D^r Colton; opérateur : D^r Rottenstein.
Extraction d'une dent molaire. Anesthésie par le protoxyde d'azote
seul.*

Enfant âgé de 11 ans.

> Durée de l'anesthésie............... 45 secondes.
> — de l'opération............... 25 —

Réveil calme. La cyanose de la face est peu prononcée. Aucun trouble
nerveux.

> Pouls : Avant l'anesthésie............... 70
> Après les premières inhalations.... 78
> Au réveil..................... 72

Quantité de gaz inhalé : 59 litres.

M. le D^r X..., père de l'enfant, a assisté à l'opération.


Obs. XIV. — 6 mars 1878. *D^r Colton; opérateur : D^r Rotteinstein.*
M^me X..., trente-cinq ans. Très nerveuse.
*Extraction d'une dent.*
Anesthésie par le protoxyde d'azote seul.

> Durée de l'anesthésie............... 1 minute.
> — de l'opération............... 20 secondes.

Le réveil présente quelques particularités. La patiente a des mouvements nerveux et pousse des cris; elle se raidit sur son fauteuil et
contracte violemment ses muscles. Cet état, qui ne dure que 40 secondes, est suivi d'une légère hilarité et la malade revient ensuite à elle
sans se souvenir de ce qui venait de se passer. Elle n'a éprouvé aucune douleur.

Nombre de pulsations :

> Avant l'opération..................... 76
> Au commencement de l'anesthésie........ 86
> Au moment du réveil................. 80

Quantité de gaz inhalé : 80 litres.


Obs. XV. — 8 mars 1878. *D^r Colton; opérateur : D^r Rotteinstein.*
M. X..., vingt ans. Bonne constitution.
*Extraction d'une dent molaire.*
Anesthésie par le protoxyde d'azote seul.

> Durée de l'anesthésie..... 1 minute 15 secondes.
> — de l'opération..... 20 —

Réveil instantané sans hilarité. La résolution musculaire a été complète.

> Pouls : Avant l'opération............... 70
> Après les premières inhalations.... 78
> Au réveil..................... 72

Quantité de gaz inhalé : 80 litres.

Obs. XVI.—10 janvier 1878. *D^r Colton; opérateur : D^r Rotteinstein.*
M. X..., vingt-huit ans. Bonne constitution.
*Extraction d'une dent molaire.*
Anesthésie par le protoxyde d'azote seul.

      Durée de l'anesthésie......   1 minute 5 secondes.
      — de l'opération......     40   —

Réveil immédiat.

Le pouls, qui était à 68 avant l'opération, atteignait 80 au moment de l'extraction. Pas d'excitation, ronchus peu prononcé. Le réveil est gai; le malade n'a éprouvé aucune douleur; mais, comme il s'agissait d'une molaire dont l'extraction était difficile, il a senti une légère secousse au moment de l'opération.

Quantité de gaz inhalé : 64 litres.


*Erratum.* — Page 279, chap. VII, *au lieu de :* Anesthésie par l'éther et le chloroforme, *lisez* anesthésie par le chloroforme et la morphine.

# BIBLIOGRAPHIE

Nous compléterons ce travail en y ajoutant une notice bibliographique sur les principaux travaux qui ont été publiés sur l'anesthésie. Nous nous sommes surtout efforcé de reproduire la liste des travaux dont la date est postérieure à 1846, c'est-à-dire à l'époque à partir de laquelle les agents anesthésiques ont été appliqués d'une façon méthodique et efficace à la suppression de la douleur pendant les opérations chirurgicales.

Nous avons pensé que l'ordre chronologique donné à la bibliographie faciliterait les recherches de ceux qui, comme nous, s'intéressent aux importantes questions relatives à l'anesthésie.



### 1538

LANAPPE (J.). Traité des guides, traduit en français en 1538. Biche Bouisson, 1 c., p. 25.

### 1554

DIOSCORIDES. Opera omnia, lateinische Uebersetzung und Commenta von Matthiolus Venet, 1554.

### 1561

PORTA. Magia naturalis. Anvers, 1561.

### 1591

ALPINUS (Prosper). De Medicina Ægyptiorum, lib. IV, c. 2 ; lib. III, c. 12. Edit. Venet, 1591.

### 1598

BODIN. Démonomanie des sorciers, 1598.

### 1625

HOFFMANN (Caspar). De Thorace, lib. II, c. 29, p. 7l. Edit. de 1625.

### 1661

BARTHOLINUS (Thomas). De nivis usu medico. Hafn., 1661. Cap. XXII, p. 132.



ROTTENSTEIN.

## 1781

Sassard. Dissertation sur les moyens de calmer la douleur, in *Journal de physique*, 1781.

Moor (James). A method of preventing or diminishing pain in several operations of surgery. London, 1784.

## 1794

Ewart (John). The history of two cases of ulcerated cancer of the mamma; one of which was been cured, the other much relieved by a new method of applying carbonic acid. Air Bath. 1794, in-8°.

## 1795

Beddoes. On air. Bristol.

## 1798

Pearson (Richard). *Annal. de méd.* de Duncan, 1798.

## 1799

Davy, Chemical researches on the gazeous oxid of azote, etc., 1799.

## 1818

Faraday. *Quarterly Journal of science.*

## 1830

Orfila. Toxicologie générale.

## 1833

Foissac. Discussion de l'Académie royale de médecine sur le magnétisme animal. Paris, 1833.

## 1836

Christison. On Poisons. Edimbourg, 1836, 2e édit., p. 804.

## 1842

Ward. Account of a case of successful amputation of the Thigh during the mesmeric state, without the knowledge of the patient, by W. Topham and W. Ward, remarks by S. Elliotson. London, 1842, in-12.

Braid. Neuropneumology. Edimbourg, 1842.


## 1845

Loysel. Recueil d'opérations chirurgicales sur des sujets magnétisés. Cherbourg, 1845.


## 1846

Lettre adressée par M. Jackson à l'Académie des sciences de Paris, 13 nov. 1846 (*Compt. rend.*, 1847, t. XXIV, p. 743).


## 1847

Bourdon (Isid.). De l'éthérisme. Paris, 1847.

Morton. Mémoire sur la découverte du nouvel emploi de l'éther sulfurique, suivi des pièces justificatives. Paris, 1847.

Blanchet. *Gazette des hôpit.*, 30 déc. 1847.

Pappenheim et Good. *Compt. rend. de l'Acadèm. des scienc.*, 1847, t. XXIV, p. 496.

Wells (Horace). History of application of Nitrous oxyde gas, Ether and other vapours to surgical operations. Hartford U. S. 1847.

*Gavignanies-Messenger.* 18 febr. 1847.

*Bulletin de l'Acad. royale de méd.* Paris, 1847, t. XII, p. 394.

*Journal des connaissances médico-chirurgicales,* mars 1847.

Klenike. Zur Geschichte des Schwefelæthers (*Canstatt's Jahresberichte pro* 1847, S. 156.)

Magendie. *Comptes rend.,* t. XXIV, 1847.

Longet. Expériences relatives aux effets de l'inhalation de l'éther sulfurique (*Arch. général. de méd.,* mars 1847).

Heyfelder. On the inhalation of the vapour of Ether in surgical operations (*Lond. med. Gaz.,* 1847, p. 498).

Sigmund. *Allgem. Zeitg. für Militairärzte,* 18, S. 570, 1847.

Snow. *Zeitschrift für physiologische Heilkunde IV,* S. 441, 1847.

Wells (Horace). Les expériences, in *Boston medical and surgical Journal,* december 1846 ; *Journal des connaissances médico-chirurgicales,* 1er semestre 1847.

Warren. Origin of inhalation of ethereal vapour for the Prevention of pain in surgical operations (*Boston medical and surgical Journal,* 1847).

Blandin. De l'usage des inhalations d'éther dans es opérations chirurgicales. Paris, 1847.

SÉDILLOT. De l'éthérisation et des opérations sans douleur. Strasbourg, 1847.

HÉNOT. Mémoire sur l'éthérisation appliquée à une amputation et à diverses opérations chirurgicales pratiquées sans douleur. Metz,1847.

PIROGOFF. Recherches et pratique physiologiques sur l'éthérisation. Saint-Pétersbourg, 1847.

LAVACHERIE. Observations et réflexions sur les inhalations d'éther. Liège, 1847.

POGGI. Dell' etere sopente nelle operazioni della chirurgia. Milano, 1847.

CASTEL. Explication physiologique des phénomènes qui sont le produit de l'inhalation d'éther. Paris, 1847.

LORDAT. Leçon sur la doctrine de l'alliance des deux puissances du dynamisme humain appliquée à la théorie de l'éthérisation. Montpellier, 1847.

PARCHAPPE. De l'action toxique de l'éther sulfurique, in *Ann. méd. psychol.*, t. XI, p. 159.

DELABARRE. Méthode d'éthérisation par le chloroforme et l'éther sulfurique. Paris, 1847.

COUSIN. Notice sur l'éther et son emploi dans les opérations de la chirurgie. Paris, 1847.

BOUISSON. Mémoire sur l'éthérisation considérée dans ses rapports avec certains cas de médecine légale. Paris, 1847.

LONGET. Expériences relatives aux effets de l'inhalation de l'éther sulfurique sur le système nerveux. Paris, 1847.

CUMINELLI (de Vienne). De l'influence de l'électricité sur les effets anesthésiques (*Annali universali di medicina*, 1847).

FLOURENS. Expériences sur l'action ptyanesthésique des éthers (*Compt. rend. de l'Acad. des sc.*, t. XXIV, p. 161, 253 et 340).

PANIZZA. De l'influence de la section du pneumogastrique sur la production de l'anesthésie (*Gaz. méd. de Milan*, 1847).

SIMPSON. Découverte d'un nouvel agent anesthésique plus efficace que l'éther sulfurique (*Journal de chirurgie de Malgaigne*, décembre 1847, p. 330).

DUPUY (Marc). De l'éthérisation. Paris, 1847.

DAYÈRE. Étude physique et physiologique de l'éthérisation; dosage de la vapeur d'éther (*Gaz. méd.*, 1847, p. 335 et 355).

CUNIER. De l'emploi des inhalations éthérées pendant les opérations qui se pratiquent sur l'œil et ses annexes (*Ann. d'ocul.*, t. XXII, p. 215).

SICHEL. Considérations sur l'emploi des inhalations d'éther en chirurgie oculaire et sur l'extirpation du globe oculaire (*Jour. des conn. méd.-chir.* 1847, 2e semestre, p. 205).

SIMPSON. Note sur l'inhalation de l'éther dans la pratique des accouchements, traduite par M. Campbell, dans l'*Un. méd.*, 1847, p. 120.

VILLENEUVE. De l'éthérisation dans les accouchements. Marseille, 1847.

STOLTZ. De l'éthérisation appliquée à la pratique des accouchements, in *Gaz. méd. de Strasbourg*, 1847, p. 105.

ROUX (J.). De l'éthérisation dans l'accouchement, in *Gaz. méd. de Paris*, 1847, p. 782, et 1848, p. 196.

LACH. De l'éther sulfurique, de son action physiologique. Thèse inaugurale. Paris, 1847.

FORBES, De l'éthérisation, in *Revue britannique*, t. IX, p. 126.

THIERNESSE. Expériences relatives aux effets des inhalations d'éther sulfurique. Bruxelles, 1847.

PORTA (L.). Sui methodi d'inspirazione dell'etero solforino (*Lettre de L. Porta au président de la section médicale de la Société d'encouragement de Milan*). Pavia, 1847.

SAPPENHEIM et GOOD. *Compt. rend. de l'Acad. des sc.* Paris, 1847.

PAJOT. Des effets de l'inhalation des vapeurs d'éther, etc. Paris, 1847.

**1848**

LORD (Joseph et Henry). Défense des droits de Charles T. Jackson à la découverte de l'éthérisation. Paris, 1848.

CHAMBERT. Des effets physiologiques et thérapeutiques des éthers. Paris, 1848.

DUMÉRIL (Aug.) et DEMARQUAY. Recherches expérimentales sur les modifications imprimées à la température animale par l'éther et le chloroforme, in *Arch. gén. de méd.*, 4ᵉ série, t. XVI, p. 189 et 332.

SÉDILLOT. De l'insensibilité par le chloroforme et par l'éther et des opérations sans douleur. Paris, 1848.

MALGAIGNE. Rapport de la commission chargée d'étudier les causes de la mort pendant l'anesthésie, in *Bull. de l'Acad. de méd.*, t. XIV.

ROBERT. Note sur le danger du chloroforme, in *Bull. de l'Acad. de méd.*, t. XIV, p. 1091.

GUABY. Tableaux et conclusions des expériences faites sur l'inspiration d'éther chez les animaux, in *Compt. rend. de l'Acad. les sc.*, t. XXIV, p. 192.

SIMPSON. Recherches statistiques sur les résultats de l'éthérisation dans les amputations, in *The monthly Journal of medical science*, avril 1848, traduit dans la *Revue méd.-chir.* de Paris, t. III, p. 284.

Statistiques relatives à l'influence du chloroforme sur les résultats des opérations, in *American Journal of medical science*, 1852, p. 448; traduit dans les *Arch. gén. de méd.*, 4ᵉ série, t. XXIV, p. 351.

GAYTON. Mémoire sur l'étranglement et l'emploi du chloroforme pour la réduction des hernies étranglées, in *Arch. gén. de méd.*, 4ᵉ série, t. XVIII, p. 70 et 282.

MITRE. Sur la lithotritie et l'emploi du chloroforme chez les enfants. Thèse inaugurale. Montpellier, 1868.

RICHET. De la possibilité de réduire les luxations de l'extrémité supérieure de l'humérus et du fémur compliquées de fractures de ces os, in *Mém. de la Soc. de chir.*, t. III, p. 445.

SIMPSON. Answer to some alleged objections to the superinductions of anesthesia in labour.

Du même. De la production de l'anesthésie locale par le chloroforme, chez les animaux inférieurs et chez l'homme, traduit dans l'*Un. méd.*, 1848, p. 371 et 395.

Du même. Action locale du chloroforme, traduit dans la *Gaz. des hôp. de Paris*, 1848, p. 361.

ROUX (J.). De l'amputation et de l'éthérisation dans le tétanos traumatique, in *Un. méd.*, 1848, p. 354.

PARCHAPPE. De l'action toxique de l'éther sulfurique, in *Ann. méd.-psychol.*, t. XI, p. 159.

GIRARDIN et VERRIER. Action physiologique de l'éther et du chloroforme chez les animaux (*Compt. rend. de l'Acad. des sc.*, 1848).

VARRENT (John). Etherisation with surgical remarks. Boston, 1848.

THATLOW. *Morgenblad*, 1848.

PLOUVIEZ. *Gaz. méd. de Paris*, 4, 1848.

HEYFELDER. Versuche mit Sihwefelæther, Salzather, etc. Erlangen, 1848.

GOSSELIN. *Archiv. générales de méd.*, déc 1848.

MARTIN u. BINSWANGER. Das Chloroform in seinen Wirkungen auf Menschen und Thiere. Leipzig. Brockhaus. 1848.

TROMMSDORF. *Neues yahrb. f. Pharmacie*, XXX, 1868, S. 148.

<h2 style="text-align:center">1849</h2>

COURTY. Apprécier l'emploi des moyens anesthésiques en chirurgie. Thèse de concours. Montpellier, 1849.

SIMONIN. De l'emploi de l'éther sulfurique et du chloroforme à la clinique chirurgicale de Nancy. Paris, 1849.

MILLER (James). Surgical experiences of chloroform. Edinburg, 1849.

RICHET. Anesthésie localisée, in *Bull. de la Soc. de chir.*, t. IV, p. 519.

VELPEAU. Note sur l'emploi de la glace comme moyen d'anesthésie locale, in *Bull. de l'Acad. de méd.*, t. XV, p. 85.

COZE. Recherches expérimentales sur le chloroforme (*Compt. rend. de l'Acad. des sc.*, Paris, 1869).

NUNNECY. On Anæsthesia. Worcester, 1849.

BRUNY. Du chloroforme. Thèse inaugurale. Paris, 1849.

DIDAY. *Gazette médic. de Paris*, 1849.

GORRÉ. Observation sur un cas de mort causée par l'inhalation du chloroforme, 1849.

### 1850

CHAILLY-HONORÉ. De l'atténuation de la douleur dans les contractions pathologiques pendant une grande partie de l'accouchement, in *Un. méd. de Paris*, 1850.

BOUISSON. Traité théorique et pratique de la méthode anesthésique. Paris, 1850.

ROBIN (Edouard). Théorie de l'éthérisation, in *Compt. rend. de l'Acad. des sc.*, t. XXIV, p. 567, et t. XXX, p. 52.

ANCELON. Mémoires sur les dangers de l'éthérisation après le repas (*Compt. rend. de l'Acad. des sc.*, t. XXX, p. 5).

JUNGKEN. Ueber die Anwendung des Chloroform's bei Augenoperation. Berlin, 1850.

ARAN. Note sur la médication anesthésique locale (*Un. méd.*, 1850, p. 621).

CASPER. Wochenschrift für d. gesammte Heilkunde, 1850 (*Handbuch der gericht Medizin*).

CLEMENS. Ein Beitrag zur näheren Kenntniss des Chloroforms in chem. und physiolog. Beziehung (*Deutsche Klinik*, n° 52, 1850, n°ˢ 3, 7, 8, 9, 1851).

### 1851

MONRO. De l'emploi du chloroforme pour les corps étrangers de l'œil (*Medical Times*, 1ᵉʳ semestre 1851).

MICHEL. De l'emploi du chloroforme dans les opérations qui se pratiquent sur la face, in *Un. méd.*, 1850, p. 944.

COURTY. Mémoire sur l'application de l'anesthésie au cathétérisme et à la dilatation des rétrécissements de l'urèthre, in *Gaz. méd. de Paris*, 1854, p. 96, 116, 188 et 202.

BEATTY. Obs. on the use of Chloroform in conjonction with ergot of rye in parturition, in *The Dublin quart. Journ.*, t. X, p. 1, 1850, traduit dans la *Gaz. méd.*, 1850, p. 673.

SÉDILLOT. Nouvelles considérations sur le chloroforme. Strasbourg, 1851.

ALIATHE. *Journ. des connaiss. médic.*, janv. 1851.

### 1852

SÉDILLOT. Des règles de l'application du chloroforme aux opérations chirurgicales. Paris, 1852.

ABEILLE. Mémoire sur l'emploi de l'électricité pour combattre les accidents dus à l'inhalation trop prolongée de l'éther et du chloroforme (*Compt. rend. de l'Acad. des sc.*, t. XXXIII, p. 425).

TAYLOR. Ueber die physiolog. Wirkung des Chloroform's in Schmedicke's « Zahnarzt ». Nov. 10, 1851.

ROBIN. *Compt. rend. de l'Académie des sciences*, t. XXIV, 1852.


### 1853


CHASSAIGNAC. Recherches cliniques sur le chloroforme. Paris, 1853.

ROBERT. Rapport à la Société de chirurgie, in *Bull. de la Soc. de chir.*, t. III, p. 582.

BICHERSTETH. On the mode of death from the inhalation of chloroforme, in *Monthly Journal of med. sc.*, t. XVII, p. 1853, trad. in *Arch. gén. de méd.*, 5e série, t. III, p. 1.

HOUZELOT. Mémoire sur l'application de l'anesthésie aux accouchements, in *Mém. de la Soc. de chir. de Paris*, t. II, p. 165.

YVONNEAU. De l'emploi du chloroforme. Paris, 1853.

JOBERT. Quelques mots sur les anesthésiques (*Compt. rend. de l'Acad. des sc.*, t. XXXVI, p. 1032).

Du même. De l'influence de l'électricité dans les accidents chloroformiques, in *Compt. rend. de l'Acad. des sc.*, t. XXXVII, p. 344.

CHAILLY-HONORÉ. Des considérations puissantes qui doivent empêcher d'user de l'éther ou du chloroforme dans le travail naturel dans l'accouchement. Paris, 1853.

MAISONNEUVE. *Gaz. des hôp.*, 1853, p. 357.

JOBERT DE LAMBALLE. *Union méd.*, 1853, 184 et 205.

RICHARDSON. *Assoc. med.* Fourn. Juni 3, 1853.

RICORD. *Union médicale*, 4 déc. 1852, 22 mars 1853.

Statements supported by Evidence of W. T. G. MORTON on his claim to the Discovery of the Anaesthetic Properties of Ether, submitted to the Honourable of the Select Committee ampointed by the Senate of the United States. Washington, 1853.

Report to the House of Representatives of the United States of America vindicating the rights of Charles T. JACKSON to the Discovery of the anaesthetic Effects of Ether Vapours and disproving the Claims, of W. T. G. MORTON to that Discovery. Washington, 1853.

LENZ. Inauguraldissertation. Dorpat, 1853, S. 36.


### 1854


LEE (R.). Dix-sept cas d'accouchements dans lesquels l'emploi du chloroforme fut suivi d effets pernicieux, in *Dublin med. Press*, année 1854.

HARDY (de Dublin). Sur l'application de la vapeur de chloroforme localement dans le traitement de diverses maladies, in *Gaz. des hôp. de Paris*, 1854, p. 79 et 83.

HERAPATH. *Assoc. med. Journ.*, 21 sept. 1854.

BICKERSTETH. *Archives générales de méd.*, 1854, S. 1. u. *S. Monthly Journ.*, 1853.

BRUNFER. Hente's et Pfeiffer's Zeitschrift, Bd. V, 1854, S. 350.


## 1855


COSTE. Note sur l'anesthésie au moyen de la glace, in *Un. méd.*, 1855, p. 411.

DUCHENNE. *Union méd.*, mars 1855.

Bericht der Société méd. d'émulation (*Union méd.*, 1855).

HARTMANN. Ueber die Wirkung des Chloroforms. Giessen, 1855.


## 1856


FABRE (Augustin). De l'éther comme antidote du chloroforme, in *Compt. rend. de l'Acad. des sc.*, 1856.

JACKSON (Augustin). Lettre à M. Elie de Beaumont, in *Compt. rend. de l'Acad. des sc.* Paris, 1856.

VIERORDT. Archiv für physiologische Heilkunde, 1856, S. 272.

MARSHALL HALL. *Lancet*, 1856, I, n° 9, u 15, II, n° 16.

GALL. Inauguraldissertation. Tubingen, 1856.


## 1857


ROBERT. Rapport sur une note relative à l'innocuité et à la valeur de l'amylène considéré comme agent anesthésique, in *Bull. de l'Acad. de méd.*, t. XXII, p. 751.

GIRALDÈS. Études cliniques sur l'amylène. (*Ibid.*, p. 772, 1118).

BLOT. De l'anesthésie appliquée à l'art des accouchements. Thèse de concours. Paris, 1857.

DEVERGIE. De l'éthérisation envisagée sous le rapport de la responsabilité médicale, in *Bull. de l'Acad. de méd. de Paris*, t. XXII, p. 820.

TOURDES (Gabriel). Expériences sur l'éthérisation, in *Gazette médicale de Strasbourg*, 1857, p. 60.

Du même. Du gaz oxyde de carbone comme agent anesthésique (*Ibid.*, 1857, p. 142, 171).

RIGAUD. *Gaz. hebd.*, IV, 10, 1857.

EGGER et PETRY. Wiener Wochenbl., 28, 1857.

O. SPIEGELBERG et F. LOHMEYER. *Deutsche Klinik*, 20, 1857.

SNOW. *Med. Times*, 1857, 9 mai.

Luton. *Arch. générales*, févr. 1857.

Espagne. *Bullet. de thér.*, 1857.

Debout. *Gaz. des hôp.*, 37, 1857.

Sgihuh. *Wiener. Wochenbl.*, 23, 1857.

Berend. *Med. Centr. Ztg.*, 33, 1857.

Crooket. *American Journal of med. Sc.*, Juli 1857

Jüngken. *Med. Centr. Ztg.*, 19, 20, 27, 29, 1857

Billroth. *Deutsche Klinik*, 16, 1857.

Jaubert. *Gaz. des hôp.*, 1857.

Ozanam. *L'Union méd.*, 5, 1857.

Heurteloup. *Compt. rend.*, XLV, 5 août 1857.

Baudens. *Rev. des deux mondes*, avril 1857.

### 1858

Ozanam. Des anesthésies en général; exposé des travaux de la Société
des sciences médicales de la Moselle. 1857 et 1858.

Faure. Le chloroforme et l'asphyxie, in *Archives gén. de méd.*, t. XII,
5ᵉ série, p. 48.

Snow. On anesthetics. London, 1858.

Normand-Dufié. Essai sur l'anesthésie provoquée. Thèse inaugurale.
Montpellier, 1858, n° 89.

Fenwick. Statistical inquiry in to the effects of chloroforme, in
*Med. Times and Gaz.*, 1857, t. I, et in *Gaz. méd. de Paris*, 1858,
p. 534.

Arnott. On the effect of chloroform upon amputation wounds (*Ibid.*)
et in *Gaz. méd. de Paris*, 1658, p. 550).

Ulrich. Ueber Lebensrettung bei Asphyxie nach Chloroform. Wien,
1858.

Herpin. *Rev. méd.*, 30 avril 1858.

Chapmann. *Med. Tim. and Gaz.*, oct. 23, 1858.

### 1859

Broca. Note sur un nouveau moyen d'anesthésie, in *Compt. rend. de
l'Acad. des sc.*, t. XLIX, p. 904.

Després. Mémoire sur la suspension de la respiration considérée comme
cause des accidents funestes qui ont été observés pendant l'inhalation
chloroformique, in *Compt. rend. de l'Acad. des sc.*, t. XLVIII,
p. 952, 1859.

Ferrand. Éther et chloroforme, in *Gaz. méd. de Lyon*, 1859,
n° 16.

Vigouroux. De l'influence de la sensibilité sur la circulation pendant
l'anesthésie chirurgicale, in *Compt. rend. de l'Acad. des sc.*, t. LII,
p. 201.

B. von Langenbek. *Deutsche Klinik*, 4, 1859.

Piossek. *Deutsche Klinik*, 1859.

Weber (Otto). *Chirurgische Erfahrungen*. Berlin. Reimer 1859.

Trousseau, Velpeau, Denonvilliers, Nélaton. *Gaz. hebdomad.*, 1859, nᵒˢ 49-50; 1869, 1, 2, 3.


## 1860

Stoeber. Des inhalations du chloroforme dans les opérations pratiquées sur les yeux, in *Gazette médicale de Strasbourg*, 1860.

Salva. Anesthésie locale. Thèse inaugurale, Paris, nᵒ 135.

Follin. Etude historique sur l'anesthésie locale par l'acide carbonique (*Acad. de méd.*, 5ᵉ série, t. VIII, p. 608).

Delpech. Nouvelles recherches sur l'intoxication spéciale que détermine le sulfure de carbone. Paris, 1860.

Lallemand, Perrin et Duroy. Du rôle de l'alcool et des anesthésiques dans l'organisme. Paris, Chamerot, 1860.

Quérineau. Amputation de cuisse pratiquée sans douleur sous l'influence des manœuvres hypnotiques (*Gaz. méd. de Paris*, 1860, nᵒ 2).


## 1861

Haward. Remarks on the danger of inhalation of chloroform. 1861.

Berchon. De l'emploi méthodique des anesthésiques et principalement du chloroforme, etc. Paris, 1861.

Vigouroux. *Gaz. méd. de Paris*, nᵒ 8, 1861.

Bigelow. *Boston med. and surg. Journ.* Juli 1861.

Pitha. *Wiener Wochenschr.*, 25 et 26, 1861.

Wilmshurst. *Lancet.* March 2, 1861.


## 1862

Skinner. *Brit. med. Journ.*, Aug. 1862.

Linhart. Compendium der Operationslehre, 1862, S. 14.


## 1863

Herrgott. Règles pratiques de l'administration du chloroforme, in *Bulletin de thérapeutique*, 1863, t. XLIII.

Perrin (Maurice) et Lallemand (Ludger). Traité d'anesthésie chirurgicale. Paris, 1863.

Nussbaum. Bayr. arzt. Intelligenzbl. 41, 1863, et Billroth-Pithas Handb. der Chirurgie. S. 601.

Nawrocki. Studien des physiolog. Inst. zu Breslau. Leipzig, 1863, II, 145 Anm.

### 1864

ANSTIE. Stimulants and Narcotics. London, 1864.

ZIEMSSEN. Die Electricitat in der Medizin. Berlin, 1864.

OSCHWADT. Kriegschirurg. Erfahrungen waehrend des Krieges gegen. Danemark, 1864, S. 372.

BERGERON et LEVY. *Gaz. des hôp.*, 1864, 443.

HERMANN (L.). Archiv für Anatomie und Physiologie, 1864, S. 520 et 1865, S. 469. Toxicologie, S. 243 und Berl. Klin. Wochensch., n° 11. 1866.

RABOT. *Bullet. de thérapeut.*, 1864, LXVI, p. 233.

EULENBURG. Centralbl. der mediz. Wissenschaften, 1864, S. 467.

Chloroformcomité (*Medico-chirurgical Transactions*. London, Bd. 47, 1864).

### 1865

SMITH (W. J.). *Mcd. Tim and Gaz.*, sept. 23, 1865.

BÖTTCHER (A.). Virchow's Archiv Band 32, 1865, S. 126.

WOLFF. Charakteristik des Arterienpulses. Leipzig. Engelmann, 1865.

GIRALDÈS. Article Anesthésie chirurgicale, in *Nouveau dictionnaire de médecine et de chirurgie*, t. II, Paris, 1865.

SANSOM. Chloroform its action and administration. London, 1865.

Circular VI. War department. Philadelphia, 1865.

SUTSYNSKI. Inauguraldissertation. Dorpat, 1865.

RICHARDSON. *Med. Tim.*, sept. 30, 1865.

### 1866

PÉTREQUIN. L'éthérisation et la chirurgie lyonnaise, etc., in *Gaz. hebdom.*, 1866, p. 19.

HERMANN (L.). Ueber die Wirkungsweise einer Gruppe von Giften (Archiv f. Anat. Physiolog. u. wissensch. Med., p. 27, 1866).

NOTHNAGEL. *Berl. Klin. Wochenschr.*, 1866, S. 31.

DOGIEL. *Archiv f. Anat. u. Physiolog.*, 1886, S. 234 et 415.

CLOEZ. *Gaz. des hôp.*, 1866.

LUDLOW. *Med. Tim. and Gaz.*, oct. 6 et oct. 19, 1866.

ELLIS. On the safe abolition of pain anaesthesia with mixed vapours. London, 1866.

CARNOCHAN. *Brit. med. Journ.*, 16 juin 1866.

HORTON. *Brit. med. Journ.*, janv. 20, 1866.

SIMPSON. *Med. Tim. and Gaz.*, déc. 16, 1866.

SABARTH. Das Chloroform. Würzburg, Stahel, 1866.

BURIN DE BUISSON. *Comptes rendus*, L. XII, 9, p. 443, 1866.

DUFLOS (A.). Prüfung chemischer Arzneimittel. Breslau. Hirt. 1866.
BARTSCHER. *Berl. Klin. Wochenschrift*, n° 33, 1866.

### 1867

SCHACHT. *Arch. der Pharm.*, 1867, S. 218.
SÉDILLOT. De l'emploi du chloroforme, in *Gazette hebdomadaire*, 8 mars 1867.
NUNNELEY. *Brit. med. Journ.*, juin 15, 1867.
PROTHERBE-SMITH. *Lancet*, juin 1, 8, 22, 29, 1867.
HOLLANDER. *Berl. Klin. Wochenschrift*, n° 49, 1867, und n° 11, 1868.
BARNES. *Lancet*, n° 23, 1867.
GAMGEE. *Lancet*, 2, 1867.
JUNKER. Description of an new apparatus for administering narcotic vapours (*Med. Tim.*, nov. 30, 1867).
STONES. *Brit. med. Journ.*, oct. 12, 1867.
CHESSEIRE. *Brit. med. Journ.*, sept. 28, 1867.
REEVE (J. C.). *Amer. Journ.* U. S. CVIII, p. 322, oct. 1867.
SCHMIEDEBERG. *Archiv der Heilkunde*, 1867, S. 293.
LAROYENNE. *Gaz. méd. de Lyon*, 13, 1867.
FAYE. *Norsk. Alag.* XXI, 7, p. 86, 1867.
FORGET. *L'Union*, 38, 1867.
NUSSBAUM. Anaesthetica in Pitha Billroth's Handbuch der Chirurgie. Enke. Erlangen, 1867.
CARTER. *Brit. med. Journ.*, Febr. 23, 1867.
RANKE. *Centralblatt der med.* Wissenschaften, 1867, S. 209.
HOLMGREN. Upsala Lak. Sallsk. Handl. II, 3, 134, 1867.
SCHMIDT et SCHWEIGGER-SEIDEL. Sachs. Acad. Sitzungsber. Mathem.-physic U. 1867, 190.

### 1868

BILLROTH. Le chlor. en cluv. Vienne (*Med. Wochens*, n° 47, 1868).
BILTZ. *Archiv der Phar.*, 1868, p. 203.
Du même. *Maisch. American journal of phar.*, Maly 1868, p. 289.
RUMP. Weber die prüfung des chloroforms. Hannover, 1868.
MACQUILLAN. Physiologie du chloroforme (*Deutsche Klinik*, 1869).
SCHEINESSON. *Arch. d. Heilkunde*, 1869, p. 36.
COLEMAN. Protoxyde of nitrogen as an anesthesic (*St-Bartholomew hosp. Reports*, vol. V, 1869).
TOURDES et HEPP. *Gaz. médic. de Strasbourg*, 3 S., 25, 1868, et *Gaz. hebdom.*, 8 S., 114, 9 S., 129, 1868.
RICHARDSON. On the vaporisation and condensation of narcotic vapours (*Med. Tim. and Gaz.*, 1868).
PATRUBAN. *Wiener med. Zeitschrift*, 5 et 6, 1868.

Burdon Sanderson, John Murray, Turner. *Brit. med. Journ.*, juin 13, 1868.

Marion-Sims. *Brit. med. Journ.*, 1868, avril 11.

Smith. *Brit. med. Journ*, mai 23, 1868.

Sauer. Berl. Klin. Wochenschrift, 37, 1868.

Cattlin. *Med. Tim. and Gaz.*, juin 6, 1868.

Evans. *Brit. med. Journ.*, avril 4, 1868 et août 29, 1868.

Petter et Coleman. *Brit. med. Journ.*, mai 9, 1868.

Morton. *Brit. med. Journ.*, mai 1868.

Junker. *Med. Tim. and Gaz.*, février 15, 1868.

Clover. *Brit. med. Journ.*, juin 13, 1868.

Murray. *Med. Tim. and Gaz.*, mai 10, 1868.

Johnson (G.). *Brid. med. Journ.*, sept. 5, 1868.

Schenk. Wiener Acad. Sitzungster. Mathem. naturwissenschaft. C. LVIII, 1868. Nov.

Schmiedeberg. Petersburger med. Zeitschr., 1868, 93.

Maisch. *Americ. Journ. of Pharmacy*, 1868, S. 289.


## 1869

Cl. Bernard. *Bullet. génér. de thérap.*, 30 sept. 1869, et Leçons sur les anesthésiques. Paris, 1875.

Uterhard. *Berl. Klin. Worhenschr.*, n° 32, 1868.

Report of the Committee of the odontological Society on nitrous oxyde as an anesthetic (*Med. Tim.*), janv. 16, 1869, und *Brit. med. Journ.*, nov. 9, 1872.

Rendle. *Brit. med. Journ.*, déc. 4, 1869.

Andrews. Chicago med. Exam., n° 69, 1869.

Lilly. *Americ Journ. of Pharmacy*, mars 1869.

Richardson. *Medic. Tim. and Gaz.*, déc. 4, 1869.

Coleman. *St. Bartholom. Hosp. Rep.*, V, p. 105, 1869.

Mac Quillan. *Deutsche Klinik*, 29, 1869.

Scheinesson. *Archiv der Heilkunde*, 1869, S. 36.

Köhler. Die neuern Arbeiten über Anaesthetica, in *Schmidt's Jahrbüchern.*, Bd. 142, 145, 151, 1869-1871.


## 1870

Kratscholhme. Chloroforme, Wiener, acad. Sitzungsber, 1870.

Andrews. *New-York med. Journ.*, juin 1870, p. 443.

Richardson. On death from chloroforme (*Med. Times,* 7 mai 1870).

Holden. *Americ Journ. of med. Sc.*, juillet 1870.

Miall. *Brit. med. Journ.*, jan. 1, 1870.

Braine. *Brit. med. Journ.*, juin 4, 1870

BURROUGHS. *Brit. med. Journ.*, mai 11, 1870.
B. v. LANGENBEIK. *Berl. Klin. Wochenschrift*, n° 33, 1870.
LIEBREICH. *Berl. Klin. Wochensch.*, n° 31, 1870.
VOLKMANN'S KLIN. Vorträge. 1870.
MENDEL. *Virchow's Archiv*, 1870, S. 12.


## 1871

SPENCER WELLS. Chloromethyl (*Lancet* 29, avril 1871).
RICHARDSON. Chloroamyl (*Med. Times*, 30 septembre 1871).
GAINE. *Med. Tim. and Gaz.*, février 25, 1871.
VIRCHOW. *Hirsch's Jahresbericht pro* 1871.
FURNELL. *Lancet*, mars 25, 1871.


## 1872

JOHN MORSAN. Chorof. aud its action (*Brit. med. Journ.*, oct. 12, 1872).
SQUIBB. *New-York med. Journ.*, 1872.
MORGAN. The danger of chloroform and the safety of ether (*Dublin med. Journ.*, nov. 1872).
LABBÉ et GOUYON. Anesthésie par le chlorof. et la morph. (*Compt. rend. de l'Académie des sciences*, 26 février 1872. Demarquay, *Gazette des hôp.*, 1872).
A. STEFFEN. *Berl. Klin. Wochensch.*, 1872, n° 6
CRICHSEN. *Brit. Journ.*, juin 8, 1872.
LANDOIS. Die Lehre vom Arterienputs. Berlin. Hirschwald, 1872.
KIDD. Chloroform and substitutes. London, 1872.
JONES. *Brit. med. Journ.*, nov. 30, 1872.
GUIBERT. *Compt. rend.*, séance du 18 mars 1872.
WARRINGTON HOWARD. *Medico-chirurgic. Transactions*, vol. LV, 1872, et *Brit. med. Journ.*, nov. 9, 1872.
Dr. Joy. JEFFRIES. *Bost. med. and. surgic. Journ.*, 3 oct. 1872.
BUTLIN. *Brit. medic. Journ.*, nov. 30, 1872.


## 1873

EASTES. Action of methylether (*Brit. med Jour.*, 22 mars 1873).
BROOKHOUSE. *Ibid.*, 29 mars 1873.
JOLYET et BLANCHE. *Compt. rend. de l'Académie des sciences*, LXXVII, p. 59, 1873.
LAWSON FAIT. *Brit. med. Journ.*, mars 8, 1873. mars 29, 1873; *Med. Times*, juillet 5, 1873.
ARMSTRONG. *Med. Tim.*, mars 1, 1873.
NORRIS. *Brit. med. Journ.*, oct. 4, 1873.

Bucheim et Eisenmenger. *Eikhards Beitraege z. Anat. et Physiolog.*, V, 1873.
Kenig. *Deutsche Klinik*, n° 24, 1873.

## 1874

Hermann. Toxicologie experimentale. Berlin, 1874, p. 252.
Schuller. *Ber. Klin. Wochensch.*, 1874, n° 26.
Bowditsch. Chorof andits action (*Boston med. and surg. Journal*, 21 mai 1874).
Ridgen. *Lancet*, oct. 31, 1874.
Sims. *Brit. med. Jour.*, 22 août 1874.
Langenbeck. *Berl. Klin. Wochenschrift*, n° 42, 1874.
Heiberg. *Berl. Klin. Wochenschr.*, 1874, n° 36, u. 52.
Huter. *Deutsche Zeitschrift. f. Chirurgie*, 4 Bd., 4 H. 1874, S. 343.
Deneffe et van Wetter. *Press. méd. belge*, 44, p. 346, 1874, et *Annal. de la Société de méd. de Gand.*, oct. et nov. 1874, et *Bull. de l'Acad. de méd. de Belg.*, 7 et 8, p. 809, 10 et 11, p. 1064.
*Bull. de l'Académie de méd.* Paris, 22, 23, 24, 27, 1874.
Oré. *Compt. rend.*, LXXIX, 24, p. 1416, 7, p. 531, et LXXVIII, p. 1311, 1874.
*Compt. rend.*, LXXX, 3 p. 199, 1875.
    *Id.    id.*, LXXXI, 5 p. 241, 1875.
Hele. *Lancet*, février 15, 1874.
Hamilton Cartwright. *Brit. med. Journ.*, juillet 25, 1874.
Sanger. *Berlin Klin. Wochenschrift*, 1874, n° 38.
Dawson. *New-York med. Record.*, mars 15, 1874.
Hegar et Kaltenbach. Operative Gynakologie, 1874. S. 25.
Koch. Ueber das Chloroform. (*Volkmann's Klin. Vortraege*, n° 80, 1874).

## 1875

Knoll. Schiff, Vortrag gehalten in der physikalisch, medizinischen gesellschaft zu Florenz, mars 1875.
Forné. Contribution à l'anesthésie chir., 1875.
Hawksley. *Brit. med. Journ.*, août 7, 1875.
Lanelongue. *Bordeaux méd.*, 42, p. 334, 1875.
Jessop. *Lancet*, août 1875.
Deneffe et van Wetter. *Annal. de la Soc. de méd. de Gand*, janv. et juillet 1875.
De l'anesthésie produite par injection intra-veineuse de chloral, selon la méthode de M. le prof. Oré. Paris, 1875.
Haynes. *Brit. med. Journ.*, juillet 1875.

Billroth. Die allgemeine chirurg. Pathologie et Therapie. 1875.
Budin et Coyne. *Gaz. méd. de Paris,* février 1875.
Cl. Bernard. Leçons sur les anesthésiques. Paris. J.-B. Baillière, 1875.


## 1876

Knoll. Chlorof. Wiener acad. Sitzungber. Oct. 1876.
Warren. History of anesthetics, Army circular of the United States.
Devillers. Des anesthésiques au point de vue du diagnostic et des affections simulées. Thèse de Paris, 1877.
Bordier. Note sur les effets narcotiques du protoxyde d'azote, in *Journal de thérapeutique,* 10 décembre 1876.
Taylor. *Lancet,* sept. 30, 1876.
Boehm. Intoxicationen in Ziemssen's Handb. der Pathologie. Leipzig, 1876, S. 90.
Bigelow. *Med. Journ.,* janvier 1876.
Hager. Handb. der pharm. Praxis. Berlin. Springer, 1876.
Mollow. Arbeiten aus dem pharmacolog. Laboratorium zu Moskau 1. Moskau, 1876.
Morton. *Lancet,* oct. 1876.
Clover. *Brit. med. Journ.,* juillet 15, 1876. — *Med. Tim.,* mars 17, 1877. Stickoxydulaethertodesfall.
Jakobson. *Brit. med. Journ.,* déc. 1876.
*Bulletin de la Société méd. de la Suisse romand.* 1876.


## 1877

Rottenstein. De l'emploi du protoxyde d'azote, in *Journal de thérapeutique,* 10 février 1877.
Binz. Archiv für Exp. pathol. u. pharmacologie chlorof., 1877, n° 5.
Menzel. Zur Statistikder Narcose Centralblatt für cluv, 1877, n° 5.
Cormack. *Brit. med. Journ.,* 22 août 1877.
Lafont. Thèse de Paris, 1877.
Simonin. De l'emploi de l'éther et du chloroforme à la clinique de Nancy. Paris, 1877.
Fontaine. Effets de l'air comprimé. Paris, 1877.
Rottenstein. Note sur l'étude de la découverte de l'anesthésie, 1877.
Esmarch. Handbuch der Kriegschirurgischen Technik. Hannover, 1877, S. 113.
Ormsby. *Brit. med. Journ.,* 14 avril 1877.
Clover. *Brit. medic. Journ.,* janv. 20, 1877.
Behse. Dissertation Greiswalde, 1877.
Huter. *Centralbl. f. Chirurgie,* n° 32, 1877.
Konig. *Centralbl. f. Chirurgie,* n° 39, 1877.
Rottenstein.

HARTWIG. *Centralbl. für Chirurgie*, n° 32, 1877.

THIERSCH. *Centralbl. für Chirurgie*, n° 9, 1877.

MOREL. *Compt. rend.*, LXXXIV, 25, S. 1460, 1877.

WARNER. Lost of associated movements of the eyes under Chloroform, etc. (*Brit. med. Journ.*, mars 10, 1877).

MERCIER (Charles). Independent movements of the eyes in coma (*Brit. med. Journ.*, mars 10, 1877).

1878

RAEHLMANN et WITKOŒSKY. Chlorof. du Bois-Raymond (*Archives*, 1878, p. 109).

HAWARD. *Brit. med. Journ.*, 25 mai 1878.

LUTAUD. Questions de médecine légale et de responsabilité médicale soulevées par l'emploi des anesthésiques (*Congrès int. de médecine légale*, Paris, 1878).

PAUL BERT. De l'anesthésie par le protoxyde d'azote sous tension (*Compt. rend. de l'Acad. des sc.*, 1878).

PINARD. De l'action comparée du chloroforme, de la morphine, etc., dans les accouchements naturels. Paris, 1880.

GOLDSTEIN et ZUNTZ. *Pflugers's Archiv*, Bd. 17, 1 et 2, Ileft. 1878, S. 135.

TEUFFEL. Illustrizte Vierteljahrschrift der aerztlichen Polytechnik. N° 1, 1878.

1879

FLUCKINGER. Pharmaceutische Chemie. Berlin, Rudolf Gartner, 1879.

BERT. Nouvelle communication sur l'anesthésie par le protoxyde d'azote, employé sous tension (*Compt. rend de l'Acad. des sc.*, 1879).

LUTAUD. Sur les nouvelles méthodes anesthésiques (*Bulletin de la Société de médecine de Paris*, 1879).

1880

BERT. De l'emploi du protoxyde d'azote dans les opérations chirurgicales de longue durée, in *Progrès médical*, 28 février 1880.

KAPPELER. Anæsthetica, in *Deutsche Chirurgie*. Stuttgard, 1880.

**ANESTHÉSIE LOCALE**

BOUISSON. Traité de la méthode anesthésique, p. 31.

MOORE (James). A method of preventing or diminishing pain in several operations of surgery. London, 1874.

TIÉGARD. De la compression circulaire très exacte des membres au-dessus du point malade et pendant l'opération (*Mélanges de médecine et de chirurgie pratiques*, Caen, 1837).

ROTTEINSTEIN. Der galvanismus als locale Anesthesic.

ARNOOT (James). On the treatment of headache, 1857; *id.*, mars 30, 1867.

RICHET. De l'anesthésie localisée (*Bullet. de thérap.*, mai 1854 (*Gaz. des hôpit.*, n^os 63, 66, 67, 1854).

RICHARDSON (B.). *Med. Tim.*, février 3 u. 17, mars 10 u. 17, avril 28, 1866.

LATAMENDI. Un descubrimiento sobre la anestesia local (*La Inde pencia med. de Barcelona*, mai 1, 1875).

CARDENAL. *Archives de physiolog. et de pathol.*, V, p. 769, 1875.

SPENCER WELLS. *Med. Tim.*, mars 17, 1866.

RICHARDSON et GREENHALG. *Med. Tim.*, avril 7, 1866.

ARAN. *Union méd.*, p. 565, 1850.

WITTMEYER. *Deutsche Klinik*, 19-21, 24, 27, 30, 31, 1862.

BERNARD (Cl.). Anesthésie locale par le sulfure de carbone (*Gaz. méd.*, 3, 1873).

PELIKAN. Bulletin der kaiserl. Akadem, zu Petersburg, XII, 1867, p. 253 (*Berlin klin. Wochenschr.*, 36, 1867).

KOKLER. Lakale Anastesirung durch Saponin. Halle, S. 102, 1873.

EULENBURG. Die hypodermatische Injection der Arzneimittel. Berlin, 1875, S. 261.

KEPPLER. Die acute Saponinvergiftung. Berlin. klin. Wochenschrift, 31, 1878.

INGENHOUS. *Miscellan. medico-physic.* S., 8

BROCA. *Archives générales*, juillet 1858.

SKINNER. *Brit. med. Journ.*, juillet 1858.

FOLLIN. *Arch. de méd.*, nov. 1851, t. VIII, p. 608.

EULENBURG. Anwendung der Morphiuminjection, etc., l. c., S. 158.

RICHARDSON (B.). On voltaic narcotism, etc. (*Med. Tim. and Gaz.*, févr. 12 u. juin 25, 1853, févr. 3, 1866.

WALLER. *Med. Tim. and Gaz.*, mars 19, 1859.

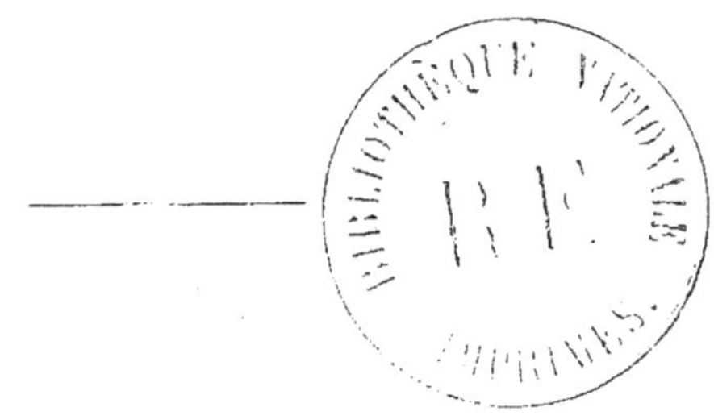

# TABLE DES MATIÈRES

## CHAPITRE V




## CHAPITRE VI




## CHAPITRE VII




## CHAPITRE VIII

## CHAPITRE IX



## CHAPITRE X



## CHAPITRE XI



## CHAPITRE XII



## CHAPITRE XIII

## CHAPITRE XIV



## CHAPITRE XV



## CHAPITRE XVI



## CHAPITRE XVII



## CHAPITRE XVIII



## CHAPITRE XIX

## CHAPITRE XX



## CHAPITRE XXI



## CHAPITRE XXII



## CHAPITRE XXIII



## CHAPITRE XXIV



## CHAPITRE XXV

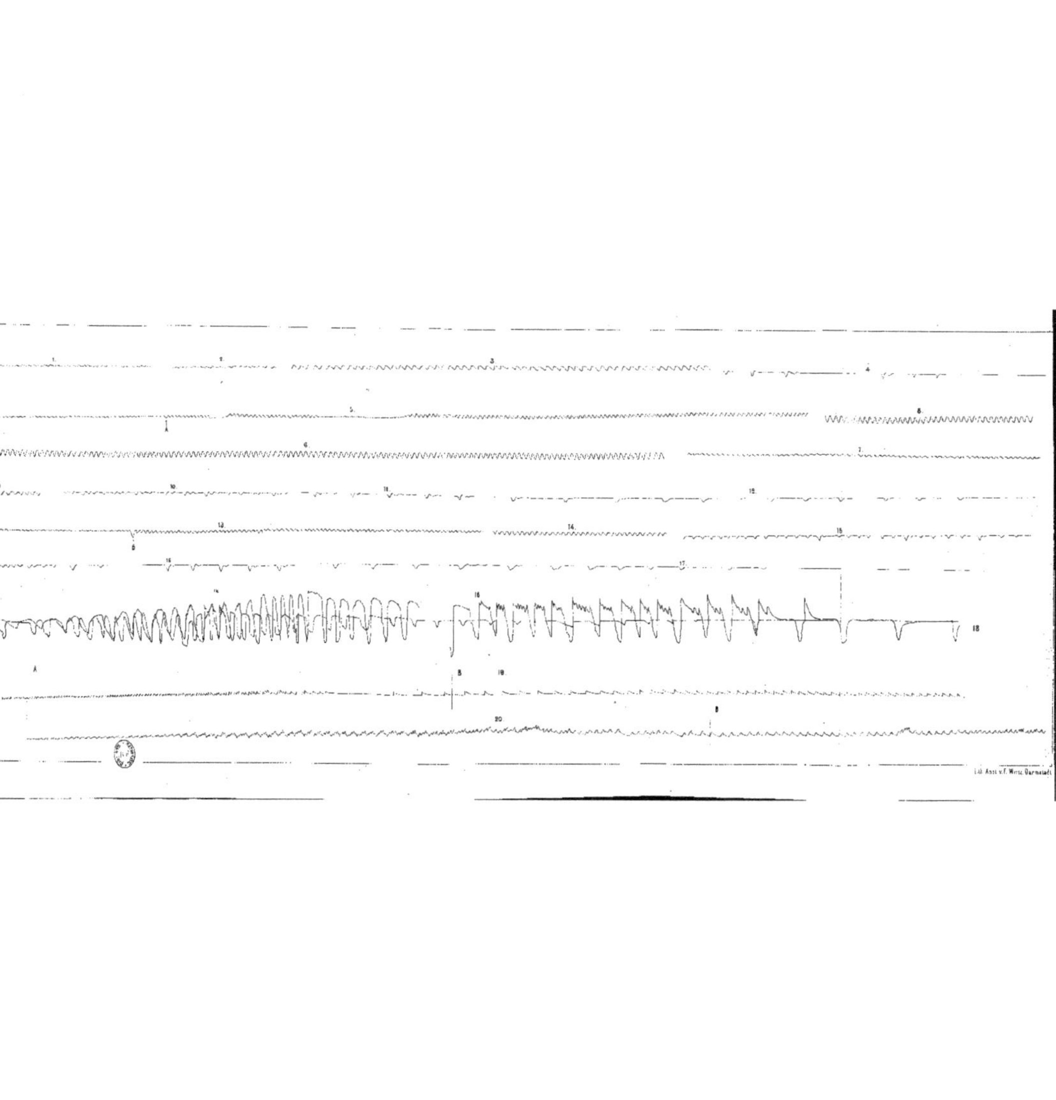

# EXPLICATION DES PLANCHES

---

PLANCHE 1.

Cette planche se rapporte à un certain nombre d'expériences pratiquées sur des lapins avec différents mélanges dans lesquels le protoxyde d'azote figurait dans des proportions variables.

Les courbes ont été obtenues de la façon suivante : l'animal est trachéotomisé, la canule est mise en communication avec un appareil respiratoire contenant le mélange gazeux. La ligne descendante des courbes correspondant à l'inspiration, la ligne ascendante à l'expiration.

*Exp.* 1. L'animal respire le mélange suivant :

        37,42 oxygène.

        16,16 nitrogène.

        46,42 protoxyde d'azote.

Les courbes 1 et 2 montrent que ce mélange n'altère que très peu le mécanisme de la respiration (la courbe 1 se rapporte à la respiration normale, la courbe 2 au mélange) ; après 32 minutes, la respiration est profonde mais régulière (courbe 3) ; après 39 minutes, l'animal est insensible ; la respiration se ralentit, puis cesse (courbe 4) ; à 39 minutes et demie, respiration artificielle, retour de la respiration après 3 minutes et demie.

*Exp.* 2. Respiration du mélange suivant :

        40,8 oxygène.

        43,0 nitrogène.

        16,2 protoxyde d'azote.

(Courbe 5), jusqu'à la lettre A respiration normale, puis respiration de mélange ; (courbe 6), respiration après 18 minutes ; (courbe 7), respiration après 22',30'' ; (courbe 8), respiration après 31',30'', la respiration est profonde mais la pupille réagit encore ; (courbe 9), respiration après 37 minutes, respiration plus prolongée, peu de réaction de la pupille ; (courbe 10), respiration après 40 minutes, la respiration est irrégulière, la pupille ne réagit plus ; (courbe 11 et 12), la respiration baisse et l'animal meurt.

*Exp.* 3. Dans cette expérience, destinée à contrôler la précédente, on compare les effets de la respiration avec l'asphyxie par privation d'air.

(Courbe 13), respiration normale; (courbe 14), après 17 minutes d'asphyxie; (courbe 15), après 23 minutes d'asphyxie, la pupille est insensible; (courbe 16), après 29 minutes; (courbe 17), après 33 minutes la respiration cesse, après une minute, respiration artificielle et résurrection.

*Exp.* 4. (Courbe 18), respiration chez un chien de protoxyde d'azote (courbe rouge) et de nitrogène (courbe noire).

*Exp.* 5. (Courbe 19), respiration d'un chien soumis à des inhalations d'hydrogène.

*Exp.* 6. Respiration du même animal soumis à des inhalations de protoxyde d'azote.

## PLANCHE 2.

Cette planche représente le tracé du pouls et la pression du sang et le tracé de la respiration d'un chien soumis à des inhalations successives de protoxyde d'azote et d'azote.

La courbe rouge se rapporte au protoxyde d'azote et la courbe noire à l'azote.

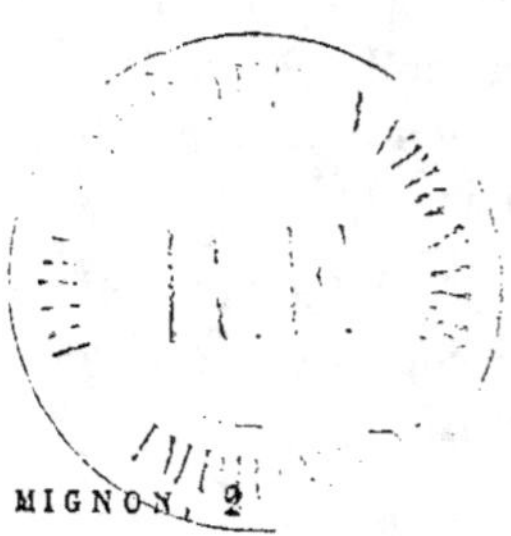

PARIS. — IMPRIMERIE E. MARTINET, RUE MIGNON, 2

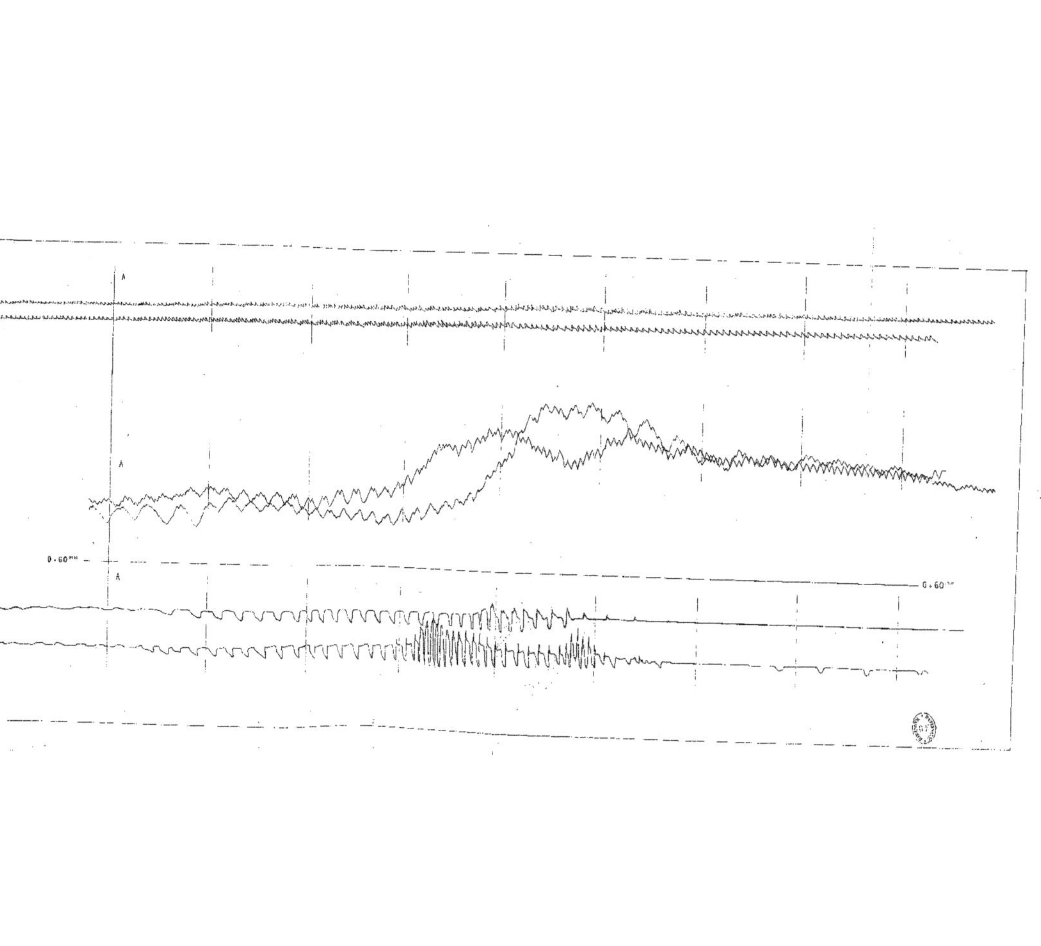

0·60 mm
0·60

www.ingramcontent.com/pod-product-compliance
Lightning Source LLC
LaVergne TN
LVHW050130060726
842524LV00001B/163